起搏心电图解读与案例分析

编著 胡伟国 魏 盟

上海科学技术出版社

图书在版编目(CIP)数据

起搏心电图解读与案例分析 / 胡伟国,魏盟编著.
—上海:上海科学技术出版社,2019.1 (2019.3 重印)
ISBN 978 - 7 - 5478 - 3995 - 9

Ⅰ. ①起… Ⅱ. ①胡… ②魏… Ⅲ. ①心脏起搏器—
心电图—图解 Ⅳ. ①R540.4 - 64

中国版本图书馆 CIP 数据核字(2018)第 089261 号

起搏心电图解读与案例分析

编著 胡伟国 魏 盟

上海世纪出版(集团)有限公司
上海科学技术出版社 出版、发行

(上海钦州南路 71 号 邮政编码 200235 www.sstp.cn)

浙江新华印刷技术有限公司印刷
开本 889×1194 1/16 印张 16.25
字数 350 千字
2019 年 1 月第 1 版 2019 年 3 月第 2 次印刷
ISBN 978 - 7 - 5478 - 3995 - 9/R · 1614
定价:98.00 元

本书如有缺页、错装或坏损等严重质量问题,请向工厂联系调换

内 容 提 要

本书通过解析心电图特征来判断起搏器的工作状况和特殊功能的开启,帮助读者建立分析起搏心电图的方法和思路。

根据起搏器的起搏模式和特殊功能,全书分为 16 章。第一、第二章简述阅读和分析起搏心电图所需的基础概念,第三章至第五章主要阐述起搏器的各种起搏模式及传统特殊功能的典型心电图表现和起搏器故障时的心电图变化。结合典型心电图案例,从简单的单腔起搏器的时间间期入手,逐步深入到各种不同的、复杂的起搏器时间间期。由于各起搏器的起搏心电图表现类同,掌握该部分的起搏心电图分析,就基本掌握了起搏器的核心功能及工作状况。第六章至第十六章主要阐述起搏器各种常见的、现代化的特殊功能及其典型的心电图表现和一些心电图变异。由于起搏器类型不同,起搏心电图表现也有所不同,按传统的起搏器时间间期来分析,常常无法解释这些特殊现象的心电图表现,所以需要了解这些特殊功能的工作原理,才能正确理解心电图变化。本书涵盖常见的起搏现象和起搏器特殊功能的心电图表现。

本书从简单的起搏心电图分析入手,逐步过渡到复杂的、起搏器特殊功能的心电图,适用于不同层次读者的学习和教学。心电图典型、清晰,解析层层深入,可帮助心电图工作者建立系统的起搏心电图分析和思考方法,为临床起搏器植入后的随访和优化提供正确客观的心电图诊断依据,以准确判断起搏器的工作状况和特殊功能的开启,避免误判。

本书适合心电图工作者、心脏专科医师及生物医学工作者学习和阅读。

前　言

当今,起搏心电图已成为心电图检查中不可或缺的诊断内容。众所周知,起搏器植入工作后,在心脏内人为地产生异位激动点,增加房室传导通路,改变心脏的除极部位和激动顺序,这些都将反映在体表心电图上。并且,随着心脏起搏器植入治疗在临床上的应用越来越广泛,植入后起搏器随访的工作也越来越多,起搏心电图在常规心电图中出现的比率也将越来越多。尽管起搏器程控仪是起搏器随访的金标准,但体表心电图尤其是动态心电图,因其简便,在临床上已成为判断起搏器工作状态和功能的基本方法之一。因此,起搏心电图为常规心电图检查和分析增添了新内容。

确实,起搏心电图使得心电图分析变得越加复杂,尤其是随着起搏器工程技术的不断发展和临床需求的不断增加,起搏器类型和功能不尽相同,并且具有越来越多的生理性和自动化的特殊功能,加上起搏器可能出现故障或功能性故障的心电图变化,以及自身心律失常或干扰,常常不能对起搏心电图做出正确的分析和判断,甚至误认为起搏系统发生故障。尽管起搏心电图远比常规心电图复杂得多,但也有规律可循。起搏器是一个对外界信号有感知能力且为多参数可调节的脉冲信号发生器,严格按照特定的计时间期抑制或发放脉冲信号,可夺获心肌改变心脏的电活动,引起体表心电图的变化。因此,对起搏心电图的分析和阅读不必望而却步。

自 2010 年开始,笔者与上海心电学界的同道,在上海市医学会的组织下进行起搏心电图的讲课和学习。近年来,在上海不定期举行多次起搏心电图的专题学术活动和学习班。其他有关起搏心电图的学习班也越来越多,为学习起搏心电图搭建了多个平台。笔者多年来一直从事起搏器植入后的起搏程控分析,故萌生从心电图工作者的视角编写一本有关起搏心电图专业图书的想法,试图根据笔者的经验和体会,介绍起搏心电图的阅读和分析方法,与同道一起分享并抛砖引玉。期望本书能对心电图工作者、心电图医师、心内科普通及专科医师,以及起搏器植入随访医师和相关领域的人员有所裨益。

在编写过程中,笔者从大量的动态心电图中精心挑选典型图谱,使图谱尽可能清晰和完整。由于本人才疏学浅,加上起搏器的现代化功能不断增加,尽管竭尽全力,书中仍难免存在遗漏和错误之处,敬请读者批评指正。

感谢科室同仁在工作中予以的大力支持和帮助。

胡伟国

2018 年 8 月于上海交通大学附属第六人民医院

目　　录

第一章　起搏系统基础概念

一、起搏系统的组成

起搏系统主要由脉冲发生器、电极导线及导线电极所接触的心肌所组成。在发挥起搏功能的同时,也可通过电极导线将心脏自身的心电活动信息反馈至脉冲发生器,构成一个环路(图1-1)。

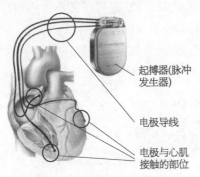

　　起搏器(脉冲
　　发生器)

　　电极导线

　　电极与心肌
　　接触的部位

图1-1　起搏系统的组成

起搏器有不同的分类,包括临时性、永久性;固定型、按需型;单腔、双腔或三/四腔;无导线、磁共振兼容;非生理性、生理性;频率应答、抗心动过速、双心室同步、埋藏式心脏复律除颤等起搏器。

　　1. **起搏器**　起搏系统中的关键部分。是一个有源、参数可控的脉冲信号发生器。主要参数有脉冲的频率、脉宽、输出电压幅度。包含计时器、感知、输出、感受器及其他辅助功能。其中,电池是起搏器工作的能源,与起搏器使用寿命密切相关。

　　2. **电极导线**　连接起搏器和心肌的桥梁。一方面将起搏器的起搏脉冲传递到心肌,一方面将心肌的腔内心电信号反馈至起搏器。其主要由金属导线体本身和绝缘层两部分组成。电极通常分为双极电极导线和单极电极导线,两者区别在于:单极电极导线顶端仅有负极与心内膜接触,并与起搏器的外壳(正极)构成电流大回路。双极电极导线有两个极。顶端为负极,阳极距顶端约1 cm,构成电流小回路。两者正、负电极之间距离不同,电流回路大小不同,所形成的特点也不同。大回路,感知场大,输出能量大,易在体表心电图上会产生较大的起搏刺激信号且干扰对除极波形的判断,受外界影响大。小回路则不易感知外界干扰,输出的能量相对低,产生的起搏刺激信号小,但不易在体表心电图上识别。

　　3. **导线电极与心肌接触的部位**　电极与心肌耦合形成纤维包裹,成为起搏夺获心脏的异位激动点及反馈自身心电的采集点。根据电极导线植入部位,可形成所谓的心房、心室及双心室起搏。起搏器一旦植入后工作,意味着心脏又人为地增加一个异位激动点。类似自身异位激动点,可重整自身的节律及心脏不应期,并由此产生各种干扰。

二、起搏心电图分析的三大基本概念

无论植入何种起搏器、电极导线及工作原理如何,确保起搏系统能安全有效的工作是达到治疗目的必要条件。因此,在随访中,需理解和密切关注起搏系统的几个重要参数。并能较好地通过体表心电图的各种表现,间接地推断起搏器的工作状况。

　　1. **起搏阈值**　与起搏夺获有关,是指起搏器在心脏的不应期外,能以最低的能量输出夺获心肌除极的重要参数,通常用电压(V)或脉宽(ms)表示。起搏器输出能量的大小不但直接影响着起搏是否夺获心肌,又直接影响着电池(起搏器)的使用寿命。确保起搏安全夺获心肌是起搏器治疗的首要工作。输出能量太小,显然不利于起搏夺获心肌,而且影响起搏阈值变化的因素又多，如导线电极所接触心肌的结构和功能状态、电极与心肌组织的距离、电解质紊乱、抗心律失常药物等均影响着起搏阈值的动态变化。显然，起搏器能量输出如何有效地满足动态的起搏阈值变化是临床所关注的问题。除了可通过程控设置不同的输出能量外，在起搏器现代化的特殊功能中，能动态检测起搏阈值，并能自动调整输出能量。尽管具体的起搏阈值和起搏器输出能量在体表心电图上无法得知，但可通过体表心电图的表现，判断起搏是否夺获心肌。

2. **感知的灵敏度**　与起搏器感知有关，是反映起搏器感知自主心肌除极波（QRS波或P波）及外界信号的能力，能被感知信号的最低幅度即为感知灵敏度，通常以 mV 为单位。起搏器的感知灵敏度是一个非常重要的参数，确保起搏器能最大限度地保证所有自身心电信号都能有效地反馈至起搏器，并据此调节起搏器的工作状态。感知不良会导致竞争性心房或心室起搏，而感知过度则会抑制起搏器脉冲的发放（最常见的现象为肌电干扰导致误感知并抑制起搏器脉冲的发放），并可能导致不必要的模式转换、房室不同步等。对起搏依赖患者，过度感知可能导致起搏器不发放脉冲而产生心脏停搏。感知灵敏度数值的设置与感知敏感性的高低成反比。需要注意的是，电极所感知的心腔内电图与体表心电图有明显的不同。心腔内电图更多的是反映电极附近的局部电活动，体表心电图则是整个心脏电活动在各导联轴上投影的结果。因此，起搏器通过感知电路处理后，起搏器感知点可能已不一定对应体表心电图上 P 波或 QRS 波的起始部。由此，在自身除极波上可见起搏脉冲发放的融合现象，其并不代表电极感知功能的不良或故

障。尽管具体的感知灵敏度，体表心电图上无法得知，但可通过体表心电图得知其感知的状态。

在起搏系统中，系统的阻抗也是确保起搏系统安全的又一个重要参数。反映起搏系统环路中，电极导线性能、电极导线近端与起搏器连接，以及电极导线远端与心肌连接是否良好。阻抗明显增加反映起搏器发出的脉冲不能到达电极所接触的心肌（断路）；阻抗明显降低（短路）的原因是电极导线绝缘层破裂后，电流会通过破裂的绝缘层与导体经过的组织及心脏形成并联电路。通常，植入手术测试的系统的阻抗在 $500\sim1\ 000\ \Omega$（高阻电极导线除外）。起搏系统阻抗产生重要的变化，体表心电图上无法得知，主要反映在起搏或感知不良的变化上。

3. **起搏器的时间间期**　与起搏器的工作模式及特殊功能有关，是由其内部脉冲发生器控时发放，形成起搏下限间期、逸搏间期，上限起搏间期及两者间的相互影响和制约的计时参数；起搏器又通过感知及起搏脉冲发放后触发各种感知不应期，形成各种不同的不应期和警觉期。并可在特定的场景下，感知后触发起搏的特殊功能。各种不应期的参数，在体表心电图上不可测，但可通过起搏夺获及后续的心电图表现，加以推测。

三、起搏器的编码

1987 年，北美心脏起搏和电生理学会和英国心脏起搏与电生理学组，在心脏病学会国际委员会 1981 年制定的起搏器五位字母代码的基础上制定了 NBG 代码（表 1-1），用来描述起搏器的起搏及感知等功能。

表 1-1　1981 年 NBG 起搏器五位的编码

字 母 位 置	I 起搏心腔	II 感知心腔	III 感知后反应方式和遥测功能	IV 程控、频率适应和除颤功能	V 抗心动过速
意　　义	O 无起搏	O 无感知	O 无反应	O 无程控	O 无此功能
	A 心房起搏	A 心房感知	T 触发	P(1~2 个)简单功能程控	P 抗心动过速
	V 心室起搏	V 心室感知	I 抑制	M(>2 个参数)多功能程控	S 电转复
	D 双腔起搏	D 双腔感知	D 触发+抑制	C 遥测功能 R 频率应答	D 两者都有
厂家使用符号	S 单腔(心房或心室)	S 单腔(心房或心室)			

为使各种类型的起搏器命名统一化，2001年北美心脏起搏和电生理学会再次修订NBG的编码（表1-2），将原第五位的"抗心动过速"改为"多部位起搏"。起搏器的外包装上标识起搏器所能达到的最高工作模式，植入后起搏器的实际工作模式可随机体自身情况改变，也可通过程控设置改变工作模式。在心电图分析中也可以用起搏器编码描述此刻的起搏器实际工作状况。

表1-2 2001年NBG起搏器五位的编码

字 母 位 置	I 起搏心腔	II 感知心腔	III 感知后反应方式	IV 频率应答	V 多部位起搏
意 义	O 无起搏	O 无感知	O 无反应	O 无频率应答	O 无多部位起搏
	A 心房起搏	A 心房感知	T 触发	R 有频率应答	A 心房多部位起搏
	V 心室起搏	V 心室感知	I 抑制		V 心室多部位起搏
	D 双腔起搏	D 双腔感知	D 触发+抑制		D 双腔多部位起搏
厂家使用符号	S 单腔（心房或心室）	S 单腔（心房或心室）			

（1）第一位字母的意义：代表起搏器的起搏心腔。

（2）第二位字母的意义：代表起搏器的感知心腔。

（3）第三位字母的意义：代表起搏器感知自身心电信号后的反应方式。

O：对自身心电信号无反应。

T：起搏器感知自身心电信号后触发下一次起搏脉冲发放，单纯触发型起搏器临床较少应用。

I：起搏器感知自身心电信号后抑制下一次起搏脉冲发放，抑制型起搏器临床应用较多。

D：起搏器感知自身心电信号后的双重反应方式，感知一个心腔的自身心电信号，触发起搏脉冲发放，另一心腔感知自身心电信号后抑制起搏脉冲发放。

（4）第四位字母的意义：代表起搏器频率应答功能，即起搏器根据患者活动水平自动调整起搏频率的功能。

O：代表无程控，通常省略不写。

R：代表有频率应答功能。

P：代表（1~2个）简单功能程控。

M：代表（>2个参数）多功能程控。

（5）第五位字母的意义：代表起搏器多部位起搏。

O：无此功能。

A：心房多部位起搏，双心房起搏或右心房内多部位起搏。

V：心室多部位起搏，双心室起搏，如心脏再同步化治疗（cardiac resynchronization therapy，CRT）起搏器或右心室内多部位起搏或兼而有之。

P：抗心动过速。

S：电转复。

D：P/S两者都有。

（6）SSI标识的意义：厂家使用的标识，并非正式的NBC编码，表示单腔心脏起搏器，S即single。若导线植入心房，则称AAI起搏器；若导线植入心室，则称VVI起搏器。

四、起搏程控仪

随着心脏起搏器植入数量的迅速增长，起搏器的随访工作也不断增加。在分析和判断起搏器的工作状态和功能中，起搏程控仪或遥测随访（图1-2）是判断起搏器功能的金标准。

（1）可通过起搏电极导线获取心腔内的心电图（图1-3），可分别记录心房电极和心室电极所在部位心肌的心电图。对应于体表心电图上的P波和

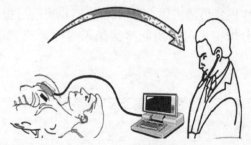

图 1-2 起搏程控仪及远程监测系统运行的示意图

QRS 波。虽然心腔内心电图和体表心电图形态不一样,但它们发生的时相是一致的。与体表心电图相比,心腔内心电图能清晰地分析心房内和心室内的心电活动。避免了体表心电图在某些情况下心房和心室的电信号重叠。显然有助于心房、心室起搏夺获情况的分析。

(2)可获取起搏脉冲的标志,标明起搏脉冲信号是心房还是心室发放的

及其感知的具体心腔。显然对起搏心电图分析有很大的帮助,尤其对那些难以解释的复杂起搏心电图更为有利。

(3)起搏程控仪还可获取起搏器的各种参数,并可对各种参数进行调整。

起搏器一旦植入工作后,必将改变原有心脏电激动部位各顺序,且在原有心律失常或合并的心肌除极和复极异常的基础上添加了刺激信号,以及由此引起的心房和(或)心室除极电活动的混合波形。不管起搏器有何不同,生理性功能和自动化功能如何复杂,以及起搏系统发生了故障,都会引起心脏电活动的相应变化。体表心电图作为简便、有效、唯一反映心脏电活动的基本方法,必将成为起搏器工作状况的判断、功能的分析和优化的重要手段之一。起搏心电图已成为体表心电图的一个重要分支,起搏心电图的分析也必将成为心电图工作者的日常工作。

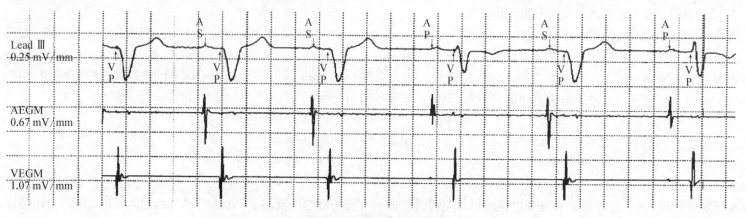

图 1-3 起搏器腔内心电图

第一通道:体表心电图;第二通道:心房内心电图;第三通道:心室内心电图

第二章　起搏脉冲夺获心肌的心电图表现

虽然起搏器的工作使得体表心电图表现变得更为复杂,但无论起搏心电图如何复杂改变,起搏脉冲信号是识别起搏心电图的标志,掌握起搏脉冲信号的特点是分析起搏心电图的关键。

一、起搏脉冲的心电图特征

无论起搏器功能如何复杂,无论起搏电极导线植入何部位,起搏器就是一台可程控的、多参数的脉冲信号发生器。其起搏输出的能量大可在 $0.2\sim$ 2.0 ms(通常为 0.5 ms);电压幅度 $0.5\sim5$ mV。起搏脉冲信号及其所夺获心肌除极的波形和自身心律的电活动在体表上必须通过心电图机予以记录和分析。因此,心电图机的性能及心电记录参数对起搏脉冲和心电信号有直接影响。起搏脉冲在体表心电图上仅表现为一个"钉样"信号,且时有形态、振幅、极性的变化。为获得尽可能清晰的起搏脉冲信号,须采用超级采样

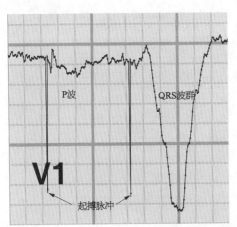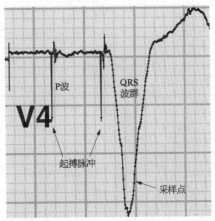

图 2-1　起搏心电图的特征

($10\,000\sim15\,000$ Hz),现已有心电采样率达 75 k 之高且可改善高频滤波。起搏脉冲发放的最终目的是夺获心肌除极,因此,起搏夺获心电图就是指起搏脉冲后紧随着心房除极 P 波或心室除极 QRS 波,且起搏脉冲与夺获的 P 波或 QRS 波的间距<40 ms(图 2-1)。若>40 ms,提示起搏脉冲与心肌组织之间存在传导阻滞,即表现为起搏脉冲的延迟夺获。

二、常见不同部位起搏脉冲夺获心肌的心电图判断

电极导线植入至心脏某部位起搏器工作后,就类似于心脏多了个异位激动点。通过起搏夺获心脏的电活动在十二导联体系中的投影所产生的波形(图 2-2),可大致判断导线电极植入的心腔和部位。

(一)心房起搏夺获心房除极及其部位的心电图特征表现

起搏脉冲后紧随着心房除极 P 波,P 波的形态与心房电极导线植入的位置有关,类似于心房异位激动,且可与自身 P 波构成不同的融合波或假性融合发生改变。常见部位如下。

右心房起搏夺获的心电图特征如下。

(1) 右心耳起搏夺获心房除极的 P 波形态:近似窦性 P 波,Ⅱ/Ⅲ/aVF 导联直立、aVR 倒置,V1 多为负向。

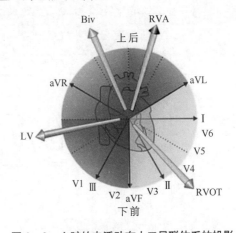

图 2-2　心脏的电活动在十二导联体系的投影

RVA:右心室心尖部起搏夺获心室的综合除极向量
RVOT:右心室流出道起搏夺获心室的综合除极向量
LV:左心室起搏夺获心室的综合除极向量
Biv:双心室起搏夺获心室的综合除极向量

（2）低位右心房起搏夺获心房除极的P波形态：Ⅱ/Ⅲ/aVF导联倒置，aVL/aVR直立。

（3）右侧房间隔起搏夺获心房除极的P波形态：P波宽度较窄且不同于窦性P波；低位房间隔时，Ⅱ/Ⅲ/aVF导联倒置P倒置；P-R间期一般较短与房间隔起搏位置及房室传导系统的状态有关。

（二）心室起搏夺获心室除极及其部位的心电图特征

起搏脉冲后紧随着心室除极QRS波，QRS波的形态与心室电极导线植入的位置有关，类似于心室异位激动，且可与自身QRS波构成不同的融合波或假性融合发生改变。常见部位如下。

1. 右心室起搏夺获的心电图特征

（1）右心室心尖部起搏夺获的QRS波形态特征（图2-3）：Ⅰ/aVL/aVR导联QRS波群主波向上，Ⅱ/Ⅲ/aVF、V1～V4导联QRS波群主波向下；V5～V6导联QRS波群主波可向上或向下，与心室起搏导线的顶端位置有关；偏前QRS波群主波偏下。

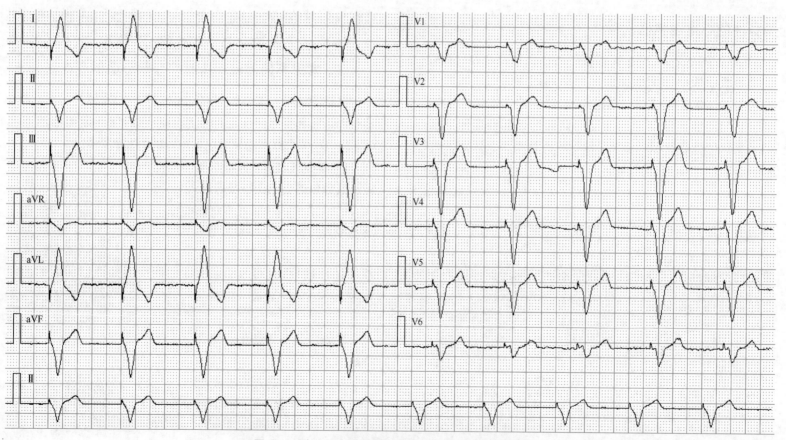

图2-3　右心室心尖部起搏夺获心室的QRS形态特征

（2）右心室流出道（RVOT）起搏夺获的 QRS 波形态特征（图 2-4）：宽大畸形呈完全性左束支传导阻滞图形，Ⅱ/Ⅲ/aVF 导联 QRS 波群主波可向上，R 波高振幅。RVOT 游离壁时，电轴多正常，下壁导联（尤其Ⅲ导联）QRS 波群有切迹，Ⅰ 导联 QRS 波群主波向上，胸前导联 R/S 移行常在 V4～V5。

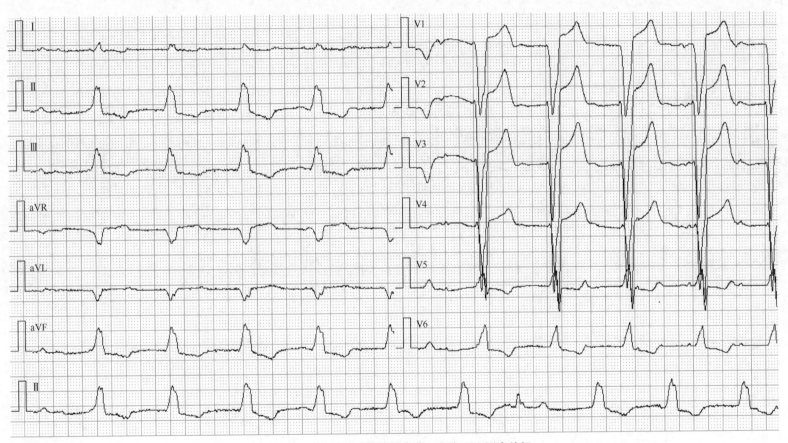

图 2-4　右心室流出道起搏夺获心室的 QRS 形态特征

（3）RVOT 间隔部起搏夺获的 QRS 波形态特征（图 2 - 5）：Ⅰ 导联 QRS 波群主波低幅或向下（多为负向），aVL 导联 QRS 波群主波向下，胸前导联 R/S 移行早，常在 V4，电轴多右偏。

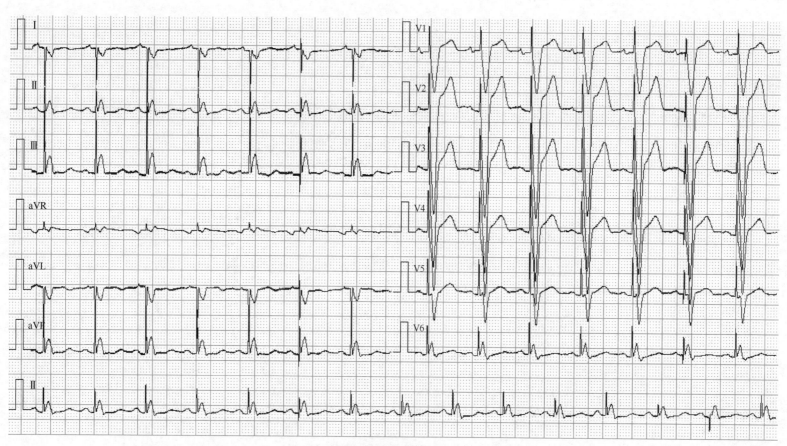

图 2 - 5　右心室间隔部起搏夺获心室的 QRS 形态特征

（4）希氏束及希氏束旁起搏夺获的 QRS 波形态（图 2-6）：电轴与起搏前一致，QRS 波群呈室上性；希氏束旁时，QRS 波群形态介于室上性与室性之间。

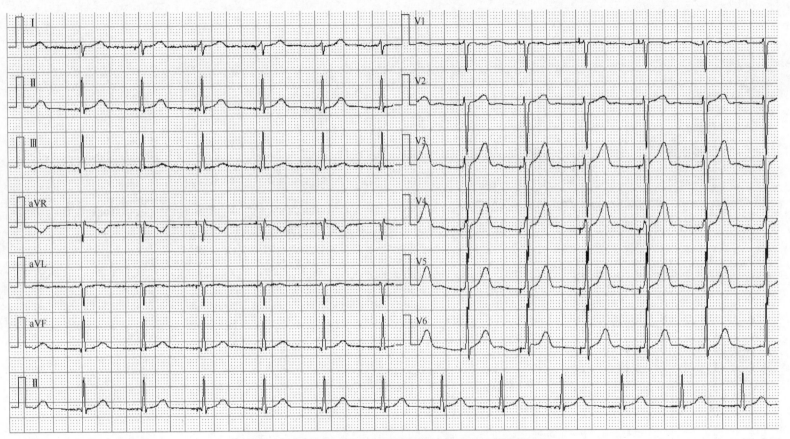

图 2-6　希氏束及希氏束旁起搏夺获心室的 QRS 形态特征

2. 左心室(冠状静脉系统)起搏夺获的心电图特征表现

(1) 心大静脉心室侧起搏夺获的 QRS 波形态特征(图 2-7):可起搏左心室后侧壁,心电图呈右束支传导阻滞图形。

(2) 心中静脉起搏夺获的 QRS 波形态特征:心电图呈类右束支传导阻滞图形,QRS 波显著宽大、切迹,相当于心室外膜起搏夺获。

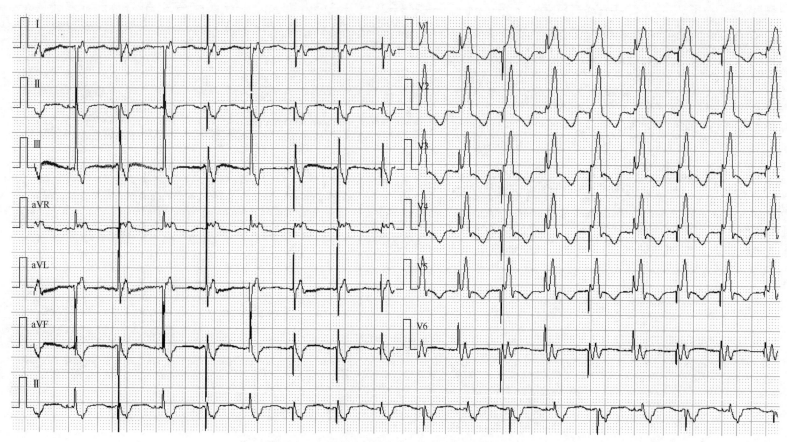

图 2-7　心侧静脉起搏夺获左心室的 QRS 形态特征

第三章　单腔心室起搏的心电图表现

单腔心室起搏是指单根导线电极植入心室(或双腔起搏器植入后设置为单腔心室起搏),起搏器发放起搏脉冲夺获。植入导线电极部位,可在右心室心尖部、间隔部、流出道及心外膜不同的部位。可根据起搏夺获心室的 QRS 波群特征,大致判断导线电极植入的部位(参见本书第二章)。单腔心室起搏器具有心室起搏(Vp)、心室感知(Vs)且有感知后抑制或触发 Vp 发放的基本功能。临床所用的单腔心室起搏器均为按需型或频率应答型[VVI(R)]。单腔心室起搏器虽然植入方便且能持久维持心脏跳动,可挽救严重心动过缓患者生命,但其起搏器工作模式属于非生理性起搏,不能保持房室电-机械活动的同步性,破坏正常的房室收缩顺序,影响心排量,引发起搏器综合征,增加血栓栓塞的机会,易发生心房颤动。显然 VVI(R)起搏并非很好的起搏方式,一般适用于持续性心房颤动或心房静止的患者。VVI(R)起搏器工作时,改变了心室的激动顺序,引起心电图变化。因此,可通过心电图分析,判断起搏器工作状态和心脏电活动的变化。

一、单腔心室起搏器的计时间期

(一) 起搏频率间期

1. 起搏下限间期(lower rate interval,LRL)　在无 Vs 的情况下,连续两个 Vp 的间期即(Vp-Vp)间期。通常设置默认为 1 000 ms。

2. 逸搏间期(escape interval)　起搏器感知后重整起搏间期即(Vs-Vp)间期,由 Vs 启动。通常逸搏间期(Vs-Vp)≥起搏间期(Vp-Vp):① 自身心室激动传导到电极被感知的时间(尤其自身存在右束支传导阻滞时)以及感知的算法所致的延时;② 滞后功能的开启。

3. 滞后频率(hysteresis rate)　目的是尽可能鼓励自身心室激动,逸搏间期(滞后)=逸搏间期+滞后值(可控)。

4. 上限传感器起搏频率(maximum sensor rate,MSR)　VVI(R)起搏模式时,所能达到的最短的 Vp-Vp 间期(可控)。VVI(R)起搏器可通过传感器,根据患者运动所产生的物理或生理信号的变化,可调节起搏间期(传感器指示频率),且可短于起搏下限间期。起搏频率的变化取决于患者的运动程度、传感器的参数设置以及传感器本身的物理特性,设置应尽可能与患者最大活动时的生理需求一致。

(二) 心室不应期(ventricular refractory period,VRP)

起搏器在 Vs 或 Vp 后,设置短暂的关闭感知窗口,屏蔽对任何信号的感知,为防止起搏器过感知 Vp 的后电位及 T 波或外界信号而抑制起搏器脉冲的发放。但又须保障感知能力,实现起搏器的按需功能。心室不应期通常设置在 200～300 ms(可控),各厂家默认设置有所不同。心室不应期分为两部分。

1. 绝对不应期(或称空白期,ventricular blanking period,VBP)　间期内不予任何感知,约在 VRP 前 125 ms 的间期。

2. 相对不应期(relative refractory period,RRP)(或称噪声采样期)　是继心室空白期后的其余心室不应期间期。间期内有感知功能,但感知后仅重整心室不应期而不重整起搏间期,即此时 Vs 或 Vp 启动的起搏间期不变。以防止起搏器受到高频电磁信号或肌电干扰而出现抑制起搏的不良影响。

二、单腔心室起搏模式的心电图特征

1. VVI 起搏工作模式的心电图特征　自身心室率低于起搏器下限频率时发放 Vp,起搏呈 VOO 工作状态。Vs 后抑制 Vp 发放且重整起搏间期和不应期,起搏呈 OVO 工作状态。滞后功能开启时,逸搏间期=起搏间期+滞后值。Vp 夺获心室后,除引起复极改变外,还可引起其他的心电图变化,如房室分离、心房逆传、隐匿传导及其所致的影响。各种自身的心房激动 P 波不被感知且不会重整起搏节律。

2. VVIR 起搏工作模式的心电图特征 除具有 VVI 起搏工作模式的心电图特征外,根据起搏器传感器的感知情况,发放传感器驱动频率的 Vp,起搏频率大于下限起搏频率且受限于上限传感器起搏频率。

3. VVT 起搏工作模式的心电图特征 不同之处在于,Vs 后触发 Vp 发放且重整起搏节律和不应期。单腔心室的 VVI 起搏工作模式不会自动转发成 VVT 起搏工作状态,可由程控设置而成。

三、单腔心室起搏心电图案例分析

案例 1 VVI 起搏呈 VOO 工作状态,起搏夺获良好,未见自身 QRS 波群(图 3-1)。

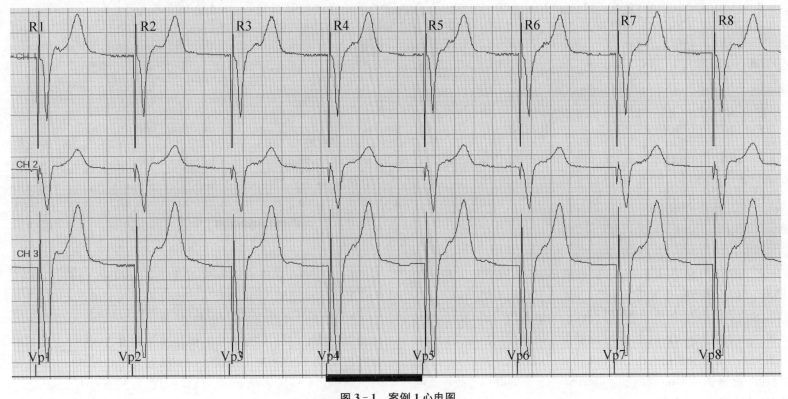

图 3-1 案例 1 心电图

▬▬▬▬▬▬ : 起搏间期

心电图特征 规则的起搏脉冲,Vp 后紧随宽大畸形的 QRS 波,QRS 波间期 0.16 s,T 波方向与 R 方向相反,Vp-Vp 间期 1 000 ms。未见自身激动的 QRS 波群和 P 波。

分析和讨论 起搏脉冲 Vp 后夺获心室除极,提示起搏电极导线植入右心室且起搏夺获心室,起搏间期 1 000 ms。未见自身 R 波,提示自身心室率间期<1 000 ms。由于未见自身的 QRS 波群,无从判断起搏器感知功能的

状况,现时的 VVI 起搏模式呈 VOO 工作状态。Vp 夺获右心室的 QRS 波的形态变化与电极导线植入部位密切相关。本图为三通道动态心电图记录无从判断,若为同步 12 导联心电图,可根据不同导联 QRS 波的投影大致判断电极导线植入的部位(参见本书第二章)。

心电图诊断 起搏节律,VVI 起搏呈 VOO 工作状态,心室起搏夺获良好,未见自身 P 波和 QRS 波群。

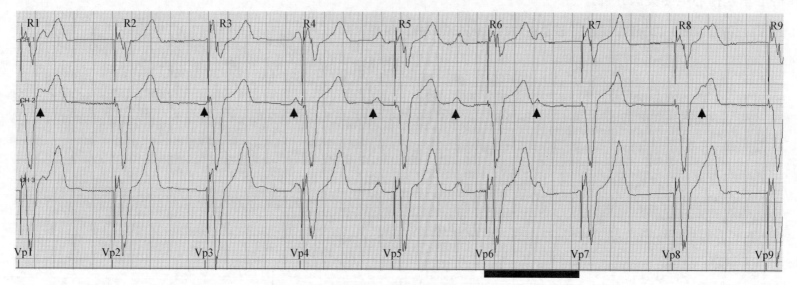

图 3-2　案例 2 心电图

心电图特征　规则的起搏脉冲 Vp，Vp 后紧随 QRS 波呈宽大畸形的 QRS 波，间期 0.16 s，T 波方向与 R 方向相反，Vp-Vp 间期 1 000 ms。未见自身激动的 QRS 波群。可见明显 P 波(箭头所示)，心房率 880 ms，P 波与 Vp 波无关。R4～R7 的 P-Vp 间期不等分别为 120 ms、200 ms、300 ms、480 ms。R1、R8 后可见自身 P 波。

分析和讨论　起搏脉冲 Vp 后夺获心室除极，提示起搏电极导线植入右心室且起搏夺获心室良好，起搏间期 1 000 ms。未见自身的 QRS 波群，无从判断起搏器的感知功能的状况，现时的 VVI 起搏模式呈 VOO 工作状态。Vp 夺获心室除极类似于心室增添一个心室异位激动点，由于 P-Vp 绝对不

等即 P 波与 Vp 夺获心室的 R 波无关，构成房室分离。且因自身 P-P 间期<Vp-Vp 间期，提示该患者可能存在Ⅲ度房室传导阻滞。临床实践中，VOO 起搏器已不存在。仅在某些特殊情况下，如植入起搏器患者需要手术，为避免高频电刀对其影响，暂时把起搏器设置为 VOO 工作模式。术后再重新程控设置，恢复起搏工作模式。VVI 起搏工作模式时，持续无感知(Vs)或者持续感知不良的情况下，也可暂时表现为 VOO 的起搏状态。

心电图诊断　窦性心律、Ⅲ度房室传导阻滞，VVI 起搏模式呈 VOO 工作状态，心室起搏夺获良好，未见自身的 QRS 波群。

案例 3 窦性心律,VVIR 起搏,起搏夺获良好,未见自身 QRS 波群(图 3-3)。

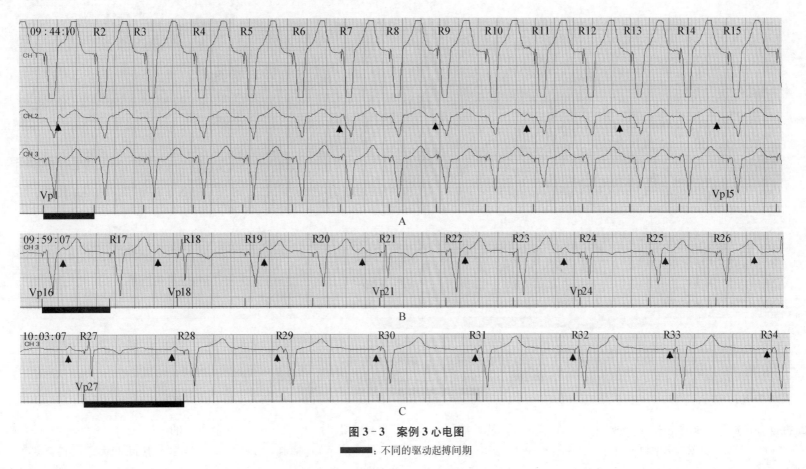

图 3-3 案例 3 心电图

━━: 不同的驱动起搏间期

心电图特征 图 3-3A,B,C 心电图为同次不同时间记录的动态心电图(见时间标记)。规则的起搏(Vp),但 Vp-Vp 间期不等。图 3-3A 的 Vp-Vp 间期平均约 480 ms,图 3-3B 的 Vp-Vp 间期平均约 700 ms,图 3-3C 的 Vp-Vp 间期 1 000 ms。所有 Vp 后紧随宽大畸形的 QRS 波。可见自身窦性 P 波(箭头所示),P-P 间期 1 080 ms,P 波与 Vp 无关,未见自身 QRS 波。R18、R21、R24 及 R27 的 QRS 形态与其他略有不同,其前均有 P 波且 P-R 间期 200 ms。

分析和讨论 Vp 后夺获心室除极,提示起搏电极导线植入右心室且起搏夺获心室,起搏下限间期 1 000 ms。与案例 1、案例 2 不同,起搏间期(Vp-Vp)间期可变:慢至 1 000 ms,快至 480 ms 不等。为频率应答型的心室起搏模式(VVIR)。起搏频率间期随活动量变化而变化。不同的起搏期间,传感器的驱动起搏间期有所不同,以满足生理需求。起搏间期的下限、上限均受限于可控设置。起搏上限间期设置时,应尽可能考虑与患者最大活动时的生理需求相匹配,通常在 120~130 次/min。R18、R21、R24、R27 的 QRS 形态与其他 Vp 夺获的 QRS 波形态有所不同,其前有恒定 P-R 间期,提示其 R 波为 Vp 夺获的心室激动与自身下传的心室的激动融合所致。P 波与 Vp 无关,为干扰性房室分离。

心电图诊断 起搏节律,起搏呈 VOOR 工作状态,起搏夺获良好。

案例 4 心房颤动，VVI 起搏，起搏夺获良好，感知良好（图 3-4）。

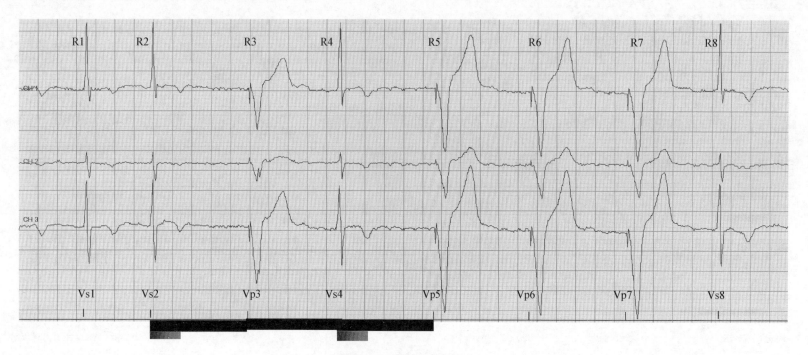

图 3-4 案例 4 心电图

：心室不应期。深色：心室空白期；浅色：噪声采样期

：逸搏间期

心电图特征 R3、R5~R7 起搏呈单脉冲，Vp 后紧随宽 QRS 波，Vp-Vp 间期 1 000 ms。R1、R2、R4、R8 自身下传心室激动呈窄 QRS 波；其中 R2-Vp3、R4-Vp5 的间期 1 000 ms，其余 R-R、Vp-R 间期均小于 1 000 ms。心房颤动。

分析和讨论 Vp 夺获心室除极，提示 VVI 起搏，起搏下限间期、逸搏间期 1 000 ms。VVI 起搏模式时，在 Vp、Vs 后除重整起搏间期外，启动心室不应期（见图下的示意图）。自身的 R2、R4 重整起搏间期和心室不应期，在间期限值内无 Vs，Vp3、Vp5 如期发放，构成了逸搏间期（R2-Vp3、R4-Vp5

等于起搏间期 1 000 ms）。其余自身的 R1、R2、R8 的 $R_{n-1}-R_n$ 间期短于起搏间期且被感知，抑制 Vp 的发放。通常逸搏间期大于起搏间期，一是自身心室激动传至电极被感知的时间有延迟（尤其存在右束支传导阻滞）所致。二是有滞后功能开启，逸搏间期显著大于起搏间期（参见本章案例 10）。本案逸搏间期等于起搏间期，滞后功能未开启。

心电图诊断 心房颤动，起搏呈 VVI 工作模式，起搏夺获良好，感知功能良好。

案例5 心房颤动，VVI起搏，起搏夺获和感知功能良好，室性期前收缩重整起搏间期（图3-5）。

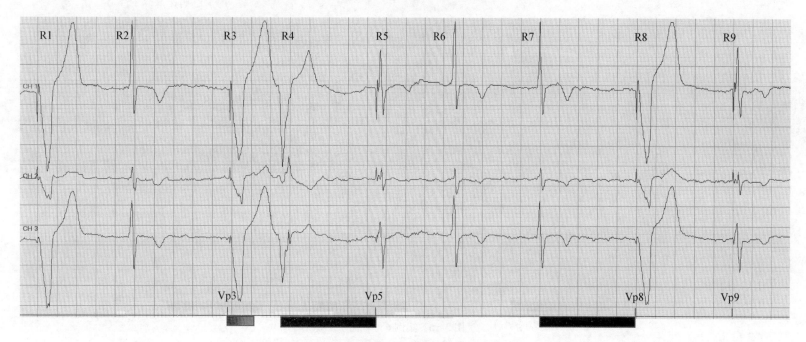

图3-5 案例5心电图

心电图特征 起搏呈单脉冲（R1、R3、R5、R8、R9），Vp后均紧随QRS波（R5、R9呈融合）。Vp8-Vp9，R2-Vp3、R4-Vp5、R7-Vp8间期均为1 000 ms。R4提前呈宽大畸形，Vp3-R4间期520 ms。形态不同于Vp后的QRS波。心房颤动，R2、R6、R7自身心搏呈窄QRS波。

分析和讨论 Vp后夺获心室除极，提示VVI起搏模式，起搏间期、逸搏间期1 000 ms。室性期前收缩R4落在Vp3起搏间期内，因R4-Vp5间期等于逸搏间期1 000 ms，提示室性期前收缩R4已脱离不应期被感知，重整了起搏间期。可推测心室不应期更定＜520 ms（Vp3-R4间期）。R2、R7在起搏间期内被感知，重整起搏间期限值和不应期。其间无Vs，Vp3、Vp8如期发放，构成了R2-Vp3、R7-Vp8的逸搏间期（1 000 ms）。Vp5、Vp9夺获心室后与自身下传心室激动融合呈窄QRS波，形态介于自身QRS波与Vp夺获心室QRS之间。R2、R6、R7均在起搏间期内被感知，抑制起搏发放且重整起搏间期和不应期。本案例可见提前出现的自身QRS波，只要脱离不应期可感知，重整起搏间期和不应期。心室不应期，尽管在心电图无法测量，但在特定的心电图表现下，可以大致推测。

心电图诊断 心房颤动，室性期前收缩，起搏呈VVI工作模式，感知功能、起搏夺获良好时呈心室融合。

17

案例 6 窦性心律，VVI 起搏，起搏夺获功能良好，室性期前收缩重整起搏间期（图 3-6）。

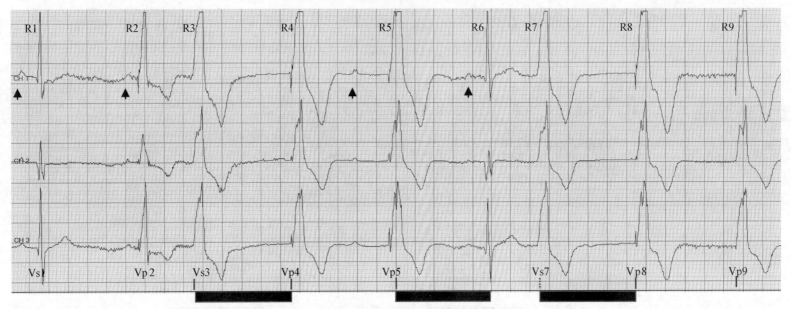

图 3-6 案例 6 心电图

心电图特征 起搏呈单脉冲（R2、R4、R5、R8、R9），Vp 后紧随宽大畸形的 QRS 波（R2 的形态略有不同），Vp-Vp、R-Vp8 间期 1 000 ms。R3、R7 提前呈宽大畸形的 QRS 波，其前无 P 波。可见明显 P 波（箭头所示），R1、R6 自身下传呈窄 QRS 波，P-R 间期 200 ms。P2-Vp2、P5-Vp5 间期分别 140 ms、390 ms。

分析和讨论 Vp 夺获心室除极，提示起搏呈 VVI 工作模式，起搏间期、逸搏间期 1 000 ms。室性期前收缩 R3、R7 落在 R2、R6 的起搏间期，且因 R3-Vp4 及 R7-Vp8 间期 1 000 ms 等于起搏间期，提示室性期前收缩 R3、

R7 脱离不应期被感知，重整了起搏间期。P2-Vp2 小于 P-R 间期 200 ms 且 R1-Vp2 间期等于起搏间期，提示 P2 与 Vp2 无关。R2 呈窄 QRS 波为 Vp2 夺获与自身下传的 QRS 波融合。P5-Vp5 间期显著大于 P-R 间期，长达 390 ms，提示存在房室传导阻滞。本案例可见提前出现的自身 QRS 波，感知后，可重整起搏间期和不应期。自身 P 波不被感知和重整起搏间期，是鉴别单腔心室起搏与双腔心室起搏的起搏（除非感知不良）的关键点。

心电图诊断 窦性心律，起搏呈 VVI 工作模式，起搏夺获、感知功能良好时呈心室融合。心室期前收缩，房室传导阻滞。

案例7 窦性心律,VVI 起搏呈二联律起搏,夺获和感知良好(图3-7)。

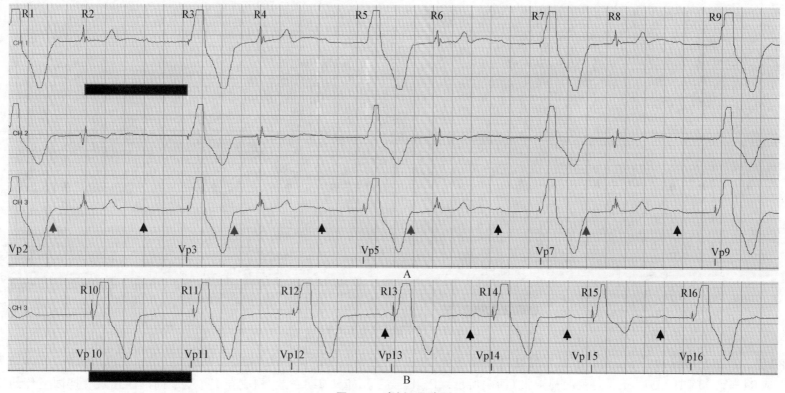

图3-7 案例7心电图

心电图特征 图3-7A、B 心电图为同次非连续记录。起搏呈单脉冲,Vp 后均紧随宽大畸形的 QRS 波。图3-7B 中的 R10~R16,Vp-Vp 间期1 040 ms。图3-7B 中的 R2-Vp3、R4-Vp5、R6-Vp7、R8-Vp9 间期1 120 ms。图中明显 P 波(箭头所示)。R2、R4、R6、R8,其前有 P(红色箭头所示),P-R 间期240 ms。R13-R16 其前有 P 波(黑色箭头所示),P-Vp 间期不等呈逐渐延长。R3、R5、R7、R9,前有 P 波(黑色箭头所示),P-Vp 间期大致相等400 ms。

分析和讨论 Vp 夺获心室除极,提示起搏呈 VVI 工作模式,起搏间期1 040 ms,逸搏间期1 120 ms(R2-Vp3)。R2、R4、R6、R8 感知后,抑制 Vp 发放并重整起搏间期。间期均无 Vs,Vp 如期发放(V5、V7、V9),R-Vp2 间期1 120 ms,构成了感知-起搏的二联律现象。逸搏间期比起搏间期长达80 ms,或因来自左心室的激动(右束支传导阻滞)延迟至右室起搏电极延迟所致。R13~R16 其前有 P 波,P-Vp 间期不等,由100 ms 呈逐渐延长至400 ms,貌似文氏现象,实为房室分离之巧合。自身心搏的 P-R 间期恒定240 ms(如 R2),P-Vp 间期400 ms,提示存在Ⅱ度房室传导阻滞。

心电图诊断 窦性心律,起搏呈 VVI 工作模式,感知功能、起搏夺获良好呈二联律现象。Ⅱ房室传导阻滞,右束支传导阻滞。

案例 8　窦性心律，VVI 起搏，夺获和感知功能良好（图 3 - 8）。

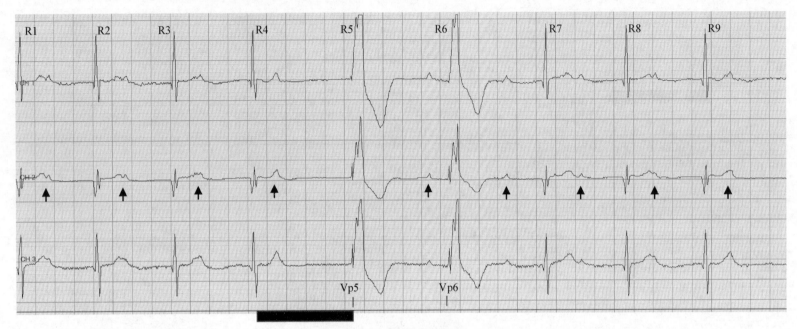

图 3 - 8　案例 8 心电图

　　心电图特征　起搏呈单脉冲（R5、R6），Vp 其后紧随宽大畸形的 QRS 波，Vp5 - Vp6、R4 - Vp5 间期 1 000 ms。可见明显 P 波（箭头所示），P - P 间期 960 ms。P 波分别落在 T 波之上或之后。P5 - Vp5 间期 800 ms，P6 - R6 间期 220 ms。其余自身心搏下传心室呈窄 QRS 波，P - R 间期恒定 480 ms。

　　分析和讨论　Vp 夺获心室除极，提示起搏呈 VVI 工作模式，起搏间期、逸搏间期 1 000 ms。Vp5、Vp6 前有 P 波群，且 R4 - Vp5 间期等于 Vp5 - Vp6 间期 1 000 ms。提示 VVI 起搏器对心房激动不予感知。P5 发生房室传导阻滞，Vp5 的如期发放，构成 R4 - Vp 的逸搏间期。Vp6 未等到心室自身下传，如期发放，构成短 P - Vp6 间期。其余心搏因下传的 R - R 间期（960 ms）短于起搏间期，被感知后抑制起搏脉冲发放。P - R 间期显著延长 480 ms，呈自身心搏。自身心房激动 P 波是否被感知，是鉴别单腔还是双腔 VVI 起搏工作模式（无特殊功能开启）的标志。本案例 Vp 前有自身 P 波且已脱离不应期，但未重整起搏间期，实为单 VVI 起搏工作模式。

　　心电图诊断　窦性心律，起搏呈 VVI 工作模式，起搏夺获、感知功能良好，Ⅰ度、Ⅱ度Ⅱ型房室传导阻滞。

案例9 VVI起搏伴逆P波,夺获和感知功能良好(图3-9)。

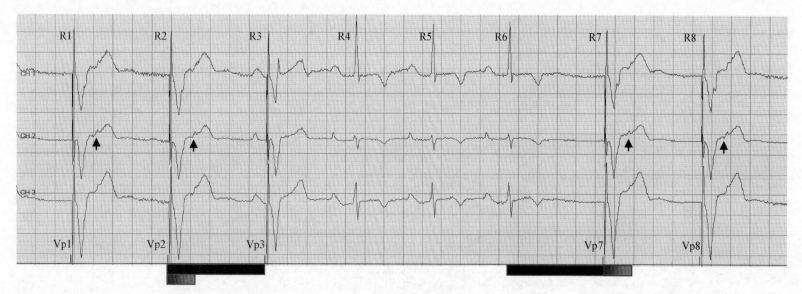

图3-9 案例9心电图

心电图特征 起搏呈单脉冲(R1～R3、R7～R8),Vp-Vp间期1 000 ms,R6-Vp7间期1 000 ms,Vp其后紧随宽大畸形的QRS波,其后可见有P波(箭头所示)(除R3外),R-P恒定。R4～R6自身心搏,P-P间期800 ms,P-R间期240 ms。

分析和讨论 Vp夺获心室除极,提示起搏呈VVI起搏模式,起搏间期、逸搏间期1 000 ms。所有的Vp夺获心室(除Vp3外,)后均伴随逆行的P波,Vp前无邻近的P波,提示心室起搏夺获心室后有逆行P波,存在室房传导,发生干扰性房室传导阻滞。Vp如期发放(R1～R3、R7～R8),Vp3夺获

后未发生逆行P波,是因其前有窦性.P3干扰。P6后发生窦性静止,R-R呈长间期。Vp7在R6的逸搏间期末如期发放,构成逸搏间期。自身心搏R4～R6,尽管P-R间期显著延长240 ms,但R-R间期短于起搏间期,被感知抑制了起搏脉冲的发放并重整逸搏间期和不应期。本案例可见,Vp夺获心室后可出现室房逆传(图中箭头所示)。如在DDD起搏模式中,其逆行P波易成为起搏器介导性心动过速的隐患(参见本书第五章)。

心电图诊断 窦性心律,窦性静止,起搏呈VVI工作模式,起搏夺获、感知功能良好,起搏夺获心室后伴逆P波。

案例 10　窦性心律,窦性静止,VVI 起搏,夺获和感知功能良好,滞后功能开启(图 3 - 10)。

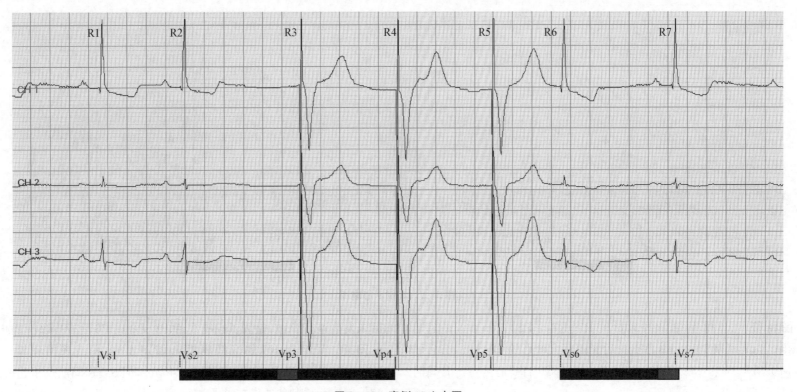

图 3 - 10　案例 10 心电图

■:滞后的增量

　　心电图特征　起搏呈单脉冲(R3～R5),Vp 后紧随宽大畸形的 QRS 波,Vp - Vp 间期 1 000 ms,R2 - Vp3 间期 1 200 ms。其余为窦性心搏,心室自身下传呈窄 QRS 波,P - R 间期 200 ms。R1 - R2 间期 800 ms,R6 - R7 间期 1 140 ms。

　　分析和讨论　Vp 夺获心室除极,提示起搏呈 VVI 起搏模式,起搏间期 1 000 ms,逸搏间期 1 200 ms。R6 - R7 间期 1 140 ms>起搏器间期。按常理,Vp7 理应在 R6 的起搏间期 1 000 ms 末如期发放,疑似异常。R2 - Vp3 逸搏间期 1 200 ms 远大于起搏下限间期 1 000 ms,提示起搏滞后功能开启,滞后值 200 ms(10 次/min)。因此,R6 被感知后,重整了滞后的逸搏间期 1 200 ms,R7 在 R6 后 1 140 ms 出现,虽大于起搏间期,但处于逸搏间期内,被感知且抑制 Vp 发放。显然,起搏滞后功能开启,可在安全的情况下,尽可能减少了心室的起搏,鼓励自身激动。因此,心电图上出现逸搏间期显著长于起搏间期一固定值,常提示滞后功能开启。应避免对起搏器故障或过感知的误判。一旦起搏后,将自动暂时关闭滞后功能,起搏器仍以起搏间期发放 Vp,滞后仅发生于心室感知后重整的逸搏间期。显然,Vs 后任何原因所致的长 RR 间期(如心房颤动、心房扑动中、显著窦性心律不齐、房性期前收缩末下、Ⅱ度以上的 AVB 等)均有可能表现出滞后功能开启的心电图表现。本案例为窦性静止所致的 R - R 间期,揭示滞后功能开启。

　　心电图诊断　窦性心律,窦性静止,起搏呈 VVI 工作模式,起搏夺获、感知功能良好,滞后功能开启。

案例 11 窦性心律,Ⅲ度房室传导阻滞,VVI 起搏呈 VOO 工作状态,时呈失夺获,未见自身 QRS 波群(图 3-11)。

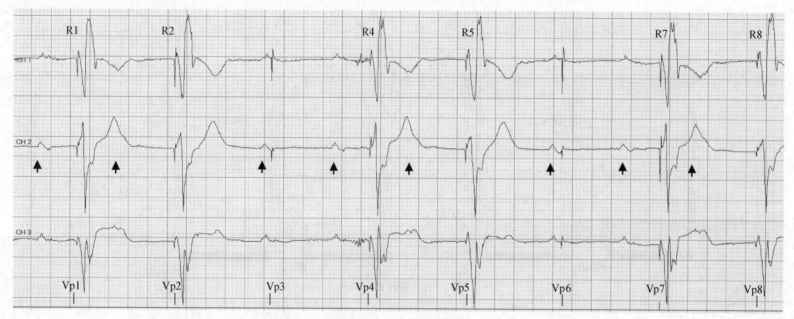

图 3-11 案例 11 心电图

心电图特征 起搏呈单脉冲,Vp3、Vp6 后未见 QRS 波,其余的 Vp 后紧随宽大畸形的 QRS 波,Vp-Vp 间期 1 000 ms。可见明显 P 波,P-P 间期 760 ms。P-Vp 间期绝对不等。

分析和讨论 Vp 夺获心室除极,提示起搏呈 VVI 工作模式,起搏间期 1 000 ms。心室起搏 Vp 均按起搏间期如期发放,Vp3、Vp6 后未见紧随的心室激动 QRS 波,且处于心室应激期,提示起搏失夺获心室。其余 Vp 均夺获心室。由于未见自身的心室激动的 QRS 波群,无从判断起搏器的感知功能,现时的 VVI 起搏呈 VOO 工作状态。P-Vp 间期绝对不等,P 与 Vp 分离。Vp3、Vp6 的失夺获致使 P3、P6 的房室传导阻滞明确显露,提示存在Ⅲ度房室传导阻滞。

心电图诊断 起搏节律,VV1 起搏呈 VOO 工作状态,起搏夺获时呈不良,窦性心律,Ⅲ度房室传导阻滞,未见自身心室激动。

案例 12　VVI 起搏时呈失夺获，感知良好（图 3-12）。

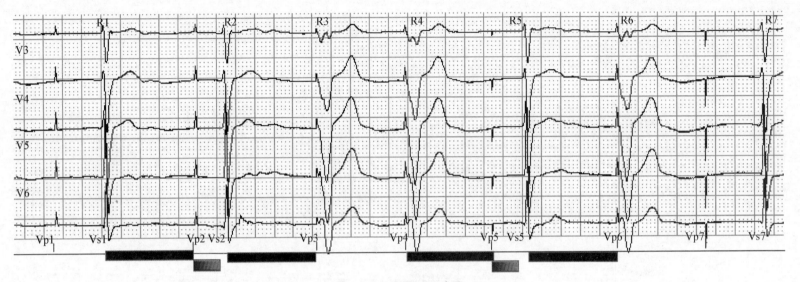

图 3-12　案例 12 心电图

　　心电图特征　起搏呈单脉冲（Vp1～Vp7）。其中，Vp3、Vp4、Vp6 紧随宽大畸形 QRS 波；Vp1、Vp2、Vp5、Vp7 后均无紧随的 QRS 波；Vp-Vp 间期 1 000 ms（Vp3-Vp4、Vp4-Vp5）；R-Vp 间期 1 000 ms（R1-Vp2、R2-Vp3、R5-Vp6、Vp6-Vp7）。R1、R2、R5、R7 为自身心室激动呈窄 QRS 波，其前未见 P 波，R-R 间期显著大于 1 000 ms 且不等，R1-R2、R4-R5、R6-R7 间期分别为 1 280 ms、1 260 ms、1 480 ms。

　　分析和讨论　Vp 后可夺获心室除极，提示起搏呈 VVI 工作模式，起搏间期、逸搏间期 1 000 ms。R-R 间期出现长间期（R1-R2、R4-R5、R6-R7）且

显著大于起搏间期，其间有心室起搏脉冲（Vp1、Vp2、Vp5、Vp7）。其 Vp 后无紧随的 QRS 波且处于心室肌的应激期，提示 Vp 失夺获心室。Vp1-Vp2、Vp2-Vp3、Vp5-Vp 间期显著大于起搏间期，其间有自身 R 波且 R1-Vp2、R2-Vp3、R5-Vp6 间期等于逸搏间期，提示起搏器感知功能良好。因 Vp1、Vp2、Vp5、Vp7 失夺获心室，自身 R1、R2、R5、R7 得以获得缓慢的逸搏机会，造成了 R1-R2、R4-R5、R6-R7 间期显著大于起搏期间。应及时纠正。

　　心电图诊断　起搏节律呈 VVI 工作模式，感知良好，间歇性起搏失夺获。未见自身 P 波，交界性逸搏伴右束支传导阻滞。

案例 13 心房颤动,VVI 起搏,间歇性夺获不良,感知良好(图 3-13)。

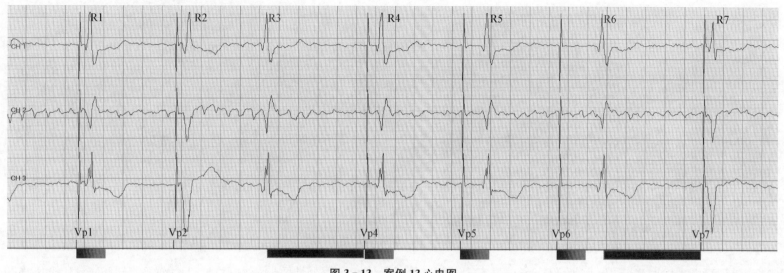

图 3-13 案例 13 心电图

心电图特征 起搏呈单脉冲,Vp-Vp 及 R3-Vp4、R6-Vp7 间期等于 1 000 ms,Vp-Vp 间有自身 R 波。Vp 后紧宽大畸形的 QRS 波(Vp2、Vp7),其余 Vp 均无紧随 QRS 波。除 R2、R7 外,其余 R 波均为自身心室激动呈完全性右束支传导阻滞,R-R 间期不等,R1-R2、R3-R4、R4-R5、R5-R6、R6-R7 间期分别为 1 020 ms、1 200 ms、1 080 ms、1 200 ms 和 1 120 ms。Vp-R 间期不等,Vp6-R6 间期大于 350 ms,其余 Vp-R 间期小于 200 ms。R1-Vp2、R4-Vp5、R5-Vp6 均小于 1 000 ms。心房颤动。

分析和讨论 Vp 后可夺获心室除极波,提示起搏呈 VVI 起搏模式,起搏间期、逸搏间期 1 000 ms。除 Vp2、Vp7 外,其余的 Vp 未紧随 QRS 波,且 Vp 均已处于心室应激期,提示起搏失夺获。R3-Vp4、R6-Vp7 间期等于起搏间期,构成逸搏间期,提示感知正常。但 R1-Vp2、R4-Vp5、R5-Vp6 均小于起搏间期,疑似感知不良。Vp-R 间期小于 200 ms,落入心室感知不

应期,不被感知呈功能性感知不良;造成其 R-R 间期小起搏间期(R1-R2、R3-R4、R4-R5、R5-R6、R6-R7),Vp-Vp 间期不变。Vp6-R6、Vp-R3 间期大于 350 ms,且 R-Vp 等于起搏间期,提示 R3、R6 被感知且重整起搏间期,构成逸搏间期。从而可推测起搏器心室不应期≥300 ms 因此,当 R-Vp<Vp-Vp 间期时,R 波并非一定感知不良。需进一步测量 Vp-R 间期,判断是否已脱离感知不应期。若未脱离不应期则为假性(功能性)感知不良。心室不应期参数虽不能在体表心电图上测得,但特定的情况下,可通过寻找最长未被感知,或最短被感知予以推断。如本案例的 Vp5-R5 间期 350 ms,可以推测不应期≤350 ms。

心电图诊断 起搏呈 VVI 工作模式,间歇性起搏失夺获,功能性感知不良、心房颤动伴长 R-R 间期达 1 200 ms,完全性右束支传导阻滞。

案例 14 窦性心律，心室自身下传，VOO 起搏模式，夺获良好，时呈假性融合和失夺获(图 3 - 14)。

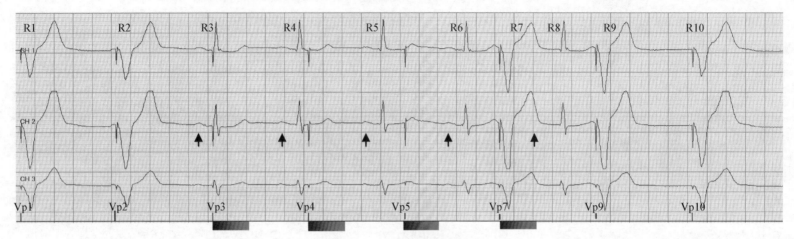

图 3 - 14　案例 14 心电图

心电图特征　起搏呈单脉冲，Vp - Vp 间期 1 000 ms，恒定。其间时见自身 R 波。其中，Vp 后可紧随宽大畸形 QRS 波（Vp1、Vp2、Vp7、Vp9、Vp10），而 Vp3～Vp5 未随宽 QRS 波且分别落在 R3、R4、R5 的不同部位。R - Vp 间期不等，R3 - Vp3、R4 - Vp4、R5 - Vp5、R6 - Vp7、R8 - Vp9 间期分别为融合、120 ms、260 ms、360 ms、360 ms。Vp - R 间期小于起搏间期，Vp3 - R4、Vp4 - R5、Vp5 - R6、Vp7 - R8 间期分别为 880 ms、760 ms、640 ms 和 640 ms。R3～R6、R8 呈窄 QRS 波，其前有 P 波（箭头所示），R - R 间期 880 ms，P - R 间期 180 ms（P8 - R8 间期 280 ms）。

分析和讨论　Vp 后夺获心室除极，提示起搏呈 VVI 起搏模式，Vp - Vp 间期 1 000 ms。Vp 均如期发放，Vp - Vp 间期恒等于起搏间期，Vp4～Vp9 间有 R 波且脱离心室感知不应期，提示自身 R 波未被感知。其中，Vp7、Vp9 夺获心室，R - Vp 间期 360 ms；而 Vp3～Vp5 失夺获，其 R - V 间期＜260 ms，提示其 Vp 处于心室肌不应激期，不能夺获心室，Vp4、Vp5 为功能性失夺获，Vp3 与

R3 巧合呈假性融合。纵观可见，起搏器不感知任何自身的 R 波，并以恒定的起搏间期发放 Vp，构成了典型的 VOO 起搏模式。VOO 起搏已不再生产，但可由 VVI 演变或设置。在特殊情况下有其使用价值，如手术中，须防止高频电刀对起搏器干扰所致的自身心室静止或显著过缓，可临时把起搏器暂时程控为无感知功能的 VOO 起搏模式。有时持续的感知不良以及无自身 R 波也可使 VVI 起搏呈 VOO 工作状态。本例患者确因手术需要，暂把起搏器设置为 VOO 工作模式。本案还可见，Vp 的发放并非一定夺获心室。Vp 夺获心室必须满足两个条件：必要条件是心肌的处于可激期，充分条件是起搏输出有足够大能量。因此，Vp 处于心室肌不应期所致的 Vp 失夺获称为功能性（假性）失夺获即本案例所示的 Vp 失夺获。另外，VOO 工作模式时，Vp 固定间期发放，会落在 T 波峰上的心室易颤期，有诱发心室颤动的可能。

心电图诊断　起搏呈 VOO 工作模式，起搏夺获功能良好时呈功能性失夺获，窦性心律，心室自身下传。

案例 15 VVI 起搏,夺获良好,间歇性感知不良致"插入性 Vp 夺获"二联律现象(图 3-15)。

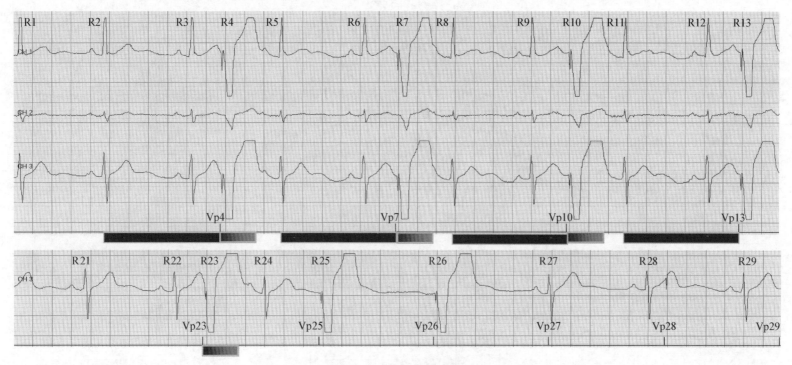

图 3-15 案例 15 心电图

心电图特征 图 3-15A、B 为同次不同时间心电图记录。起搏呈单脉冲,Vp-Vp 间期 1 000 ms,R2-Vp4、R5-Vp7、R8-Vp10、R11-Vp13 间期 1 000 ms。除 Vp27~Vp29 落在 R 波中或后外,其余 Vp 均紧随宽大畸形 QRS 波群。R28-Vp28 间期 200 ms,其余 R-Vp 间期大于 340~400 ms。窦性心律,P-P 间期 920 ms,心室自身下传呈窄 QRS 波群,P-R 间期 160 ms。

分析和讨论 Vp 后可心室除极波,提示起搏呈 VVI 起搏模式,起搏间期、逸搏间期 1 000 ms。R2-Vp4、R5-Vp7、R8-Vp10、R11-Vp13 间期等于逸搏间期且 Vp 夺获心室;期间均有自身 R 波(R4、R6、R9)且

R-Vp 间期 200~400 ms,脱离心室感知不应期,提示其 R 波未被感知,存在感知功能不良。由于交替性的感知不良,构成了"插入性的 Vp 夺获"二联律现象。因 R28-Vp28 间期仅为 200 ms,落在心室肌不应期,致使 Vp28 呈功能性失夺获。Vp27 巧遇自身 R27 构成假性融合。本案例可见,起搏器因感知不良,可致假性的起搏失夺获;如期发放的起搏脉冲,可造成不必要心室夺获呈复杂的心电图表现。甚至 Vp-on-T,触发快速的室性心律失常。

心电图诊断 窦性心律,起搏呈 VVI 工作模式,夺获功能良好时呈功能性失夺获,间歇性感知不良致"插入性 Vp 夺获"二联律现象。

案例 16 VVI 起搏,夺获良好,间歇性感知不良伴功能性失夺获、感知不良(图 3 - 16)。

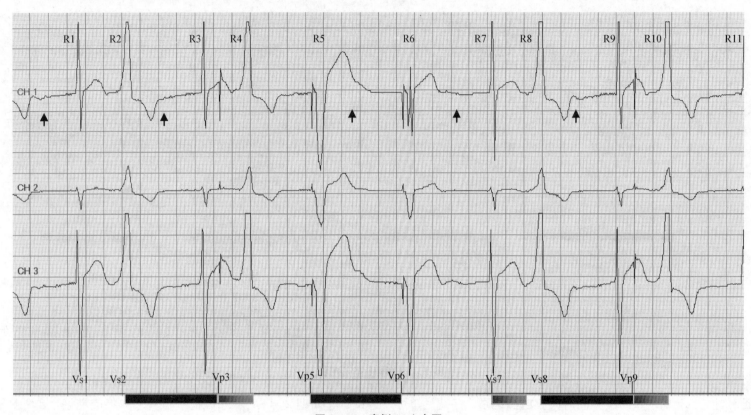

图 3 - 16 案例 16 心电图

心电图特征 起搏呈单脉冲,Vp - Vp 间期 1 000 ms。Vp5、Vp6 后紧随宽 QRS 波(形态不同),其余 Vp 后无紧随 QRS 波,Vp3、Vp9 落在 T 波上,Vp7 落入 R 波中。R2 - Vp3、R8 - Vp9、Vp3 - Vp5 间期 1 000 ms;期间有自身 R 波,R3 - Vp3、R9 - Vp9 间期 200 ms、R4 - Vp5 间期 760 ms。Vp3 - R4、Vp9 - R10 间期约为 220 ms,Vp7 - R8 间期 400 ms。R2、R4、R8、R10 提前呈右束支传导阻滞型。R1、R3、R7、R9 呈窄 QRS 波群,其前有 P(箭头所示),P - R 间期 320 ms。

分析和讨论 Vp 后可夺获心室除极波,提示起搏呈 VVI 起搏模式,起搏间期、逸搏间期 1 000 ms。R2 - Vp3、R8 - Vp9、Vp3 - Vp5 间期等于起搏间期(Vp3、Vp9 失夺获心室),其间有自身 R 波(R3、R9、R4),其间有自身 R 波提示起搏器感知不良。其中,Vp3 - R4、Vp9 - R10 间期 200 ms,R 波处于感知不应期为功能性感知不良,而 R2 - R3 间期已脱离感知不应期为真性感知不良。R3 - Vp3、R9 - Vp9 间期 200 ms,Vp 处于心室肌的不应期,提示 Vp3、Vp9 为功能性失夺获。本案例感知不良可致功能性失夺获,而功能性失夺获又可致功能性感知不良。

心电图诊断 窦性心律,起搏呈 VVI 工作模式,起搏夺获功能良好时呈功能性失夺获,间歇性感知不良时呈功能性感知不良,Ⅰ度房室传导阻滞,室性期前收缩。

案例 17 VVI 起搏,夺获良好,噪声过感知致长起搏间期(图 3－17)。

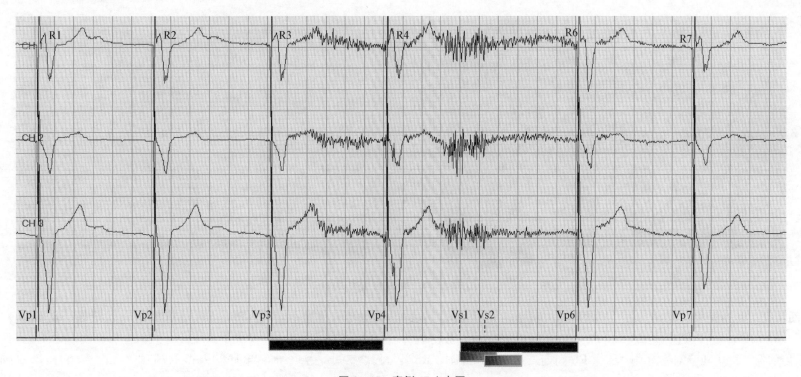

图 3－17　案例 17 心电图

心电图特征　起搏呈单脉冲,Vp－Vp 间期 1 200 ms,Vp 后均紧随宽大畸形的 QRS 波。其中 Vp4－Vp6 间期 2 000 ms,其间有明显的噪声。P 波消失,未见自身 QRS 波。

分析和讨论　Vp 后夺获心室除极波,提示起搏呈 VVI 起搏模式,起搏间 1 200 ms。Vp4－Vp5 间期长达 2 000 ms 显著大于起搏下限间期 1 200 ms,其间可见明显的噪声,存在噪声过感知。Vp6 前推一个起搏间期 1 200 ms,可见显著噪声(Vs1)且被感知,抑制 Vp 发放且重整起搏间期。后续显著噪声(Vs2)或落在感知绝对不应期(不被感知),或落在相对不应期(感知仅重整不应期),均不重整 Vs1 启动的逸搏间期(见图下不应期示意图)。Vp6 如期发放(Vs1－Vp6＝1 200 ms),致使 Vp4－Vp6 间期长达 2 000 ms。起搏器感知功能不良包含各种过度感知。其中,噪声过感知多见。若持续的噪声过感知,有可能造成持续抑制起搏的发放,产生风险。本案例显示了起搏器因过度噪声,造成长 R－R 间期。

心电图诊断　心房颤动,起搏呈 VVI 工作模式,起搏夺获及感知功能良好,噪声过感知至长 R－R 间期。

案例 18 VVI 起搏,起搏夺获、感知良好,心房颤动伴快心室触发伴噪声反转功能(图 3 - 18)。

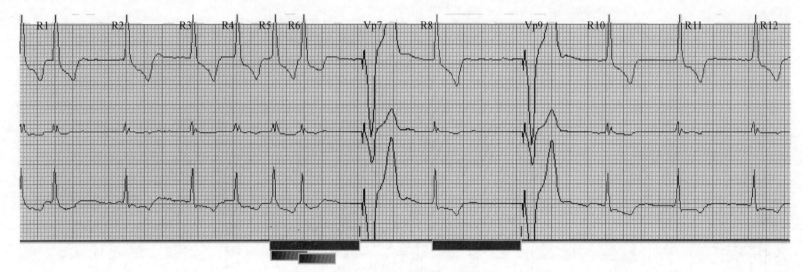

图 3 - 18　案例 18 心电图

心电图特征　起搏呈单脉冲,Vp 后可见紧随宽大畸形的 QRS 波(Vp7、Vp9)。R5 - Vp7、R8 - Vp9 间期 1 000 ms,R6 - Vp7 间期 680 ms。心房颤动,自身下传的 R - R 间期绝对不规则:R5 - R6 间期最短 320 ms,R4 - R5 间期 400 ms,R1 - R2 间期最长 800 ms。

分析和讨论　Vp 后夺获心室除极波,提示起搏呈 VVI 起搏模式,逸搏间期 1 000 ms。R6 - Vp7 间期小于逸搏间期,R6 疑似感知不良。而 R5 - Vp7 间期等于逸搏间期,提示 R5 被感知。R5 - R6 间期 320 ms,R6 处于心室不应期的相对不应期内(示意图浅色部),虽感知,但仅重整不应期而不重整起搏间期(噪声反转功能)。Vp7 如期发放,形成 R6 - Vp7 小于逸搏间期,并非 R6 感知不良所致,而是噪声转换功能所为,切不要误判。体表心电图无法得知感知不应期。R5 - R6 间期 320 ms 且最短,R6 不重整起搏间期;R4 - R5 间期 400 ms 仅次于 320 ms,重整起搏间期,提示 R5 已脱离不应期且被感知。由此,推测起搏器感知不应期应在 320～400 ms。任何原因的快速心室率(如快心房颤动、心房扑动、室性和室上性心动过速等)均易产生噪声转换的心电图变化。通常单腔 VVI 起搏的心室不应期,设置在 330 ms 左右。本案例显示,心房颤动,心室率快速 180 次/min 时,可发生噪声反转,慎判感知不良。

心电图诊断　起搏呈 VVI 工作模式,起搏夺获、感知功能良好,心房颤动伴快心室率触发噪声转换功能。

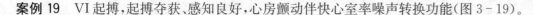

案例 19 VI 起搏,起搏夺获、感知良好,心房颤动伴快心室率噪声转换功能(图 3-19)。

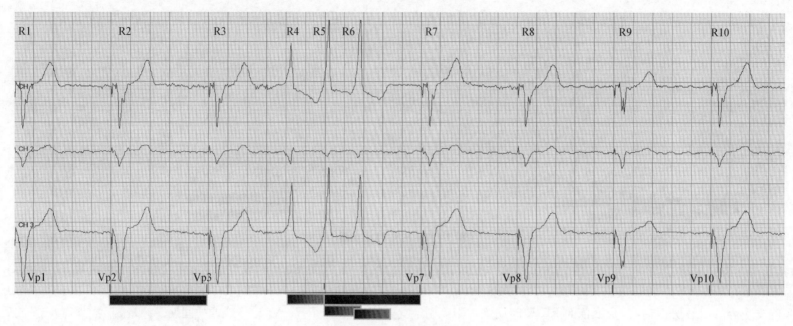

图 3-19 案例 19 心电图

心电图特征 起搏呈单脉冲,Vp-Vp 间期 1 000 ms、R5-Vp7 间期 1 000 ms、R6-Vp7 间期 680 ms。Vp 后均紧随宽大畸形 QRS 波。心房颤动,R-R 间期绝对不规则,R4-R5 间期 400 ms。R5-R6 间期 320 ms。

分析和讨论 Vp 后夺获心室除极,提示起搏 VVI 起搏模式,起搏间期、逸搏间期 1 000 ms。R6-Vp7 逸搏间期 680 ms 短于起搏间期 1 000 ms,R6 疑似感知不良。R5-Vp7 期等于逸搏间期,提示 R5 被感知。R6 处于心室不应期的相对不应期内(示意图浅色部),感知后仅重整不应期而不重整起搏间期(噪声反转功能)。Vp7 如期发放,形成 R6-Vp7 小于逸搏间期,并非 R6 感知不良所为,而是噪声反转功能所致,切不要误判。体表心电图无法得知感知不应期,但可推测。R5-R6 间期 320 ms 且最短,R6 不重整起搏间期;R4-R5 间期 400 ms 仅次于 320 ms,重整起搏间期,提示 R5 已脱离不应期且被感知。由此,推测起搏器感知不应期应在 320~400 ms。任何原因的快速心室率(如快心房颤动、心房扑动、室性和室上性心动过速等)均易产生噪声反转功能的心电图变化。通常单腔 VVI 心室不应期,设置在 330 ms 左右。本案例显示,心房颤动,心室率快速 180 次/min 时,可发生噪声反转,慎判感知不良。

心电图诊断 起搏呈 VVI 工作模式,起搏夺获、感知功能良好,心房颤动伴快心室率触发噪声反转功能。

案例 20　VVI 起搏,起搏夺获、感知良好,房颤伴快速心室率触发连续噪声反转(图 3 - 20)。

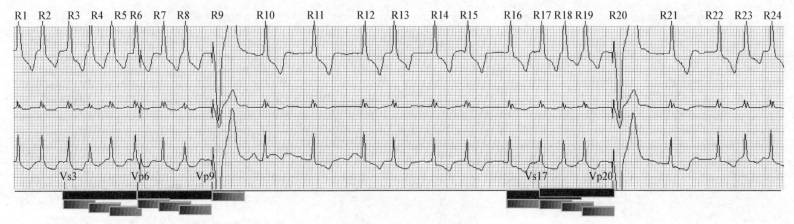

图 3 - 20　案例 20 心电图

心电图特征　起搏呈单脉冲,Vp - Vp 间期 1 000 ms,R3 - Vp6、R17 - Vp20 间期 1 000 ms。Vp9、Vp20 后紧随宽大畸形 QRS 波(R9、R20),Vp6 落在 R8 的下降支交界处。心房颤动,自身下传的 R - R 间期绝对不规则,R1 - R2,R2 - R3 间期 340 ms;R3 - R4、R4 - R5、R5 - R6、R6 - R7、Vp6 - R7、R7 - R8、R8 - R9 间期分别为 300 ms、300 ms、300 ms、400 ms、290 ms、300 ms、400 ms。R16 - R17、R17 - R18、R18 - R19、R19 - Vp20 间期分别为 440 ms、300 ms、300 ms、400 ms。R10 - R11 间期最长 680 ms。

分析和讨论　Vp 后夺获心室除极,提示起搏呈 VVI 起搏模式,起搏间期、逸搏间期 1 000 ms。R5 - Vp6、R8 - Vp9、R19 - Vp20 间期远短于逸搏间期,疑似 R 波感知不良。但 R17 - Vp20、Vp6 - Vp9、R3 - Vp6 间期等于起搏间期,提示 R17 被感知且重整起搏间期和不应期。之后的 R18 落在 R17 后的相对不应

期(R - R 间期 300 ms),仅重整感知不应期;R19 落在 R18 后的相对不应期,第二次重整不应期,但未重整 R17 的逸搏间期(见图示不应期)。Vp20 如期发放且夺获心室,R17 - Vp20 形成逸搏间期 1 000 ms。同理,Vp6 发放后重整起搏间期和感知不应期;R7、R8 分别落其后感知相对不应期(V - R 间期 300 ms),感知后二次重整不应期而不重整 Vp6 重整的起搏间期,Vp9 如期发放,Vp6 - Vp9 间期等于起搏间期。Vp6 的假性失夺获(落在 R6 末),是因为 R4、R5 均处于 R3 后的相对不应期(R2 - R3 间期 340 ms,已脱离不应期),同理二次重整不应期而不改变 R3 重整的逸搏间期,R3 - Vp6 间期等于逸搏间期。本案例可,连续的快速的心室率,可使起搏连续的发生噪声反转。

心电图诊断　起搏呈 VVI 工作模式,起搏夺获、感知功能良好,心房颤动连续触发多次噪声反转致假性失夺获。

案例 21　VVI 起搏，起搏夺获、感知功能良好，连续多次噪声过感知和噪声反转致长起搏间期(图 3-21)。

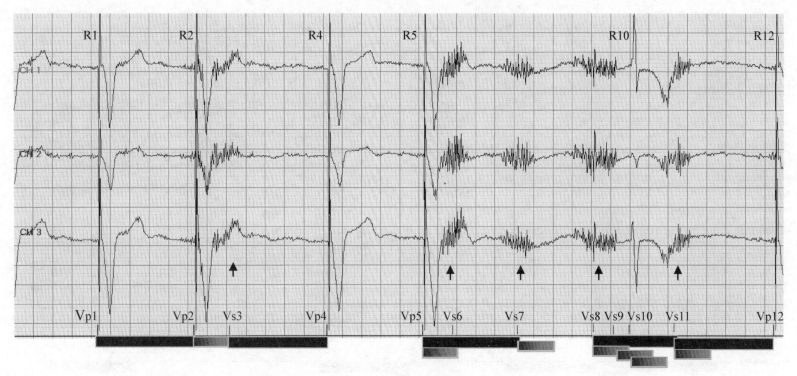

图 3-21　案例 21 心电图

心电图特征　起搏呈单脉冲，Vp 后均紧随宽大畸形的 QRS 波。Vp1-Vp2、Vp4-Vp5 间期 1 000 ms。Vp2-Vp4 间期 1 400 ms，Vp5-R10 间期 2 160 ms，R10-Vp12 间期 1 480 ms，其间多次可见明显的噪声(箭头所示)。未见 P 波，R10 仅有的自身下传的 QRS 波。

分析和讨论　Vp 后夺获心室除极，提示起搏呈 VVI 起搏模式，起搏间期 1 000 ms。Vp2-Vp4、Vp5-R10、R10-Vp12 的间期显著大于起搏间期。Vp4 前推 1 个起搏间期处可见一组明显噪声，被过感知(Vs3)，重整起搏间期及不应期。Vs3-Vp4 间期 1 000 ms，造成 Vp2-Vp4 间期 1 400 ms。Vp5-R10 间期长达 2 160 ms，可见多处有明显噪声。Vp5 重整起搏间期后不应期后，过感知噪声(Vs6)，抑制 Vp6 发放且重整起搏间期和感知不应期；第二次过感知

噪声(Vs7)，再次抑制 Vp7 的发放，并再次重整起搏间期及感知不应期；第三次又过感知噪声(Vs8)，且抑制起搏 Vp8 并重整起搏间期及感知不应期；之后，在相对不应期又感知 Vs9，甚至自身 R10，但仍未 Vs8 重整的逸搏间期。直到第四次过感知噪声(Vs11)后，除继续抑制起搏脉冲的发放外，才重整了 Vs8 的逸搏间期及感知不应期。Vp12 如期发放，致使 Vp5-Vp12 间期长达 3 640 ms。幸亏期间出现自身 R10 的逸搏出现，使得 Vp5-R10 间期 2 160 ms。本案例可见，遇到复发、短暂、快于不应期而慢于起搏间期的短簇噪声的过感知和连续多次噪声转换，仍然具有很高的危险性，应及时纠正。

心电图诊断　起搏呈 VVI 工作模式，起搏夺获、感知良好，多次噪声过感知和噪声反转致长 Vp-Vp 起搏间期达 3 640 ms。

案例22 心房颤动，VVT起搏，夺获、感知良好（图3-22）。

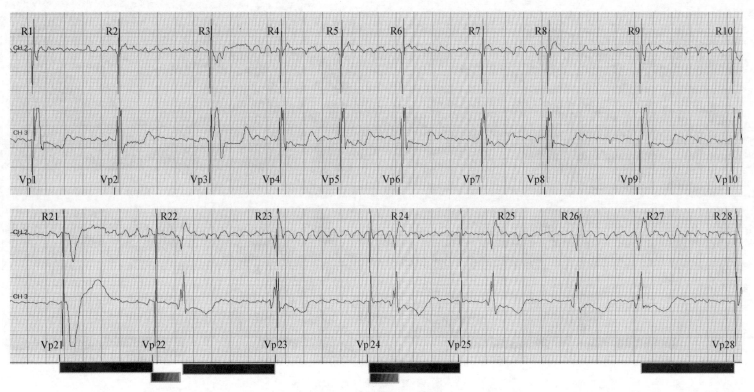

图3-22 案例22心电图

心电图特征 图3-22A、B为不同时间记录的心电图。图3-22B是起搏器程控前的心电图，图3-22A为程控后的心电图。起搏呈单脉冲，图3-22B中的Vp-Vp、R22-Vp23间期1000 ms；Vp22-Vp23间期1240 ms。图3-22A的Vp-Vp间期不规，随R-R间期而变；其中Vp2-Vp3、Vp8-Vp9、Vp8-Vp9间期相等1000 ms。Vp1、Vp3、Vp9、Vp10、Vp21后紧随心室QRS波；Vp22、Vp24、Vp25后无紧随QRS波；其余Vp均落在R波起始部分。心房颤动，R22～R27为自身心搏呈右束支传导阻滞。R24-Vp25间期为760 ms；Vp22-R22、Vp24-R24间期为240 ms。

分析和讨论 Vp后夺获心室除极波，提示下图起搏VVI工作模式，起搏间期、逸搏间期1000 ms。Vp22、Vp24、Vp25脱离心室应激期且失夺获，

提示图3-22B存在起搏夺获不良。R23-Vp24间期期间有自身R波，且Vp24-Vp25起搏间期未变，提示R24未被感知。Vp24-R24间期240 ms，处于感知不应期呈功能性感知不良，而R22被感知重整起搏间期。图3-22A的R-R间期绝对不规则，Vp-Vp间期随R-R间期变化而变，即感知R后触发Vp，且均落在R波起始部呈假性融合，起搏呈VVT工作模式。VVT的起搏模式不同于VVI。以起搏下限间期为限，在R-R间期小于起搏间期时，Vs后触发Vp。VVT起搏模式，因其耗能，临床上使用较少。通常在双心室同步起搏器治疗中有所使用。

心电图诊断 心房颤动，图3-22B起搏呈VVI工作模式，感知功能良好，时呈起搏失夺获；图3-22A起搏呈VVT工作模式，起搏夺获、感知功能良好。

第四章 单腔心房起搏的心电图表现

单腔心房起搏是指与起搏器连接的单根导线电极植入于心房（或双腔起搏器植入后设置为单腔心房起搏），起搏器发放起搏脉冲，起搏器工作模式类似单腔心室起搏。临床多用的单腔心房起搏器均为按需/频率应答型（AAI/AAIR）。具有心房起搏（Ap）、心房感知（As）且有感知后抑制或触发 Ap 的发放。在房室结功能正常的情况下，Ap 夺获心房激动后，可下传心室，是最经济、符合生理性心脏起搏工作方法。能保持房室同步，相比单腔心室起搏，其心排量可增加 15%～20%；心房颤动及血栓发生率降低、避免起搏引起不当的心动过速；AAIR 还具有起搏频率适应机体变化的需求。但单 AAI 起搏最大问题是存在潜在的房室传导阻滞所致的风险。有报道显示在病态窦房结综合征患者中，房室传导阻滞的年发生率约为 1%～2%，心房起搏后房室传导阻滞的发生率高达 8.5%，术前有分支传导阻滞者发生率尤为明显，显然与原发病密切相关；再者若有频发或持续的快速的房性心律失常如心房颤动、心房扑动、室上性心动过速、房性心动过速等且各种方法难以控制的。因此，临床上仅植入单腔心房起搏器少见。而在植入双腔起搏器后，在有心室起搏保护下，尽可能让起搏处于 AAI 工作状态，不失为最佳的起搏工作模式。AAI 和 AAIR 起搏工作时，可改变心房的激动，引起心电图变化。因此，可通过心电图分析，判断起搏器工作状态和心脏电活动的变化。

一、单腔心房起搏器的计时间期

（一）起搏频率间期

1. 起搏下限间期　在无 As 的情况下，连续两个 Ap 的间期即 Ap - Ap 间期。由 Ap 启动，通常默认 1 000 ms。

2. 逸搏间期　起搏器感知（As）后重整起搏间期即 As - Ap 间期。通常逸搏间期（As - Ap）≥起搏间期（Ap - Ap），原因：① 自身心房激动传导到电极被起搏器感知的时间延后影响；② 滞后功能的开启。

3. 滞后功能　逸搏滞后间期＝逸搏间期＋滞后值（可控）。目的是尽可能鼓励自身心房激动。

（二）心房不应期

起搏器在 As 或 Ap 后启动，设置短暂的关闭感知窗口，屏蔽对任何信号的感知。防止起搏器过感知起搏脉冲的后电位、外界干扰信号和远场的自身 QRS 波、T 波的感知而抑制起搏脉冲的发放，但又须保障感知能力，实现起搏器的按需功能。心室不应期分为两部分。

1. 心房绝对不应期　心房不应期的前期部分，不感知任何信息即起搏器不做反应改变。

2. 心房相对不应期　继心房绝对后的心房不应期部分，起搏器具有感知功能。感知后仅重整心房不应期，但不重整起搏下限间期（即此时 As 或 Ap 启动的起搏间期不变），防止起搏器受到高频电磁信号或肌电干扰而出现抑制起搏的不良影响。

二、单腔心房起搏的心电图特征

1. AAI 起搏工作模式的心电图特征　自身心房率低于起搏器下限频率时发放 Ap，起搏呈 AOO 工作状态。As 后抑制 Ap 发放且重整起搏间期和不应期，起搏呈 OAO 工作状态，对各种自身的 QRS 波不予感知且不重整起搏节律，是鉴别单腔器心房起搏后双腔器心房起搏的标志。滞后功能开启时，逸搏间期＝起搏间期＋滞后值。Ap 夺获心房后的房室传导、束支传导及心室除极和复极的变化取决于自身的状况即与窦性状态下相似。因此，可合并窦房阻滞以外的不同类型的传导阻滞及心室除极和复极的异常，也是单腔心房起搏的危险所在。

2. AAIR 起搏工作模式的心电图特征　除具有 AAI 起搏工作模式的心电图特征外，根据起搏器传感器的感知情况，发放传感器驱动频率的 Ap，起搏频率大于下限起搏频率且受限于上限传感器起搏频率。自身心房率低于起搏器下限频率时，发放心房起搏脉冲 Ap。AAIR 则根据起搏器传感器的感知情况，发放传感器驱动频率的 Ap 且受限于最大起搏频率。

三、单腔心房起搏心电图案例分析

案例 1 AAI 起搏呈 AOO 工作状态,起搏夺获良好伴心室自身下传,未见自身 P 波(图 4-1)。

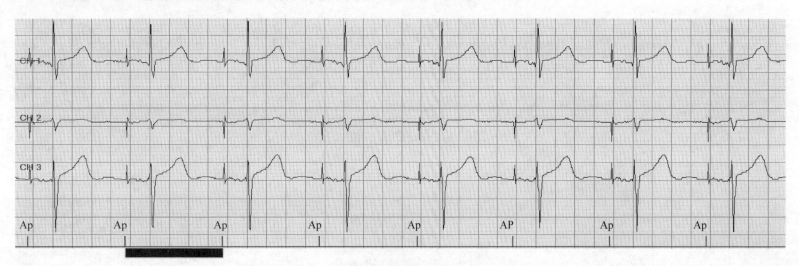

图 4-1 案例 1 心电图

███████ : 起搏间期

心电图特征 起搏呈单脉冲,所有的 Ap 后均紧随心房激动 P 波,P 波呈双峰间期 0.16 s,Ap-Ap 间期 1 000 ms。心室均为自身下传呈窄 QRS 波群,Ap-R 间期 240 ms。未见自身 P 波。

分析和讨论 起搏脉冲 Ap 后夺获心房除极,提示起搏电极导线植入心房且起搏夺获功能良好呈 AAI 起搏工作模式,起搏间期 1 000 ms。Ap 夺获了心房除极,P 波呈双峰且间期 0.16 s;除引起心房除极不同步,其后的心电图变化均为自身房室传导和心室激动所致呈 I 度房室传导,心室传导正常。由于未见自身的心房激动 P 波,无从判断起搏器的心房感知功能状况。也无从判断单腔或双腔的心房起搏。因此,现时的 AAI 起搏模式呈 AOO 工作状态。Ap 夺获心房的 P 波形态与电极导线植入部位密切相关,可根据同步 12 导联心电图 P 波的投影体系予以推测(参见本书第二章)。需注意,有时夺获的 P 波还可与自身 P 波产生各种不同的融合以及一些可影响 P' 波显示的因素,致使 P 波形态变化,从而影响对 Ap 是否夺获心房的判断。心室自身下传呈完全性右束支传导阻滞,提示 Ap 夺获心房后可存在房室、室内的传导变化和潜在的演变。未见自身 P 波,提示窦性心律间期<1 000 ms,不存在 II 度房室传导阻滞。

心电图诊断 起搏节律,AAI 起搏模式呈 AOO 工作状态,心房夺获良好,未见自身 P 波,I 度房室传导阻滞。

案例 2 起搏呈 AOO 工作状态,起搏夺获良好伴心室自身下传呈完全性右束支传导阻滞,未见自身 P 波(图 4-2)。

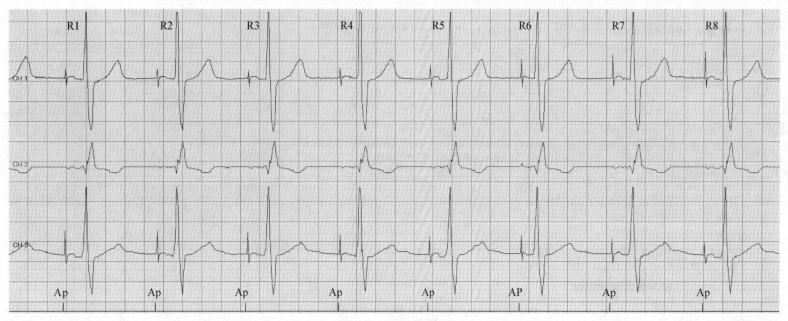

图 4-2 案例 2 心电图

心电图特征 起搏呈单脉冲,所有的 Ap 后均紧随 P 波,P 波呈双峰间期 0.16 s,Ap-Ap 间期 1 000 ms。心室均为自身下传,Ap-R 间期 180 ms,QRS 波群呈完全性右束支传导阻滞,宽度 140 ms。未见自身 P 波。

分析和讨论 起搏脉冲 Ap 后夺获心房除极,提示起搏呈 AAI 起搏模式,起搏间期 1 000 ms。Ap 夺获了心房除极,P 波呈双峰且间期 0.16 s;除引起心房除极不同步,其后的心电图变化均为自身房室传导和心室激动所致。房室传导正常,心室呈完全性右束支传导阻滞。由于未见自身的心房激动 P 波,无从判断起搏器的心房感知功能状况。因此,现时的 AAI 起搏呈 AOO 工作状态。Ap 夺获心房的 P 波形态与电极导线植入部位密切相关(参见本书第二章)。需注意,有时夺获的 P 波还可与自身 P 波产生各种不同的融合以及一些可影响 P' 波显示的因素,致使 P 波形态变化,从而影响对 Ap 是否夺获心房的判断。心室呈完全性右束支传导阻滞,提示 Ap 夺获心房后可存在房室、室内的传导变化和潜在的演变。未见自身 P 波,提示窦性心律间期<1 000 ms。

心电图诊断 起搏节律,AAI 起搏呈 AOO 工作状态,起搏夺获功能良好,心室呈完全性右束支传导阻滞,未见自身 P 波。

案例3 AAIR起搏,起搏夺获良好伴心室自身下传,未见自身P波(图4-3)。

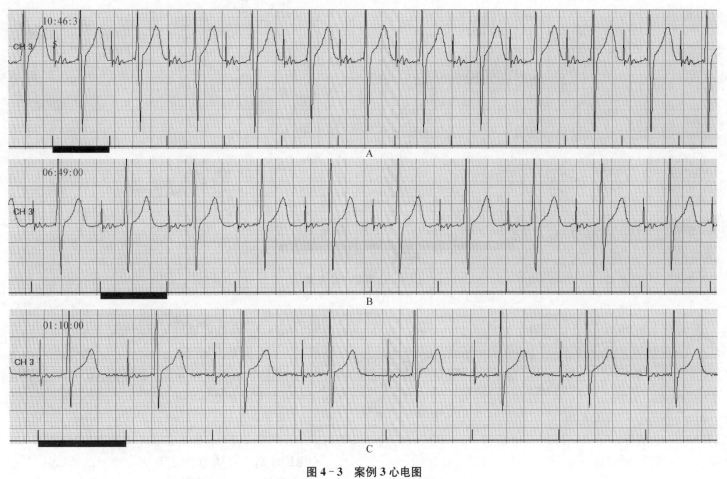

图4-3 案例3心电图

━━━━━━:驱动起搏间期

心电图特征 图4-3A、B、C为同次不同时间记录的动态心电图。起搏呈单脉冲,Ap-Ap间期不等:图A中Ap-Ap间期平均约620 ms、图B中Ap-Ap间期平均约740 ms、图C中Ap-Ap间期平均约1 000 ms。所有的Ap后均紧随心房激动P波,P波呈双峰间期0.16 s。心室均为自身下传呈窄QRS波群,Ap-R间期240 ms。未见自身P波。

分析和讨论 起搏脉冲Ap夺获心房激动波,提示起搏呈AAI工作模式。起搏间期不等:慢至1 000 ms,快至620 ms呈动态变化,符合频率应答型心房按需起搏器工作方式特征。起搏频率间期可随活动量变化而变化,满足生理需求。起搏频率受下限、上限频率限值,设置时应尽可能与患者最大活动时的生理需求相一致。

心电图诊断 起搏节律,AAIR起搏模式呈AOOR工作状态,心房夺获功能良好呈Ⅰ度房室传导阻滞。

案例 4 提前心房激动,AAI 起搏模式,起搏夺获、感知功能良好(图 4-4)。

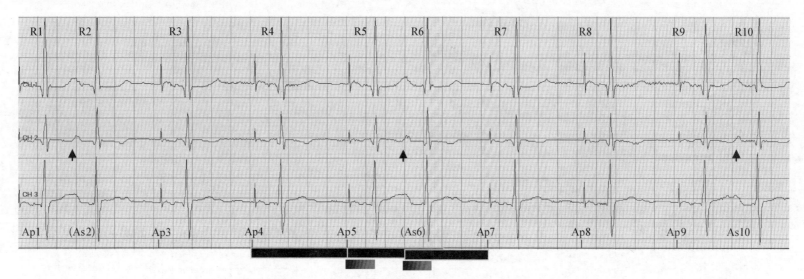

图 4-4 案例 4 心电图

▨▨▨:心房不应期,深色为绝对不应期;浅色为相对不应期

心电图特征 起搏呈单脉冲,Vp-Vp 间期 1 000 ms,P2-Ap3、P6-Ap7 间期 1 000 ms。Ap 后紧随 P 波。P2、P6、P10(箭头所示)提前,Ap-P 间期分别为 600 ms、560 ms、560 ms。心室均为自身下传呈窄 QRS 波群,P-R 及 Ap-R 间期 240 ms。

分析和讨论 Ap 后夺获心房除极 P 波,提示起搏呈 AAI 起搏模式,起搏间期、逸搏间期 1 000 ms。提前的 P 波,分别在 Ap 后的 560~600 ms。均被感知,抑制 Ap 的发放,重整起搏间期和感知不应期。如期发放 Ap,构成逸搏起搏(P2-Ap3、P6-Ap7)等于起搏间期。通常 P-Ap 间期≥Ap-Ap 间期,或因起搏器感知 P 波的部位不同,可使 P-Ap 略长于 Ap-Ap 间期,

或滞后功能开启。体表心电图无法测量心房感知不应期,仅根据心电图表现予以推测。本案例被感知的最短 Ap-P 间期<560 ms,推测不应期肯定小于 560 ms,具体数值可程控得知。起搏器 Ap 或 As 后设有感知不应期,设置的长短影响着 P 波被感知的时间窗口。AAI 起搏模式对自身心室激动波不感知,是判断单腔心房起搏器的标识。本案例所有的 QRS 波群均为自身下传且 A-R 间期 240 ms,提示存在 I 度房室传导阻滞。

心电图诊断 起搏节律呈 AAI 起搏工作模式,起搏夺获、感知功能良好,偶见心房激动,窦性心动过缓或静止,I 度房室传导阻滞。

案例 5　AAI 起搏，夺获、感知良好，偶见窦性激动，房性期前收缩伴差异传导(图 4 - 5)。

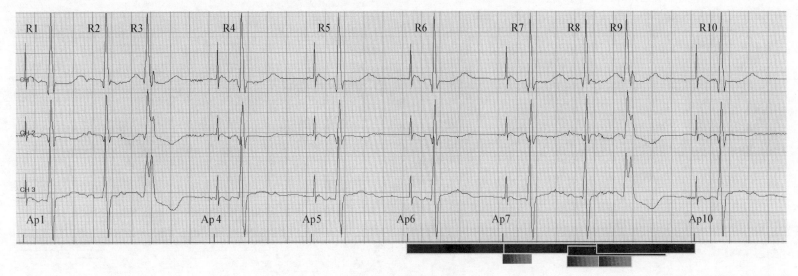

图 4 - 5　案例 5 心电图

　　心电图特征　起搏呈单脉冲，Ap 后均紧随 P 波，Ap - Ap 间期 1 000 ms，P3 - Ap4、P9 - Ap9 间期 1 000 ms。P3、P9 为提前的心房激动，自身下传心室呈宽 QRS 波，P - R 间期 280 ms，P2 - P3、P8 - P9 间期 340 ms，Ap1 - P2、Ap7 - P8 间期 840 ms。其余心室均为自身下传呈窄 QRS 波群，P - R 及 Ap - R 间期 200 ms。

　　分析和讨论　起搏脉冲 Ap 后夺获心房除极，提示起搏呈 AAI 起搏模式，起搏间期、逸搏间期 1 000 ms。P3、P9 提前为房性期前收缩，联律间期 280 ms、340 ms；因 P3 - Ap4、P9 - Ap9 间期等于起搏间期，提示 P3、P9 被感知，重整起搏间期和不应期，构成逸搏间期 P - Vp。体表心电图上无法得知

起搏器设置的心房不应期，但 P2 - P3 联律间期最短 280 ms 且被感知，可推测不应期应小于 280 ms。AAI 起搏模式时，Ap 夺获心房后，房室传导、束支传导及心室除极和复极的变化取决于自身的状况。因此，AAI 起搏可合并窦房传导阻滞以外的不同类型的传导阻滞及心室除极和复极的异常，也是单腔心房起搏的危险所在。本案例的房性期前收缩(P3、P9)导致了 P - R 干扰性的延长及 QRS 波群呈右束支传导阻滞型的差异传导。

　　心电图诊断　起搏节律呈 AAI 起搏工作模式，起搏夺获、感知功能良好，偶见窦性激动，窦性心动过缓或静止，房性期前收缩伴差异传导。

案例 6 AAI 起搏,夺获、感知良好,室性期前收缩不重整起搏间期(图 4 - 6)。

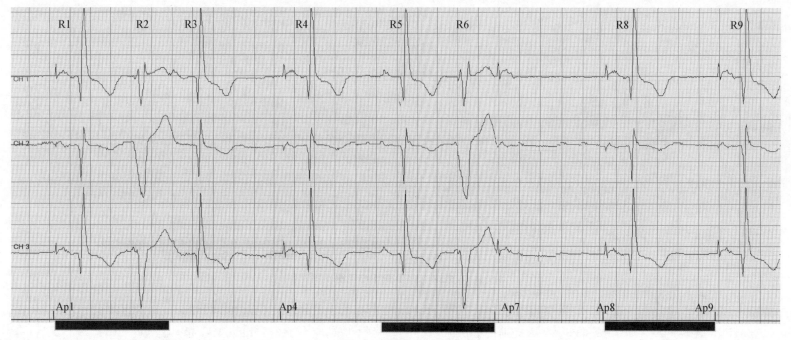

图 4 - 6　案例 6 心电图

心电图特征　起搏呈单脉冲,Ap 紧随 P 波,Ap - Ap、P3 - Ap4、P5 - Ap7 间期 960 ms。Ap1 - P3、P5 - Ap7 间期内,有提前的 R2、R6 呈宽大畸形,其余心室激动均自身下传呈窄 QRS 波。Ap7 后房室传导阻滞,P3 - R3 间期 240 ms,其余的 P - R 及 Ap - R 间期 200 ms。

分析和讨论　Ap 后夺获心房除极波,提示起搏呈 AAI 起搏模式,起搏间期、逸搏间期 960 ms。P5 - Ap7 间期内,有室性期前收缩(R6),但未重整 P5 后的起搏间期(P5 - Ap7 间期等于起搏间期),提示室性期前收缩 R6 未被感知。Ap7 如期发放,夺获心房后,因 R6 隐匿传导干扰,发生房室传导阻滞。同理,Ap1 - P3 间期内的室性期前收缩(R2)也未被感知。本案例 AAI

起搏中,室性期前收缩不被感知,证实该 AAI 起搏工作模式为单腔起搏器。若 DDD 起搏呈 AAI 工作状态时,在无特殊功能的情况下,起搏器对异位室性激动会重整起搏间期。单腔心房 AAI 起搏模式时,可合并窦房传导阻滞以外的不同类型的传导阻滞及心室除极和复极的异常。本案例可见 Ap7 夺获心房后,发生房室传导阻滞,是单腔心房起搏的潜在风险。DDD 起搏模式时,不会出现房室传导阻滞现象,除非有特殊功能开启(参见第五章双腔起搏、第八章减少右心室起搏特殊功能的心电图表现)。

心电图诊断　起搏节律呈 AAI 起搏工作模式,起搏夺获、感知功能良好,偶见窦性激动,室性期前收缩隐匿传导伴干扰性房室传导阻滞。

案例 7 AAI 起搏,起搏夺获、感知功能良好,Ⅰ度、Ⅱ度房室传导阻滞(图 4-7)。

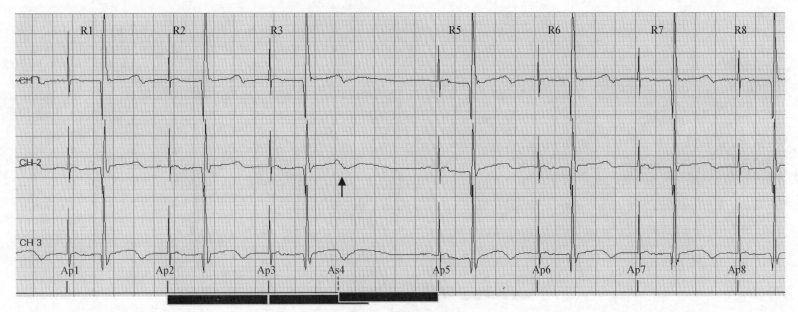

图 4-7 案例 7 心电图

心电图特征 起搏呈单脉冲,所有的 Ap 紧随 P 波,Ap-Ap 间期 1 000 ms,P4-Ap5 间期 1 000 ms。自身 P4 波(箭头所示)提前且落在 R3 的 T 波末,未下传至心室。心室均为自身下传呈窄 QRS 波群,Ap-R 间期 320 ms。

分析和讨论 Ap 后夺获心房除极波,提示起搏呈 AAI 起搏模式,起搏间期、逸搏间期 1 000 ms。自身 P4 提前(箭头所示)落在 Ap3 启动的起搏间期内,发生房室传导阻滞。P4-Ap5 间期等于起搏间期,构成逸搏间期,提示 P4 被感知,重整了起搏间期,起搏器感知良好。P4 的房室传导阻滞,或为自身存在Ⅱ度房室传导阻滞,或因 R3 隐匿传导的干扰所致。所有的 QRS 波群均为 Ap 夺获心房后自身下传心室所致,Ap-R 间期显著延长 320 ms。本案例可见,单 AAI 起搏工作模式时,存在Ⅰ度、Ⅱ度的房室传导阻滞的潜在风险。

心电图诊断 起搏节律呈 AAI 起搏工作模式,起搏夺获、感知功能良好,Ⅰ度、Ⅱ度房室传导阻滞。

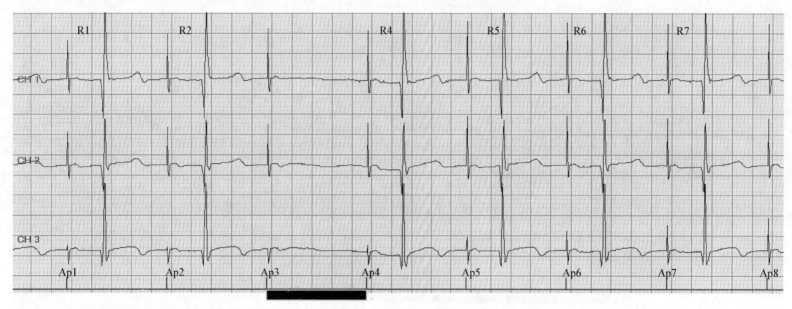

图 4-8　案例 8 心电图

　　心电图特征　起搏呈单脉冲，Ap 后紧随 P 波，Ap-Ap 间期 1 000 ms。Ap3 后无心室下传的 QRS 波群。心室均为自身下传呈窄 QRS 波群，Ap-R 间期 320 ms。未见自身 P 波。

　　分析和讨论　Ap 后夺获心房除极波，提示起搏呈 AAI 起搏模式，起搏间期 1 000 ms。Ap3 夺获心房后，未见 QRS 波群，房室传导阻滞。心室均能自身下传至心室，Ap-R 间期 320 ms。提示窦房结障碍外，尚存在Ⅰ度、Ⅱ度房室传导阻滞。再次揭示单 AAI 起搏存在房室传导阻滞的潜在风险。因

此，选择单腔心房起搏器时，应慎之又慎。必须满足：① 体表心电图无房室传导阻滞或束支传导阻滞；② 房室传导的文氏点≥130 次/min；③ 腔内心电图的 AH 间期、HV 间期正常，无 H 波分裂；避免心房应激性差及心房静止以及不能控制的快速的房性心动过速事件等。

　　心电图诊断　起搏节律，AAI 起搏呈 AOO 工作状态，夺获功能良好，未见自身 P 波，Ⅰ度及Ⅱ度房室传导阻滞。

案例9 AAI起搏,感知时呈不良伴心房假性融合(图4-9)。

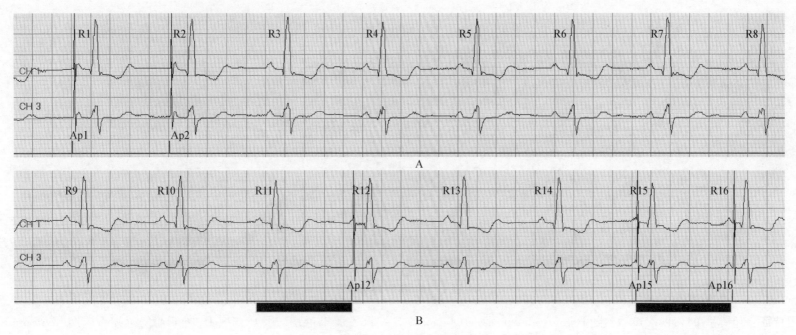

图4-9 案例9心电图

心电图特征 连续心电图记录。起搏呈单脉冲,Ap后紧随P波,Ap-Ap、P11-Ap12、P14-Ap15间期1 000 ms。Ap12,Ap15落入P12、P15之中,Ap16落入P16的终末部。所有心室自身下传呈窄QRS波群。P-R间期160 ms,Ap12-R12、Ap15-R15、Ap16-R16间期分别为130 ms、100 ms、80 ms。P3-P11,R13-P14,P-P间期略不等,920~1 000 ms。

分析和讨论 Ap后夺获心房除极波,提示起搏呈AAI起搏模式,起搏间期、逸搏间期1 000 ms。如期发放的Ap12、Ap15脉冲落在P12和P15波之中,构成心房假性P波融合。如期发放的Ap16明显落在P16波终末部,

提示起搏器未感知且Ap16失夺获。可能因P12、P15、P16的心房激动延迟,未被起搏器及时感知(无资料显示起搏器感知心房激动的最大延迟时间)或感知不良,致使Ap16如期发放呈功能性(假性失夺获)。Ap发放处于心房肌的可激动期而未夺获心房,为真性失夺获;Ap发放处于心房肌的不应期而失夺获心房除极,则为功能性失夺获。

心电图诊断 窦性心律,起搏呈AAI工作模式,起搏夺获良好时呈功能性失夺获,感知功能不良。

案例 10　AAI 起搏,感知功能良好,起搏夺获不良时呈功能性感知不良(图 4 - 10)。

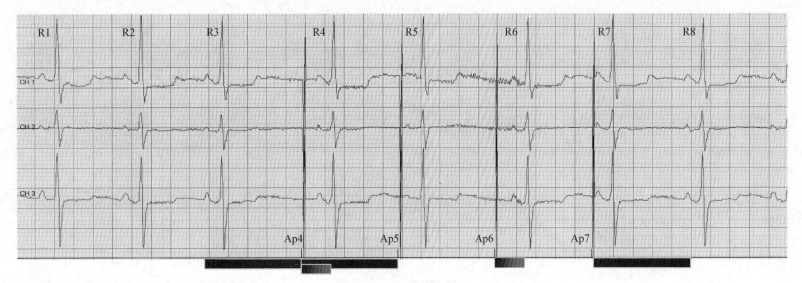

图 4 - 10　案例 10 心电图

　　心电图特征　起搏呈单脉冲,Ap7 后紧随 P 波,Ap - Ap 间期 1 000 ms,P3 - Ap4 间期 1 000 ms。Ap4~Ap6 后均有自身 P 波,Ap4 - P4、Ap5 - P5、Ap6 - P6 间期分别为 140 ms、40 ms、150 ms。心室均为自身下传呈窄 QRS 波群,P - R 间期为 160 ms。窦性心律 P - P 间期不等,其中 P3 - P4、P5 - P6 间期分别为 1 200 ms、1 080 ms,其余 P - P 间期平均 880 ms。

　　分析和讨论　起搏间期、逸搏间期 1 000 ms。P3 - Ap4 间期等于起搏间期且 Ap5、Ap7 紧随 P 波,提示起搏呈 AAI 工作模式。Ap4、Ap6 远离其后的 P 波,间距分别为 140 ms、150 ms,且 Ap 远脱离心房肌不应期提示 Ap4、

Ap6 失夺获心房。因 P4、P5、P6 处于心房感知不应期,不被感知,未重整起搏间期,Ap4~Ap6 间的 Ap - Ap 起搏间期不变,心室自身下传。Ap 与夺获的心房 P 波可有一定距离,一般认为应<40 ms,但无同一的量化标准。如本案例为 VVI 起搏模式,则 R - Ap 间期应等于起搏间期,除非 R 波全部落入不应期呈心室功能性感知不良,显然 R4、R6 已脱离不应期且 R3 - Ap 间期小于起搏间期,不支持单腔的 VVI 起搏。

　　心电图诊断　窦性心律,起搏呈 AAI 工作模式,感知功能良好时呈功能性感知不良,起搏夺获不良。

案例 11 AAI 起搏、夺获、感知良好、噪声过感知致长起搏间期(图 4-11)。

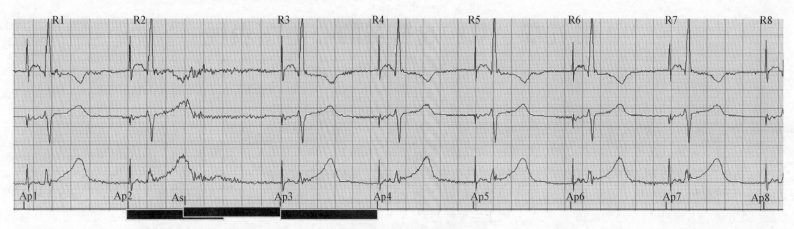

图 4-11 案例 11 心电图

心电图特征 起搏呈单脉冲,所有的 Ap 后均紧随 P 波,除 Ap2-Ap3 间期 1 460 ms,其余的 Ap-Ap 间期均为 1 280 ms。所有 QRS 波群均为自身下传,P-R 间期 160 ms。Ap2-Ap3 间可见明显的噪声,未见自身 P 波。

分析和讨论 Ap 后夺获心房除极,提示起搏呈 AAI 起搏模式,起搏间期、逸搏间期等于 1 280 ms。Ap2-Ap3 间期 1 460 ms 显著大于起搏间期。Ap3 前推 1 280 ms 处,可见明显的噪声即 As-Ap3 间期等于起搏间期。提示起搏器过感知此噪声,重整起搏间期,致使 Ap2-Ap3 间期等于 1 460 ms。起搏器可在不应期外,过感知噪声而重整起搏间期。注意,当植入的心房导线电极近三尖瓣时,也可能误感知远场的心室激动而重整起搏间期。本案例未见自身 P 波,起搏间期 1 200 ms,提示窦性心律 50 次/min。

心电图诊断 起搏节律呈 AAI 工作模式,起搏夺获、感知功能良好,噪声过感知。

47

第五章　双腔起搏器的心电图表现

双腔起搏器具有两个脉冲发生器,通常具有两根导线电极分别植入心房和心室,两个脉冲发生器既可独立又可相互协调工作。常用的双腔起搏器多为按需型或频率应答按需型(DDD/DDDR)。除心房和心室同时具有起搏、感知功能外,其相互间还有触发和抑制双重性反应的生理性功能。根据自身心律不同的情况,DDD起搏模式可呈不同的起搏工作状态,属于生理性起搏(或称房室全能型起搏)。临床上,早期可见单根导线电极的双腔起搏器(VDD),除了无心房起搏外,其余与DDD相似。由于心房和心室起搏的相互协调,显然双腔起搏器相对于单腔的AAI和VVI工作模式来说,起搏心电图复杂,且呈多样化。DDD起搏器为以后的现代化起搏功能奠定了必备的硬件基础。双腔起搏夺获既可改变心房激动,又可改变心室的激动以及传导引起一系列的心电图变化,心电图表现较为复杂。因此,通过心电图的分析可判断起搏器工作状态和心脏电活动的变化。

一、双腔起搏器的计时间期

(一) 起搏器时间间期(图 5-1)

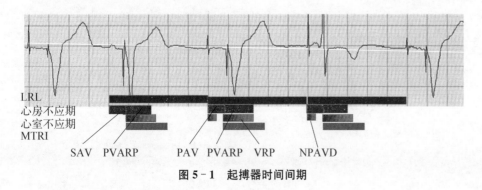

LRL
心房不应期
心室不应期
MTRI

SAV　PVARP　　PAV　PVARP　VRP　　NPAVD

图 5-1　起搏器时间间期

1. **起搏下限间期**　可有心房和心室两种不同通道的起搏器时间间期的计时方法。两者在心电图表现上会有一些差异,但并无多大临床意义且两者相互协调。

(1) 心房通道计时:A-A不变,即As-Ap=Ap-Ap间期固定不变,Ap-Vs工作模式时,Vp-Vp会有不等。在无特殊功能的情况下,Vs(异位)-Ap等于Ap-Ap间期。

(2) 心室通道计时:V-V不变,即Vs-Ap=Vp-Ap间期固定不变,Ap-Vs工作模式时,Ap-Ap会有不等。在无特殊功能的情况下,Vs(异位)-Ap等于Vp-Ap间期。

(3) 心房改良通道计时:A-A不变,即As-Ap=Ap-Ap间期固定不变。在无特殊功能的情况下,Vs(异位)-Ap等于Ap-Ap间期。

(4) 心房逸搏间期(或室房间期)(atrial escape interval,AEI):(Vp/Vs)-Ap间期。

(5) 逸搏间期:As-Ap或Vs-Vp间期。通常逸搏间期≥起搏间期:① 自身激动传至电极时间的延后影响起搏器感知。② 滞后功能的开启。

(6) 滞后:逸搏间期(起搏间期+滞后值,可控)≥起搏间期。

2. **上限频率间期**(upper rate interval,URI)　连续两个Vp的最短间期(最快频率)。通常设置120~130次/min。

(二) 心房、心室不应期

1. **AV间期**(atrioventricular interval,AVI)　由As/Ap启动Vp发放的时间限值(可控):① 感知房室间期(sense atrio-ventricular delay,SAV):As-Vp间期;② 起搏房室间期(pace atrio-ventricular delay,PAV):Ap-Vp间期。通常SAV < PAV(默认20~40 ms)。AV间期又称生理性AV间期,是房室同步起搏的保证。

2. 心房感知不应期　在心房通道形成：① 心房空白期：由 As/Ap 触发等于 AVI；② 心室后不应期（post-ventricular atrial refractory period，PVARP）：由 Vs/Vp 触发；③ 总心房感知不应期（total atrial refractory period，TARP）＝AVI＋PVARP。屏蔽心房通道的感知。

3. 心室感知不应期　在心室通道形成：① 心室后心房空白期（post-atrial ventricular blanking，PAVB）：由 Ap 触发，防止心室通道感知 Ap 夺获心房的除极波［心室不应期各厂家起搏器不同（12～52 ms）］，通常约30 ms；② 心室非生理期（non-physiological AV delay，NPAVD）：110 ms（含PAVB）。在 PAVB 后的期间内，若有 Vs 事件，则触发安全心室起搏 Vps（通常 Ap－Vps 间期 110 ms）（As 后无安全心室起搏 Vs）；③ 心室不应期（ventricular refractory period，VRP）：Vs/Vp 触发的心室不应期，通常约300 ms。心室不应期分两部分：前部分心室绝对不应期（心室空白期），屏蔽任何感知；后部分心室相对不应期，间期若有 Vs 则重整心室不应期，但不重整起搏间期，形成噪声反转功能。④ 心室感知期（ventricular sense period）：继心室非生理期至 AVI 末，其间若有 Vs 抑制 Vp 的发放。

（三）三个特殊功能

1. 心室安全起搏　是指 Ap 发放触发 PAV 的心室非生理期内，有 Vs 后，发放 Vp 且 Ap－Vp 间期 110 ms。是双腔器内设的一个保证心室起搏的措施。

2. 噪声反转　起搏器连续在相对不应期内有感知，重整不应期，但不会重整起搏低限间期，起搏器继续以起搏间期或传感器驱动的频率进行起搏。

3. 心室上限频率退化　在 As－Vp（VAT 起搏工作状态）：As 频率超过上限时，跟踪的 Vp 发生变化：① 起搏文氏现象；② 起搏 2：1 现象。

计算方法如下：

（1）TARP（＝AVI＋PVARP）。

（2）上限频率间期。

（3）计算：临界频率＝60 000/TARP。

（4）判断。

1）符合 TARP＜上限频率间期，到达心室上限频率时，出现起搏文氏现象；继续增至临界频率时，出现起搏 2：1 现象。

2）符合 TARP＞上限频率间期，到达心室上限频率时，出现起搏 2：1现象；继续增至临界频率时，出现起搏文氏现象。

二、双腔起搏器的心电图特征

1. DDD 起搏模式的心电图特征　起搏具有不同的工作状态，可呈DOO、VAT、AVI、ODO 工作状态且各自相互转换。① 当 As－As 间期大于起搏间期时，发放 Ap 且触发 PAV 间期，As－Vs 间期大于 PAV 间期发放Vp，起搏呈 DOO 工作状态；② 小于 PAV 间期，心室自身下传并抑制 Vp 发放，起搏呈 AVI 工作状态；③ 当 As－As 间期小于起搏间期抑制 Ap 发放且触发 SAV 间期，As－Vs 大于 SAV 间期发放 Vp，起搏呈 VAT 工作状态；④ As－Vs 小于 SAV 间期抑制 Vp 发放，起搏呈 ODO 工作状态。

2. VDD 起搏工作模式的心电图特征　无心房起搏功能。起搏具有不同的工作状态，可呈 VAT、ODO、VVI 工作状态且各自相互转换。以 Vp－Vp为起搏下限起搏间期。① 当 As－As 间期小于起搏间期＋SAV 间期，起搏呈 VAT 工作状态；② As－Vs 小于 SAV 间期抑制 Vp 发放，起搏呈 ODO 工作状态；③ 当 As－As 间期大于起搏间期＋SAV 间期，起搏呈 VVI 工作状态。

3. DDI 起搏工作模式的心电图特征　无心房跟踪起搏功能。起搏具有不同的工作状态，可呈 DOO、VVI、ODO 工作状态且各自相互转换。① 当As－As 间期大于起搏间期发放 Ap，Vs－Vs 间期大于起搏间期发放 Vp，起搏呈 DOO；② 当 As－As 间期小于起搏间期抑制 Ap 发放，Vs－Vs 间期大于起搏间期发放 Vp，起搏呈 VVI 工作状态；③ Vs－Vs 间期小于起搏间期抑制 Vp 发放，起搏呈 ODO 工作状态。

4. DVI 起搏工作模式的心电图特征　无心房感知功能即无心房跟踪起搏功能。起搏具有不同的工作状态，可呈 DOO、VVI、ODO 工作状态且各自相互转换。① 当 R－R（Vs－Vs）间期大于室房间期，发放 Ap 且重整起搏间期，Ap 与 P 波无关；Ap 后无 Vs，发放 Vp，起搏呈 DOO；② 有 Vs，抑制 Vp发放，起搏呈 AVI；③ R－R 间期小于室房间期，抑制 Ap 发放且重整起搏间期，Ap 后有 Vs，抑制 Vp 发放，起搏呈 ODO 工作状态。

三、双腔起搏心电图案例分析

案例1 DDD 起搏呈 DOO 工作状态，夺获良好，未见自身 P 波、QRS 波群（图 5-2）。

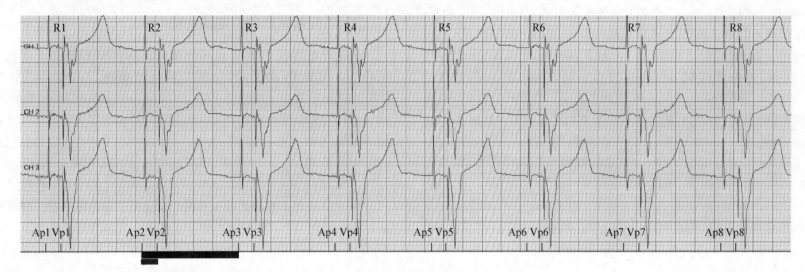

图 5-2 案例 1 心电图

▬: PAV 间期

心电图特征 起搏呈双脉冲，所有的 Ap 后均紧随 P 波，所有的 Vp 后均紧随宽大畸形的 QRS 波，Ap-Ap 间期 1 000 ms，Ap-Vp 间期 160 ms。未见自身心搏。

分析和讨论 Ap、Vp 后均分别紧随心房、心室除极波，提示双腔起搏且起搏夺获良好，起搏间期 1 000 ms，PAV 间期 160 ms。未见自身心房和心室激动波，在起搏下限间期发放 Ap，重整起搏下限起搏间期及不应期，并且触发 PAV 间期。在 PAV 期间内，无有 Vs，在 PAV 间期末，如期发放 Vp，构成典型的房室顺序起搏（Ap-Vp）呈 DOO 工作状态。如期发放的 Ap 夺获心房后，可经自身房室路径传至心室，也可通过起搏器的房室传导通道下传。本案例，由于持续的自身的 P-P 间期大于起搏器下限间期，如期发放 Ap；且 Ap-R 间期有大于 PAV 间期，如期发放 Vp。现时的 DDD 起搏呈 DOO 工作状态。由于未见自身心房和心室激动波，无从判断心房和心室感知功能。

心电图诊断 起搏节律，DDD 起搏呈 DOO 工作状态，起搏夺获良好，未见自身 P 波和 QRS 波。

案例2 DDDR 起搏呈 DOOR 工作状态,夺获良好,未见自身 P 波、QRS 波(图 5-3)。

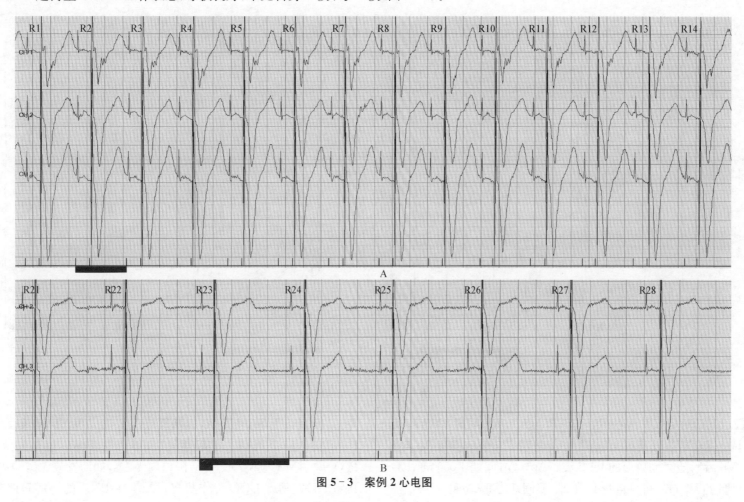

图 5-3 案例 2 心电图

心电图特征 图 5-3A、B 为同次不同时间的动态心电图记录。起搏呈双脉冲,所有的 Ap 后均紧随 P 波,所有的 Vp 后均紧随宽大畸形的 QRS 波。图 5-3A 中的 Ap-Ap 间期 580 ms,图 5-3B 中的 Ap-Ap 间期 1 000 ms;Ap-Vp 间期 160 ms。未见自身心搏。

分析和讨论 Ap、Vp 后均分别紧随心房、心室除极波,提示双腔起搏且起搏夺获良好呈 DDD 起搏模式。起搏下限间期 1 000 ms,起搏间期 580 ms,PAV 间期 160 ms。未见自身心房和心室激动波,DDD 起搏呈典型

的 DOO 工作状态。与本章案例 1 所不同的是,起搏间期不等呈动态变化。慢至期 1 000 ms,快至 580 ms。起搏频率间期随活动量变化而变化,满足生理需求,符合频率应答型双腔按需起搏器的工作特征。起搏间期的下限、上限均受限于可控设置。通常起搏上限频率(120~130 次/min,可控)。设置时,应尽可能与患者最大活动时的生理需求一致。

心电图诊断 起搏节律,DDDR 起搏呈 DOOR 工作状态,起搏夺获良好,未见自身心房和心室激动波。

案例 3　DDD 起搏呈 VAT、DOO 工作状态,夺获、心房感知良好,未见自身 QRS 波群(图 5 - 4)。

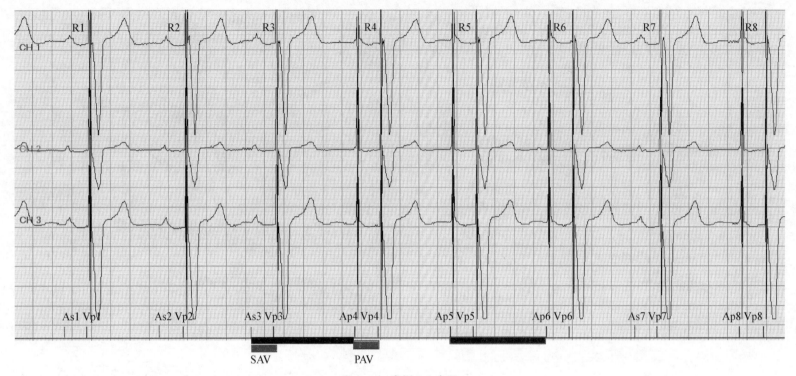

图 5 - 4　案例 3 心电图

心电图特征　起搏时呈双单脉冲(R4～R6、R8),Ap－Vp 间期 220 ms。起搏时呈单脉冲(R1～R3、R7),其前有 P 波,P－Vp 间期 220 ms。所有 Ap 均落在 P 波上,所有 Vp 后紧随宽大畸形的 QRS 波。Ap－Ap 间期 1 000 ms,P3－Ap4、P7－Ap8 间期 1 040 ms。可见自身 P 波,P－P 间期为 960 ms。

分析和讨论　Ap、Vp 后分别紧随心房和心室除极波,提示双腔起搏且起搏夺获良好呈 DDD 起搏模式,起搏下限、逸搏下限间期 1 000 ms;PAV、SAV 间期 220 ms。R1～R3、R7 其 P－P 或 Ap－P 间期小于 Ap－Ap 间期且被感知,抑制 Ap 发放,并且触发 SAV 间期和重整起搏间期、不应期;并因

P－R 间期长于 SAV 间期,如期发放 Vp,构成 VAT 起搏状态。R4～R8 的 P－P 或 Ap－P 间期大于起搏间期,如期发放 Ap,重整起搏间期并且触发 PAV 间期和不应期;在 PAV 限值内无 Vs,如期发放 Vp,构成了 Ap－Vp 的房室顺序起搏即 DOO 工作状态。Ap4 在 P3 后的逸搏间期末如期发放,与 P4 呈假性融合。本案例的心电图,因 P－P 间期的变化及 P－R 或 Ap－R 间期关系,DDD 起搏模式时呈 VAT、DOO 工作状态。

心电图诊断　DDD 起搏时呈 VAT、DOO 工作状态,起搏夺获良好,心房感知功能良好,窦性心律,Ⅰ度房室传导阻滞,未见自身 QRS 波。

案例4 DDD起搏呈DOO、AVI工作状态,起搏夺获良好、心室感知功能良好,未见自身P波(图5-5)。

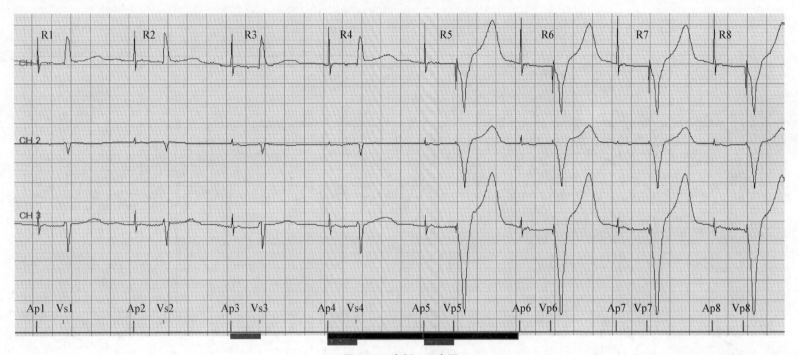

图5-5 案例4心电图

心电图特征 起搏时呈双脉冲(R5～R8),Ap-Vp间期320 ms。起搏时呈单脉冲(R1～R4),心室自身下传,Ap-R间期280 ms。Ap-Ap间期1 000 ms。所有的Ap后均紧随心房除极P波,所有的Vp后均紧随心室除极QRS波。未见自身P波。

分析和讨论 Ap、Vp后分别紧随心房、心室除极波,提示双腔起搏且起搏夺获良好。起搏间期Ap-Ap间期1 000 ms,PAV间期320 ms。未见自身P波,起搏器在起搏间期下限,如期发放Ap呈起搏节律,提示自身P-P间期大于起搏下限间期。Ap重整起搏间期,且触发PAV间期和不应期。

因R1～R4的Ap-R间期短于PAV,且R波被感知,抑制Vp的发放,起搏呈AVI工作状态。R5～R8的Ap-R间期长于PAV间期,Vp如期发放,构成DOO起搏模式。本案例未见自身P波或因P-P间期长于起搏下限间期呈起搏节律,Ap夺获心房后,自身心室下传发生传导阻滞或显著延长,起搏时呈AVI、DOO工作状态。

心电图诊断 DDD起搏时呈AAI、DOO工作状态,起搏夺获良好、心室感知功能良好,未见自身P波,房室传导阻滞。

案例5 DDD起搏呈DOO、ODO工作状态,呈"二联律"现象,夺获、感知良好(图5-6)。

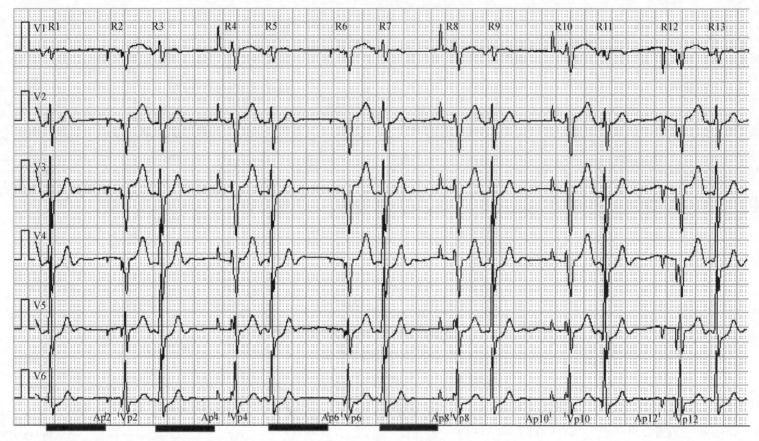

图5-6 案例5心电图

心电图特征 起搏时呈双脉冲(R2、R4、R6、R8、R10、R12),Ap-Vp间期220 ms。心室自身下传呈窄QRS波(R3、R5、R7、R9、R11、R13),其前有RP波,P-R间期160 ms。P1-Ap2、P3-Ap4、P5-Ap6、P7-Ap8、P9-Ap10、P11-Ap12间期均为1 000 ms。所有的Ap后紧随P波;所有Vp后均紧随宽大畸形的QRS波。

分析和讨论 Ap、Vp且分别紧随心房、心室除极波,提示双腔起搏且心房和心室夺获功能良好;起搏逸搏下限间期1 000 ms,PAV间期220 ms。每次DOO起搏后(如R2)后均出现有自身心搏(如R3),且P_n-Ap_{n+1}间期等于起搏间期。自身P波感知后抑制Ap发放且重整逸搏间期并触发SAV间期和不应期,且在SAV间期感知自身下传心室的RP波,抑制Vp发放,起搏呈ODO工作状态,形成自身心搏。因提前出现貌似房性期前收缩。在其后的逸搏间期内未有心房和心室感知,如期发放Ap、Vp呈DOO起搏状态,重复出现上述过程,构成了起搏夺获-自身心搏的"二联律"现象。

心电图诊断 DDD起搏呈DOO、ODO工作状态,呈"二联律"现象,起搏夺获、感知功能良好。

案例6 窦性心律,室性期前收缩,DDD 起搏呈 DOO,VAT 工作状态,夺获、感知良好(图5-7)。

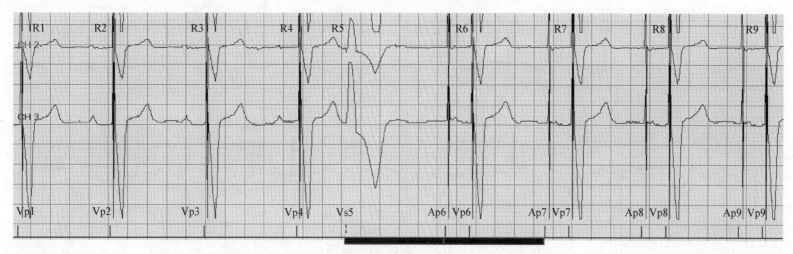

图5-7 案例6心电图

心电图特征 起搏时呈双脉冲(R6~R9),Ap-Vp 间期 220 ms,时呈单脉冲(R2~R4),其前有 P 波,P-Vp 间期 220 ms。所有 Ap 后均紧随 P 波,所有 Vp 后紧随宽大畸形的 QRS 波。Ap-Ap 间期 1 000 ms,R5-Ap6 间期 1 000 ms。R5 提前呈宽大畸形的 QRS 波。Vp4-R5 间期为 480 ms。P-P 间期为 920 ms。

分析和讨论 Ap、Vp 后分别紧随心房、心室除极波,提示双腔起搏且起搏夺获良好呈 DDD 起搏模式。起搏间期、逸搏起搏间期 1 000 ms,PAV、SAV 间期 220 ms。室性期前收缩 R5 提前,R5-Ap6 间期等于起搏间期,提示 R5 被感知且重整起搏间期和不应期。R5-Ap6 间期等于起搏间期,提示该起搏器以心房通道或改良方法起搏间期计时。在起搏器无特殊功能开启的情况下,室性期前收缩后的 R-Ap 间期是判断起搏器以心房通道还是心室通道计时的最佳时机。R-Ap 等于 Ap-Ap 间期为以心房通道或改良方法起搏间期计时;R-Ap 等于 Vp-Ap(AEI)间期则为心室通道计时。R2~R4 的 P-P 间期<起搏间期,均被感知,触发 SAV 间期及重整起搏间期不应期。在 SAV 限值内无心室感知,Vp 在 SAV 间期末如期发放,构成 VAT 起搏状态。R6~R9 的 P-P 间期大于起搏间期,且 Ap-R 间期大于 PAV 间期。Ap、Vp 如期发放,构成 DOO 起搏工作状态。本案例室性期前收缩 R5,提示了起搏器以心房通道或改良方法计时。

心电图诊断 DDD 时呈 VAT 及 DOO 工作状态,起搏夺获和感知功能良好,窦性心律,Ⅰ度房室传导阻滞,室性期前收缩。

案例 7　DDD 起搏,4 种起搏工作状态间的转换(图 5-8)。

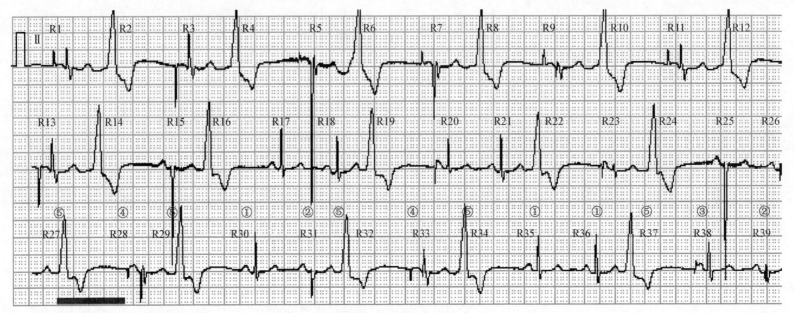

图 5-8　案例 7 心电图

心电图特征　Ⅱ 导联连续心电图记录。起搏时双脉冲(标注④)(R1、R5、R7、R9、R11、R23、R28、R33),Ap-Vp 间期 160 ms。起搏时单脉冲(标注③)(R3、R13、R20、R38),心室自身下传,Ap-R 间期 140 ms。起搏时单脉冲(标注②)(R15、R26、R31、R39),其前有 P 波,P-Vp 间期 160 ms。时而呈自身心搏(标注①),P-R 间期 160 ms。时而出现提前的宽大畸形 QRS 波(标注⑤)(R2、R4、R6、R8、R10、R12、R14、R16、R19、R22、R24、R27、R29、R32、R34、R37)。其前无 P 波,R-P(如 R14-P15)间期约 840 ms。

分析和讨论　Ap、Vp 且紧随心房、心室除极波,提示双腔起搏且起搏夺获良好呈 DDD 起搏模式,VAI 间期 960 ms,PAV、SAV 间期 160 ms。心电图的心搏出现 5 种表现状态。标注④为 DOO 工作状态,标注③为 AVI 工作状态,标注②为 VAT 工作状态,标注①为 ODO 工作状态,标注⑤为频发室性期前收缩。DDD 双腔起搏,在一定的条件下,起搏状态可自动转换,再加上自身心律失常的变化,使得起搏心电图变得复杂,眼花缭乱。但有规律可循(参见表 5-1)。标注④DOO 工作状态,因室性期前收缩(标注⑤)出现代偿间期后,在起搏下限间期内,未出现自身 P 波,则如期发放 Ap 触发 PAV 间期;在 PAV 间期无 Vs,如期发放 Vp,构成 DOO 工作状态。标注③Ap 如期发放触发 PAV 间期后,在 PAV 间期有 Vs,构成 AVI 工作状态。标注②因室性期前收缩标注⑤出现代偿间期后,在起搏下限间期内,出现自身 P 波,抑制 Ap 发放且触发 SAV 间期,在 SAV 间期无 Vs,如期发放 Vp,VAT 工作状态。标注①在 SAV 间期内 Vs,抑制 Vp 发放,构成了 ODO 工作状态。

心电图诊断　DDD 起搏,起搏夺获、感知功能良好,偶见窦性心搏,室性期前收缩时呈二/三联律。

表 5 - 1 DDD 起搏工作状态的转换

起搏工作状态	P - P 间期[(As/Ap)- As]与起搏间期[(As/Ap)- Ap]	P - R 间期[(As/Ap)- Vs]与起搏的 PAV/SAV 间期[(As/Ap)- Vp]	心 电 图 条 幅
Ap - Vp(DOO)	P - P 间期大于起搏间期	P - R 间期大于起搏的 PAV/SAV 间期	见④形态
Ap - Vs(AVI)	P - P 间期大于起搏间期	P - R 间期小于起搏的 PAV/SAV 间期	见③形态
As - Vp(VAT)	P - P 间期小于起搏间期	P - R 间期大于起搏的 PAV/SAV 间期	见②形态
As - Vs(ODO)	P - P 间期小于起搏间期	P - R 间期小于起搏的 PAV/SAV 间期	见①形态

案例 8 DDD 起搏,夺获、感知良好,室性期前收缩干扰 Vp 发放呈假性融合(图 5-9)。

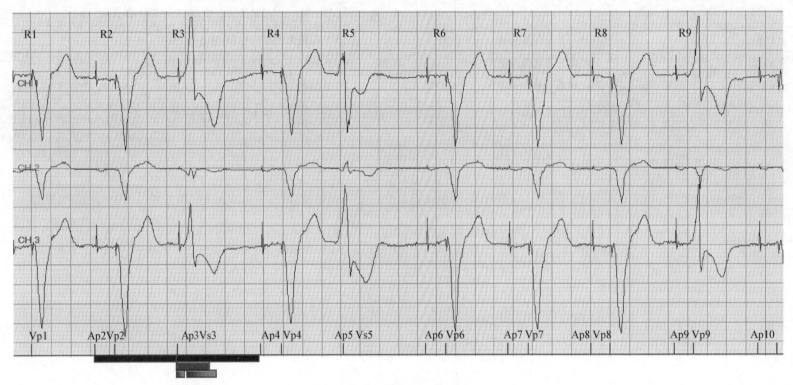

图 5-9 案例 8 心电图

心电图特征 起搏时呈双脉冲(R2、R4、R6~R10),Ap-Vp 间期 200 ms。起搏时呈单脉冲(R3、R5)。Ap 后紧随 P 波,Vp 后紧随宽大畸形的 QRS 波。Ap-Ap 间期 860 ms、R3、R5、R9 提前呈右束支传导阻滞型,其中 R3、R5 起始部分可见脉冲呈融合,其前无 P 波。未见自身 P 波。

分析和讨论 Ap、Vp 且紧随心房、心室除极波,提示双腔起搏且起搏夺获良好呈 DDD 起搏模式,起搏间期 860 ms,PAV 间期 200 ms。R3、R5 起始部分可见脉冲呈融合,其前无 P 波,疑似起搏夺获心室。但 Ap2-Ap3、Ap4-Ap5

均等于起搏间期,并且 QRS 波形态不同于其他 Vp 夺获心室的 QRS 波。提示该起搏为 Ap,心室期前收缩的 R3、R5 与如期发放 Ap,仅为巧合呈假性融合。Ap 触发 PAV 间期,并且重整起搏间期和不应期。因 R3、R5 落如 PAV 间期内、非生理不应期外,感知后抑制 Vp 的发放。室性期前收缩 R9 前有 Ap 如期发放,R9 落在 Ap9 触发的 PAV 间期末,与如期发放的 Vp9 呈假性融合。

心电图诊断 DDD 起搏呈 DOO、AVI 工作状态,起搏夺获(时呈假性融合)、感知功能良好,未见自身 P 波,室性期前收缩。

案例 9　DDD 起搏,成对室性期前收缩致假性感知不良,呈假性室性心动过速(图 5-10)。

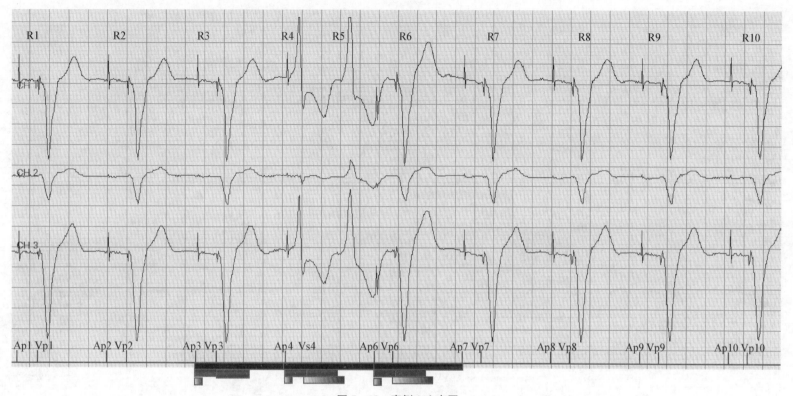

图 5-10　案例 9 心电图

心电图特征　起搏时呈双脉冲(R4、R5 之外的心搏),Ap-Vp 间期 200 ms。起搏时呈单脉冲(R4),Ap4-R4 间期 100 ms,R4-R5 间期 420 ms。Ap 后紧随 P 波,Ap-Ap 间期 940 ms,Vp 后紧随 QRS 波。未见自身 P 波,提前的 R4、R5 为自身心室激动呈右束支传导阻滞型。单脉冲。

分析和讨论　Ap、Vp 夺获心房、心室除极波,提示双腔起搏且起搏夺获良好呈 DDD 起搏模式,起搏间期 860 ms,PAV 间期 200 ms。R4 起始部分可见脉冲呈融合,其前无 P 波,疑似起搏夺获心室。但 Ap3-Ap4 等于起搏间期,并且 QRS 波形态不同于其他 Vp 夺获心室的 QRS 波。提示该起搏为 Ap,心室期前收缩的 R4 与如期发放 Ap,仅为巧合呈假性融合。Ap 触发 PAV 间期,并且重整起搏间期和不应期。因 R4 落入 PAV 间期内、非生理不应期外,感知后抑制 Vp 的发放。室性期前收缩 R5 再次落入 R4 后的重整的心室不应期,不被感知。Ap6 如期发放,Ap4-Ap6 间期等于起搏间期。之后,如期发放的 Vp6 夺获心室,构成 R4~R6 的假性室性心动过速。

心电图诊断　起搏节律,DDD 起搏呈 DOO 工作状态,起搏夺获良好,心室感知功能良好,未见自身 P 波,室性期前收缩致假性感知不良呈假性室性心动过速。

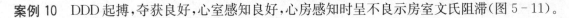

案例 10 DDD 起搏,夺获良好,心室感知良好,心房感知时呈不良示房室文氏阻滞(图 5-11)。

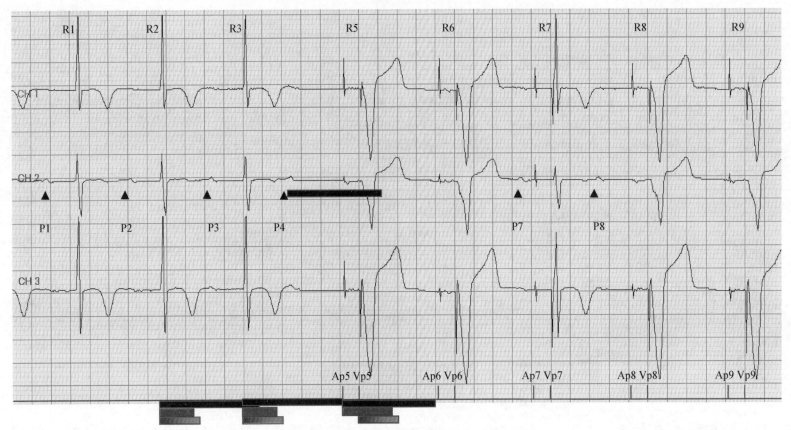

图 5-11 案例 10 心电图

心电图特征 起搏呈双脉冲(R5～R9),Ap-Vp 间期 160 ms,Ap-Ap 间期 1 000 ms。所有 Ap 后均紧随 P 波、Vp 后均均紧随 QRS 波。R3-Ap5 间期 1 000 ms。可见自身 P 波(箭头所示),P-P 间期 840 ms。心室自身下传呈窄 QRS 波群伴 T 波倒置,P-R 间期 320 ms。P4、P7、P8 未见下传的 QRS 波群。

分析和讨论 Ap、Vp 夺获心房、心室除极波,提示双腔起搏且起搏夺获良好呈 DDD 起搏模式,起搏间期 1 000 ms,PAV 间期 160 ms。Ap6-Ap7、Ap7-Ap8 间期等于起搏间期,其间有自身 P 波(箭头所示),提示 P7、P8 未被感知。P4 房室传导阻滞,且 P4-Ap5 间期小于起搏间期,未重整起搏间期,提示 P4 未被感知。R1～R3 起搏呈 ODO 工作状态,但 P-R 间期远大于 PAV 间期,且 R3-Ap5 间期等于起搏间期,提示感知 R 波后,重整起搏间期。因此,尽管 R1～R3 的 P 波未被感知,不触发 SAV 间期,心室可自身下传;因 R-R 间期小于起搏间期且被感知,抑制了 Ap、Vp 的发放且重整起搏间期。但 P 波未被感知,未触发 SAV 间期。通常 SAV 间期设置≤PAV 间期。R1～R3 呈自身心搏且 P-R 间期大于 PAV 间期。

心电图诊断 DDD 起搏呈 DOO 工作模式,起搏夺获良好(偶见心室假融合),心室感知功能良好,心房感知不良揭示Ⅰ度及Ⅱ度Ⅱ型房室传导阻滞。

案例 11 DDD 起搏,感知功能良好,心室起搏夺获良好,心房起搏夺获、感知时呈不良(图 5 - 12)。

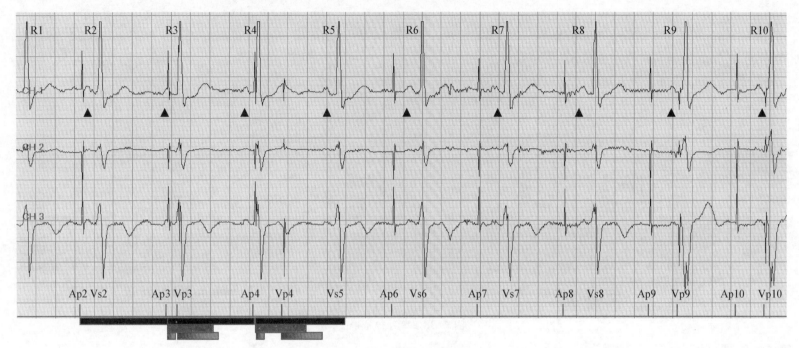

图 5 - 12　案例 11 心电图

心电图特征　起搏时呈双脉冲(R3、R4、R9、R10),Ap - Vp 间期 280 ms(其中 Ap3 - Vp3 间期 110 ms)。起搏时呈单脉冲(R2、R6~R8),心室自身下传,Ap - P、Ap - R 间期不等。Vp 后可见紧随宽大畸形的 R 波(Vp3、Vp4 分别落在 R3 顶部和 R4 的 T 波中)。Ap - Ap 间期为 880 ms,R - Ap、Vp - Ap 间期为 600 ms。可见自身 P 波(箭头所示),P - P 间期平均约 880 ms,心室自身下传,P - R 间期 160 ms。

分析和讨论　起搏呈 DDD 起搏模式,起搏间期 880 ms,VAI 间期 600 ms,PAV 间期 280 ms。R6~R10 的 Ap - Ap 间期等于起搏间期,其间有自身 P 波(箭头所示),Ap 与 P 间存在间距且不等,P 波与窦性形态相同,P 波未重整起搏间期,提示心房感知不良。Ap 未见夺获的 P 波,且脱离心房肌不应期,提示心房失夺获。Ap3 - Vp3 间期 110 ms 短于 PAV 间期;因 P3 感知不良,Ap3 如期发放且触发的 PAV 间期,在 PAV 的非生理期内感知

R3(由 P3 自身下传),起搏器在 Ap3 后 110 ms 处发放心室安全脉冲(Ap3 - Vp3 间期 110 ms),Vp3 呈假性融合。Ap4 如期发放后,与 R4 呈假性融合,Ap4 触发 PAV 间期,落入 PAV 的心室空白期,不被感知,致使 Vp4 在 PAV 间期末如期发放,自身下传的 R4 落在心室感知空白期,不被感知,Vp4 如期发放且落在 T 波上呈功能性失夺获心室。R5 呈自身心搏且 P5 - Ap6 间期小于起搏间期,P5 也未被感知;起搏感知 R5 后,重整起搏间期,R5 - Ap6 等于 Vp - Ap,提示为心室通道起搏间期计时。通常情况下,心室安全起搏脉冲并不发放。但遇心房感知不良、室性期前收缩或干扰时,Ap 发放后,在 PAV 间期的非生理期内有 Vs,则在 Ap 后 110 ms 处触发心室安全起搏。心室起搏脉冲仅在 Ap 发放后才能发生。本案例因心房感知不良而触发心室安全起搏。

心电图诊断　DDD 起搏是呈 AVI、DOO 工作状态,心室起搏夺获、感知功能良好,心房起搏失夺获、感知不良触发室性安全起搏。

案例 12 DDD 起搏,起搏夺获、心室感知良好,心房感知不良揭示房室传导阻滞(图 5 - 13)。

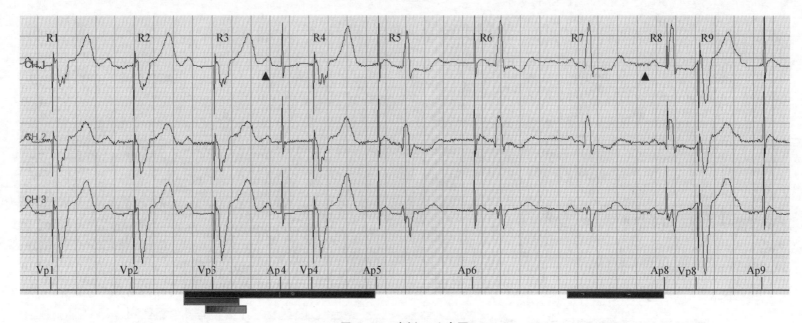

图 5 - 13　案例 12 心电图

心电图特征　起搏时呈双脉冲(R4、R8),Ap - Vp 间期 360 ms。起搏时呈单脉冲(R1~R3、R5~R6、R9),心室自身下传,P - Vp 间期 320 ms。R6 起搏呈单脉冲,Ap - R 间期 240 ms。Ap 后紧随 P 波、所有的 Vp 后均紧随宽大畸形的 QRS 波。Ap - Ap 间期 1 000 ms,P3 - Ap4、P7 - Ap8 间期等于 1 000 ms。Ap4、Ap8 前有 P 波(箭头所示),P - Vp 间期分别为 200 ms、160 ms。P - P(箭头所示)间期约 840 ms,心室自身下传呈右束支传导阻滞,P - R 间期 160 ms。

分析和讨论　Ap、Vp 夺获心房、心室除极波,提示双腔起搏且起搏夺获良好,呈 DDD 起搏模式,起搏间期 1 000 ms,SAV、PAV 间期分别为 320 ms、360 ms。Ap4、Ap8 前有 P 波且 P - Vp 间期小于 SAV 间期,提示 P4、P8 感知不良且揭示 Ⅱ 度房室传导阻滞。R1~R3 的 P - P 间期小于起搏间期且被感知,起搏呈 VAT 工作状态。Ap5、Ap6 夺获心房后,心室自身下传呈 AVI 起搏状态。R7 的 P - R 间期小于 SAV 间期,起搏呈 ODO 工作状态。

心电图诊断　起搏呈 DDD 工作模式,起搏夺获良好(心房起搏时呈功能性起搏不良),心室感知良好,间歇性心房感知不良揭示存在 Ⅱ 度或以上的房室传导阻滞。

案例 13 DDD 起搏,夺获、心室感知良好,心房感知不良触发心室安全起搏,揭示Ⅱ度Ⅰ型房室传导阻滞(图 5 - 14)。

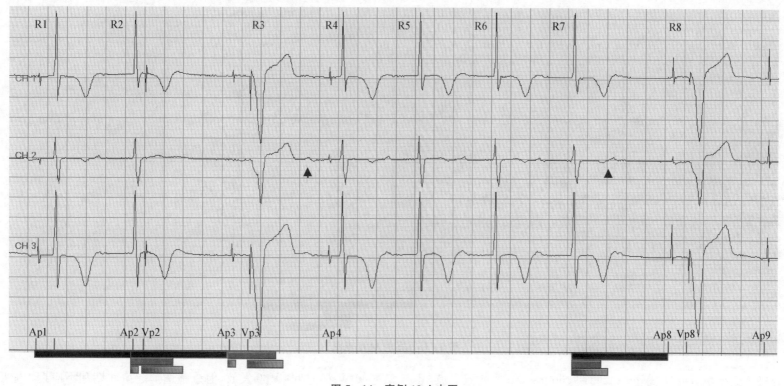

图 5 - 14 案例 13 心电图

心电图特征 起搏时呈双脉冲(R1、R2、R3、R8),Ap - Vp 间期 200 ms(其中 Ap2 - Vp2 间期 110 ms)。起搏时呈单脉冲(R4、R9)。Ap 后紧随 P 波、Vp 后紧随 QRS 波(其中,Vp1、Vp2 落在 R1 中和 R2 后)。Ap - Ap 期间 1 000 ms,R7 - Ap8 间期 1 000 ms。可见自身 P 波,P - P 间期 800 ms,心室自身下传呈窄 QRS 波群(R1~R2、R4~R7),P - R 间期 320 ms。其中 P8(图中箭头所示)后无 QRS 波。

分析和讨论 Ap、Vp 夺获心房心室除极波,提示双腔起搏呈 DDD 起搏模式;起搏间期 1 000 ms,PAV 间期 200 ms。自身的 P - R 间期远大于 PAV 间期(R4~R7);Ap4、Ap8 前有自身 P 波(P4、P8)且脱离心房感知不应期,Ap3 - Ap4、R7 - Ap8 间期等于起搏间期,提示心房感知不良。因 P2 未被感知,Ap2 如期发放,触发 PAV 间期,R2 在 PAV 内的非生理不应期内被感知,触发安全起搏 Vp2,R2 的 Ap2 - Vp2 间期 110 ms。因 Vp2 发生在心室肌不应期呈假性失夺获。R5 - R7 的 P 波虽未被感知,但其 R - R 间期<起搏间期且均被感知,抑制了 Vp 发放。R7 - Ap8 间期等于起搏间期,提示起搏器以改良心房通道计时。本案例因心房感知不良触发心室安全起搏;且揭示了Ⅱ度Ⅱ型的房室传导阻滞。

心电图诊断 窦性心律,DDD 起搏模式,起搏夺获、心室感知功能良好,心房感知不良触发室性安全起搏呈假性失夺获,Ⅰ度、Ⅱ度Ⅱ型房室传导阻滞。

案例 14 DDD 起搏,夺获、感知良好,噪声过感知及噪声转换致长起搏间期(图 5-15)。

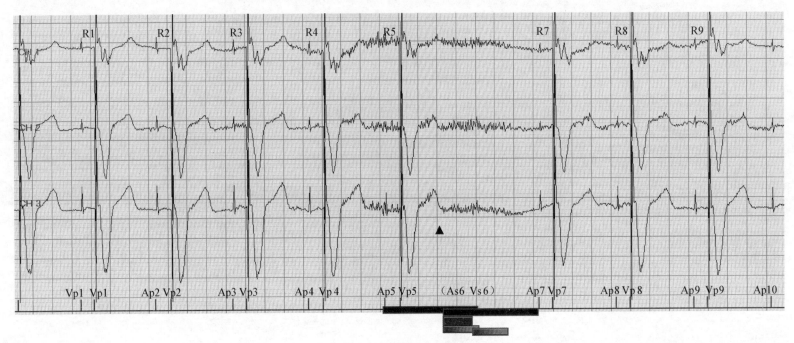

图 5-15 案例 14 心电图

心电图特征 起搏呈双脉冲,Ap-Vp 间期 160 ms,Ap 后紧随 P 波,Vp 后紧随宽大畸形的 QRS 波。Ap-Ap 间期 800 ms;其中 Ap5-Ap7 间期 1 600 ms,间期基线见显著噪声。未见自身 P 波。

分析和讨论 Ap、Vp 分别夺获随心房、心室除极波,提示双腔起搏且起搏夺获良好呈 DDD 起搏模式,起搏间期 800 ms,PAV 间期 160 ms。Ap5-Ap7 间期 1 600 ms 显著大于起搏下限间期 800 ms,其间可见显著的噪声,显然有噪声过感知。Ap7 前推 1 个起搏周期可见一簇噪声(箭头所示)被心室

感知(Vs6),抑制 Vp6 发放,但重整逸搏起搏间期和不应期。之后的噪声或许均落在绝对不应期;或落在相对不应期仅重整不应期,不重整 Vs6 的起搏间期,发生噪声转换。Ap7 如期发放,形成 Ap5-Ap7 的长间期,易造成起搏器功能的误判。

心电图诊断 DDD 起搏呈 DOO 工作状态,起搏夺获、感知良好,心房时呈噪声过感知触发噪声反转功能。

案例 15 DDD 起搏,起搏夺获、感知良好,噪声过感知(图5-16)。

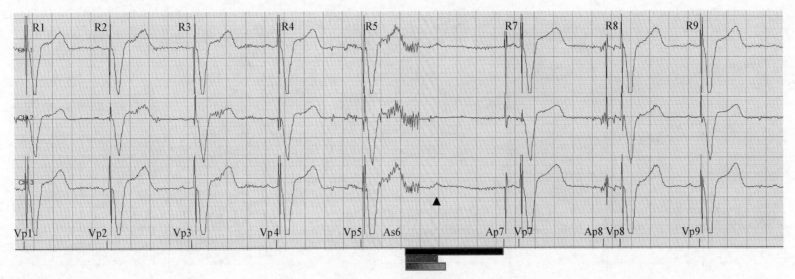

图5-16 案例15心电图

心电图特征 起搏时呈双脉冲(R7～R8),Ap-Vp间期160 ms,Ap7-Ap8间期1 000 ms。其余的起搏呈单脉冲,其前有P波,P-Vp间期140 ms。Ap后均紧随P波,Vp后均紧随宽大畸形的QRS波。P5-Ap7间期1 680 ms,其间基线噪声显著且有P7房室传导阻滞(箭头所示)。窦性心律,P-P间期约860 ms。

分析和讨论 Ap、Vp分别夺获心房、心室除极波,提示双腔起搏且起搏夺获良好呈DDD起搏模式,起搏间期1 000 ms,PAV间期160 ms,SAV间期140 ms。P7房室传导阻滞且P5-Ap7间期1 680 ms显著大于起搏间期

1 000 ms。其间可见显著的噪声,显然有噪声过感知。如期发放的Vp5重整起搏间期和不应期后,在起搏间期内、不应期外,过感知了Vs6。重整起搏间期和不应期;自身P7(箭头所示)落入绝对或相对不应期,不重整起搏间期;因自身房室传导,无下传的R波及被跟踪的Vp;Ap7如期发放,形成P5-Ap7间期长达1 680 ms,易误认为起搏器功能障碍。本案例因噪声过感知及自身P波的干扰性未被感知,显现了患者存在Ⅱ度或更高的房室传导阻滞。

心电图诊断 窦性心律,DDD起搏呈DOO、VAT工作状态,起搏夺获、感知良好时呈噪声过感知,Ⅱ度房室传导阻滞。

案例 16 DDD 起搏，起搏夺获、感知良好，噪声过感知触发心室安全起搏（图 5-17）。

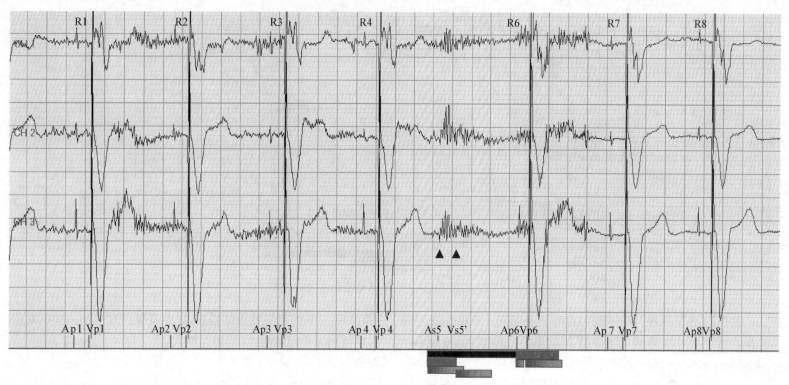

图 5-17 案例 16 心电图

心电图特征 起搏呈双脉冲，Ap-Vp 间期 160 ms，其中 Ap6-Vp6 间期 110 ms。Vp 后紧随宽大畸形的 QRS 波，Ap 后心房波不清。Ap-Ap 间期 1 000 ms，Ap4-Ap6 间期 1 600 ms，其间基线有显著噪声。未见自身 P 波。

分析和讨论 Ap、Vp 分别夺获心房和心室除极波，提示双腔起搏且起搏夺获良好呈 DDD 起搏模式，起搏间期 1 000 ms，PAV 间期 160 ms。Ap4-Ap5 间期 1 600 ms 显著大于起搏下限间期 1 000 ms，其间可见显著的噪声，有噪声过感知。Ap6 前推 1 个 VAI 起搏间期可见一簇噪声（箭头所示）被心室感知，抑制 Vp 发放，并且触发心室不应期。其间，噪声再次被心室过感知，抑制 Vp 发放不应期。Ap6 如期发放，形成 Ap4-Ap6 的长周期。如期

发放的 Ap6 触发 PAV 间期和重整起搏间期和不应期；在 PAV 间期的非生理不应期内，心室过感知噪声，触发心室安全起搏（Ap6-Vp6 间期 110 ms）。之后的噪声或落入不应期未被感知或落入相对不应期，触发噪声转换，仅重整不应期，不重整起搏间期。未改变 Ap7 的如期发放。本案例显示了噪声触发的心室安全起搏。心室安全起搏主要保证起搏器心室感知不受噪声干扰，尽量发放心室起搏脉冲，保证了心室能起搏，防止心室起搏因干扰而受抑制。因此，心室安全起搏的功能是保证心室起搏安全。

心电图诊断 DDD 起搏呈 DOO 工作状态，起搏夺获、感知良好，噪声过感知触发心室安全起搏，未见自身 P 波。

案例 17 DDD 起搏,夺获、感知良好,连续噪声过感知及多次噪声转换致长 R-R 间期(图 5-18)。

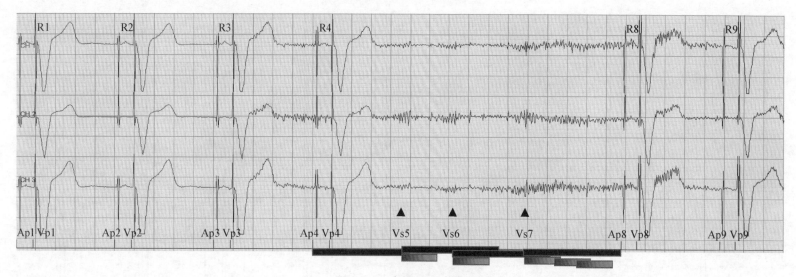

图 5-18 案例 17 心电图

心电图特征 起搏呈双脉冲,Ap-Vp 间期 160 ms,Ap-Ap 间期 1 000 ms。Ap 后紧随心房除极波,Vp 后紧随心室除极波。Ap4-Ap8 间期 2 560 ms,间期基线可见显著噪声。未见自身 P 波。

分析和讨论 Ap、Vp 分别夺获心房和心室除极波,提示双腔起搏且起搏夺获良好呈 DDD 起搏模式,起搏下限间期 1 000 ms,PAV 间期 160 ms。Ap4-Ap8 间期 2 560 ms 显著大于起搏下限间期 1 000 ms,其间可见显著的噪声,显然有噪声过感知表现。在 Vp4 后重整起搏间期内及心室不应期外,心室感知一簇噪声(Vs5)(箭头所示),抑制 Vp5 发放;且重整逸搏起搏下限间期和不应期;在 Vs5 重整的起搏间期内及心室不应期外,心室再次过感知一簇噪声(Vs6),再次抑制 Vp6 发放;之后又在 Vs6 重整的起搏间期内及心室不应期外,

心室第三次感知一簇噪声(Vs7),第三次抑制 Vp7 发放;其后在持续的噪声中,连续噪声过感知且连续多次发生噪声转换,因仅重整心室不应期而未重整 Vs7 后的起搏间期,直到 Vs7 的逸搏间期末强制发放 Ap8(Vs7-Ap8 间期 1 000 ms)(见图下起搏间期的示意图)。Ap4-Ap8 间期长达 2 560 ms,终止了进一步心室停搏的可能。本案例显示,噪声转换虽然能保证起搏器避免心室不受噪声干扰而发放心室安全起搏,但对于短阵一簇一簇噪声过感知,也可能持续抑制心室起搏,尤其对有长时停搏的患者,会造成很大的风险。因此,植入起搏器患者应尽可能避免短于起搏间期的短促噪声的环境。

心电图诊断 DDD 起搏呈 DOO 工作状态,起搏夺获、感知良好,连续噪声过感知和多次噪声反转致长起搏间期达 2 560 ms,窦性静止。

案例 18 DDD 起搏呈 VAT 工作状态,心室起搏呈假性融合,间歇性心房感知不良致心室安全起搏呈假性失夺获(图 5 - 19)。

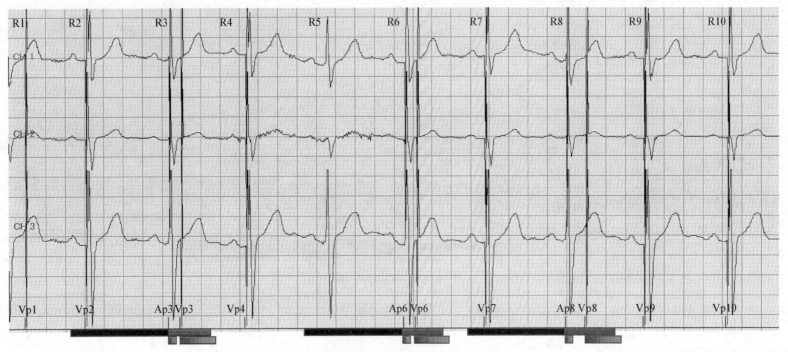

图 5 - 19 案例 18 心电图

心电图特征 起搏时呈双脉冲(R3、R6、R8),Ap8 - Vp8 间期 200 ms,Ap3 - Vp3、Ap6 - Vp6 间期 110 ms。起搏时呈单脉冲(R2、R4、R7、R9、R10),其前有 P 波,P - Vp 间期 200 ms。Ap 有落在 R 的起始部,Vp 有落在 R 波的起始、终末或 T 波峰前。P2 - Ap3、P5 - Vp6、P7 - Ap8 间期等于 1 000 ms;可见自身 P 波,P - P 间期 840 ms;心室自身下传呈右束支传导阻滞,P - R 间期 200 ms。

分析和讨论 起搏时呈双脉冲及 VAT 工作状态,提示双腔起搏,起搏间期 1 000 ms,PAV、SAV 间期 200 ms。P2 - Ap3、P5 - Vp6、P7 - Ap8 间期等于起搏间期,其间有自身 P 波(P3、P6、P8),且脱离心房感知不应期,提示 P 波感知不良。如期发放的 Ap 与 R 波呈假性融合,并且触发

PAV 间期。在 PAV 间期的非生理不应期内,自身下传的 R3、R6 被感知,触发心室安全起搏(Ap - Vp 间期 110 ms)。同样,如期发放的 Ap8 与 R8 波呈假性融合,触发 PAV 间期。但自身心室下传的 R8 落在 PAV 的心室空白期,未被感知。Vp8 如期在 PAV 间期末发放,且落入心室肌的不应期致假性失夺获。其余的心搏因 P - P 间期小于起搏间期,起搏时呈 VAT、ODO 工作状态。心室安全起搏在起搏心电图上是相对常见的现象。应熟悉该功能,避免误判为心室感知不良,甚至认为起搏器本身发生了故障。

心电图诊断 窦性心律,DDD 起搏,起搏夺获良好时呈假性融合,心室感知良好,间歇性心房感知不良触发心室安全起搏。

案例 19 DDD 起搏,起搏夺获、感知良好,房性期前收缩未下传心室起搏未跟踪(图 5-20)。

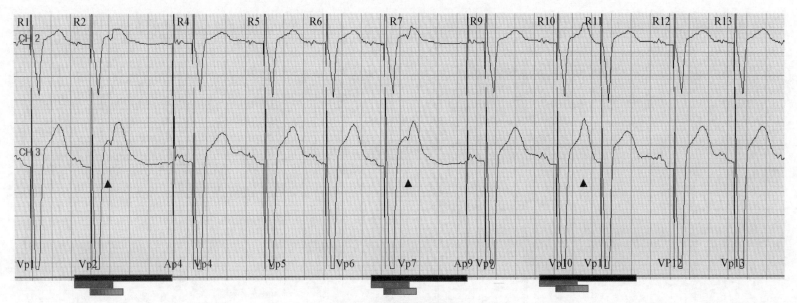

图 5-20 案例 19 心电图

心电图特征 起搏时呈双脉冲(R2、R9),Ap-Vp 间期 200 ms。起搏时呈单脉冲,P-Vp 间期 180 ms(P11-Vp11 间期 200 ms)。所有的 Ap 均紧随 P 波,所有的 Vp 均紧随宽大畸形的 QRS 波。P2-Ap4、P7-Ap9 间期 1 000 ms。P3、P8、P11(箭头所示)提前,其后无自身下传的 QRS 波和 Vp;Vp2-P3、Vp7-P8、Vp10-P11 间期分别为 220 ms、240 ms、300 ms。Vp10-Vp11 间期 460 ms(130 次/min)可见自身 P 波,P-P 间期 640 ms。

分析和讨论 Ap、Vp 后夺获心房、心室除极波,提示双腔起搏且夺获功能良好呈 DDD 起搏模式,起搏间期 1 000 ms,PAV 间期 200 ms,SAV 间期 180 ms。P3、P8 提前(或为 Vp 夺获心室后逆传),落入 Vp2、Vp7 后的心房不应期(PVARP),起搏间期未被重整且无 Vp,提示 P3、P8 为功能性心房感知不良,发生房室传导阻滞或干扰性传导阻滞。P11 也提前,落入 Vp10 后的 PVARP 间期外且被感知,心室起搏跟踪呈 VAT。P11-Vp11 间期 200 ms 长于 SAV 间期,提示 Vp 受上限起搏频率限制,致 SAV 间期延长。其余心搏,P-P 间期小于起搏间期,且 P-R 间期大于 SAV 间期,起搏多呈 VAT 工作状态。本案例可见,Vp 夺获心室后,可产生 P 波逆传,易造成起搏器介导折返性心动过速。

心电图诊断 DDD 起搏是呈 VAT、DOO 工作状态,起搏夺获良好可伴 P 波逆传、心房感知功能良好。窦性心律,房性期前收缩。

案例 20　DDD 起搏呈 VAT 工作状态,夺获、感知良好,心室起搏跟踪频率回退呈 5∶4 阻滞(图 5-21)。

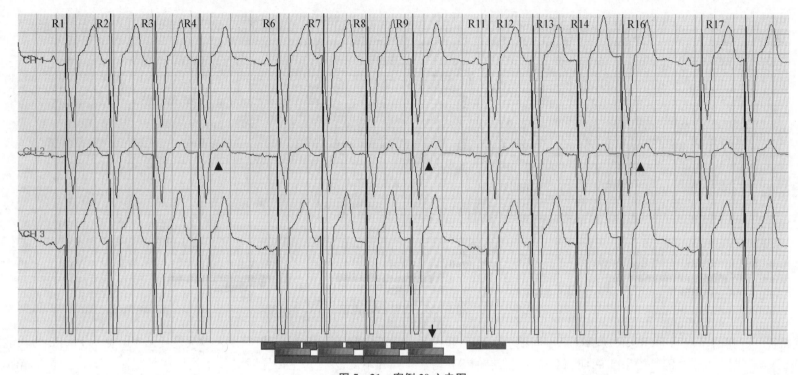

图 5-21　案例 20 心电图

心电图特征　起搏呈单脉冲,其前有 P 波,P-Vp 间期不等,逐渐延长,心电图表现为三组(R1～R4、R6～R9、R11～R14);呈 5∶4 的 P-Vp 间期的逐渐延长及房室传导阻滞,分别为 160 ms、200 ms、210 ms、240 ms;Vp-P 间期不等(200～280 ms)。所有 Vp 紧随宽大畸形的 QRS 波。Vp-Vp 间期 460 ms(130 次/min)恒等。P5、P11、P15(箭头所示)无自身下传的 QRS 波及跟随的 Vp。自身 P 波,P-P 间期 440 ms(136 次/min)。

分析和讨论　起搏呈 VAT 工作状态且夺获心室,提示双腔起搏呈 DDD 起搏模式,SAV 间期 160 ms,心室上限起搏频率 130 次/min(460 ms)。以 R6～R9 为例,SAV 间期逐渐延长(160 ms、200 ms、210 ms、240 ms),且 Vp-Vp 间期恒等,直至 P10 波心室脱落且无跟随的 Vp,构成起搏文氏阻滞现象。本例心室跟踪上限起搏频率 130 次/min,P-P 间期 440 ms(136 次/min);若以设置的 SAV 间期跟踪,其心室起搏跟踪频率 136 次/min,显然大于心室起搏的上限频率。因此,仅通过延长不同的 SAV 间期,维持 Vp 上限频率(130 次/min),最终使 P10 落入心房不应期,不被感知而达到起搏心室率减退。同理,其他两组的起搏文氏现象。VAT 心房率超过上限起搏频率时,起搏心室率减退还可以呈文氏或 2∶1 现象。至于采用文氏阻滞还是 2∶1 现象,取决于心房总不应期(TARP)与上限频率间期的关系。具体 TARP 与上限频率间期,体表心电图无法测量,仅可根据表现予以推测。本案例推测 TARP ＝SAV＋ PVARP(Vp9-P10 间期)。

心电图诊断　DDD 起搏呈 VAT 工作状态呈起搏文氏现象,心室起搏夺获、心房感知功能良好,窦性心动过速,未见自身 QRS 波。

案例 21 DDD 起搏,夺获、感知良好,心室起搏跟踪频率回退呈文氏传导(图 5 - 22)。

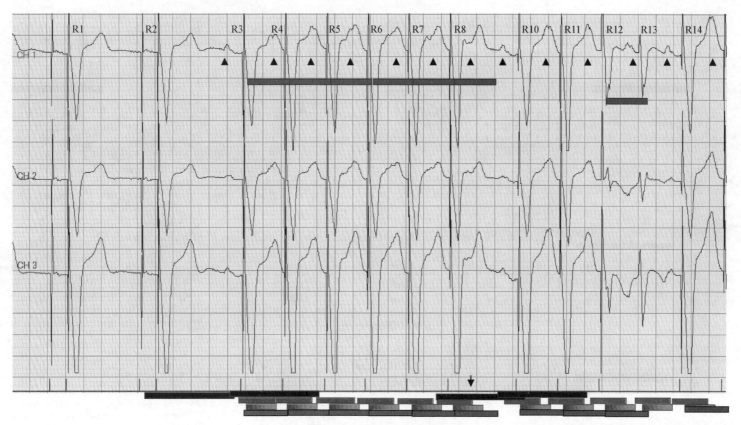

图 5 - 22 案例 21 心电图

心电图特征 起搏时呈双脉冲(R1~R2),Ap - Vp 间期 180 ms。时呈单脉冲,其前有自身 P 波,P - Vp 间期不等(180~240 ms)。Ap 后均紧随 P 波,Vp 后紧随宽大畸形的 QRS 波。Ap - Ap 间期 1 000 ms,Vp - Vp 间期恒等 460 ms(130 次/min),P - Vp 间期不等(180~240 ms)。P9(箭头所示)房室传导阻滞。P - P 间期不等,平均约 440 ms(136 次/min),P - R 间期 140 ms。

分析和讨论 Ap、Vp 分别夺获心房和心室除极波,提示双腔起搏且起搏夺获良好呈 DDD 起搏模式,起搏下限间期 1 000 ms,起搏上限间期 460 ms(130 次/min),PAV 间期 180 ms,SAV 间期 180 ms。R3~R8 呈 VAT 起搏工作模式,SAV 间期逐渐延长(180~240 ms),且 Vp - Vp 间期恒等,直至 P9 波心室脱落且无跟随的 Vp,构成起搏文氏阻滞现象。本例心室上限起搏频率间期 130 次/min,P - P 间期 136 次 min 大于心室起搏跟踪频率;若以设置的 SAV 间期跟踪,其心室起搏跟踪频率 136 次/min 显然大于心室起搏的上限频率。因此,仅通过延长不同的 SAV 间期,维持 Vp 上限频率(恒等),最终使 P9 落入心房不应期,不被感知而达到起搏心室率减退。P9 的房室阻滞,不影响自身心房率,起搏继续呈 VAT 工作状态。

心电图诊断 DDD 起搏时呈 DOO、VAT 起搏状态呈起搏文氏现象,起搏、感知功能良好,房性心动过速。

案例22　双腔起搏呈 VAT 工作状态,心室夺获、感知良好,窦性心动过缓揭示 VDD 双腔起搏模式(图 5-23)。

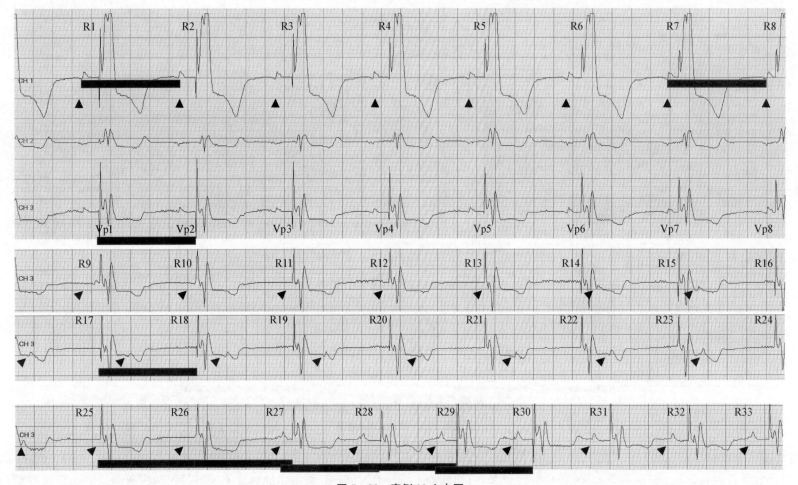

图 5-23　案例 22 心电图

心电图特征　连续记录。起搏呈单脉冲,Vp 后紧随 QRS 波,Vp-Vp 间期 1 000 ms。P-Vp 间期动态变化,由 R1 的 P-Vp 间期逐渐缩短至融合(R10);再有 R14 的 Vp-P 逐渐延长(R24);R27 的 P-Vp 延长至 R28,P-Vp 固定 200 ms。P-P(箭头所示)间期不等:P-P 间期由 1 000 ms(P1～P5 间)逐渐减慢至 1 460 ms(P13～P14),再逐渐变快至 800 ms。

分析和讨论　Vp 后紧随心室除极波,且跟踪心房起搏,提示双腔起搏呈

VAT 且夺获心室。心室起搏下限间期 1 000 ms,SAV 间期 200 ms。P-P 间期在 800～1 000 ms 时,Vp-Vp 间期随 P-P 间期变化起搏呈 VAT。P-P 间期在 1 000～1 460 ms,P 波游走在 Vp 前、后,P 与 Vp 无关(间期小于 200 ms);起搏呈 VVI 起搏状态(未见 Ap)。显然,起搏器误心房起搏功能,仅有感知功能,双腔起搏为 VDD 工作模式。VAT 起搏状态时,VDD 起搏模式与 DDD 起搏模式无法鉴别。仅当 P-P 间期长于起搏下限间期时,DDD

先发放 Ap 呈 Ap－V 起搏工作状态,而 VDD 起搏仅以 Vp 下限起搏呈 VVI 起搏工作状态。本案例 P－P 间期在 1 000～1 460 ms 时(R1～R27),起搏呈 VVI 工作状态,符合双腔起搏器的 VDD 起搏模式。具有心房感知和心室起搏跟踪功能的 VDD 起搏工作模式为特殊 DDD 起搏,能满足心室跟踪起搏,属于生理性起搏。起搏下限间期以 Vp－Vp 计时;自身心房率大于起搏下限时呈 VAT 起搏工作模式,起搏仅在 VVI 和 VAT 起搏工作状态中转换。

VDD 起搏模式与 DDD 起搏模式不会自动转换,须程控设置而变化。VDD 是早期的单根导线电极植入的双腔起搏器,现在已很少使用。

　　心电图诊断　双腔起搏呈 VDD 起搏模式,时呈 VAT、VVI 工作状态,心室起搏夺获良好、心房感知良好,未见自身心室 QRS 波,窦性心律时呈窦性心动过缓。

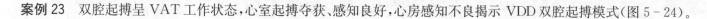

案例 23　双腔起搏呈 VAT 工作状态,心室起搏夺获、感知良好,心房感知不良揭示 VDD 双腔起搏模式(图 5-24)。

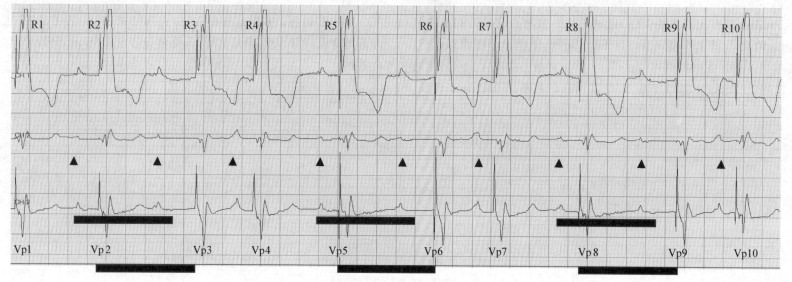

图 5-24　案例 23 心电图

心电图特征　起搏均呈单脉冲,其前有自身 P 波,P-Vp 间期 360 ms(R3、R6、R9),其余的 P-Vp 间期 220 ms。Vp 后均紧随宽大畸形的 QRS 波。Vp-Vp 间期 1 000 ms(Vp2-Vp3、Vp5-Vp6、Vp8-Vp9),P-P 间期(箭头所示)820 ms。

分析和讨论　Vp 夺获心室,且跟踪心房频率起搏,提示双腔起搏器呈 VAT 起搏工作状态,Vp-Vp 起搏下限间期 1 000 ms,SAV 间期 220 ms。R3、R6、R9 的 P-Vp 间期(360 ms)明显大于 SAV 间期,且 Vp2-Vp3、Vp5-Vp6、Vp8-Vp9 间期恒定 1 000 ms,提示 P3、P6、P9 未被感知,起搏呈

VVI 工作状态;其他起搏呈 VAT 工作状态,SAV 间期 220 ms。符合双腔起搏器的 VDD 起搏模式。起搏呈 VAT 时,VDD 起搏模式与 DDD 起搏模式无法鉴别;仅当各种原因致 P-P 间期大于起搏下限间期时,起搏呈是否 VVI 起搏状态,方能鉴别。DDD 起搏可呈 Ap-V 工作状态,而 VDD 呈 VVI 起搏工作状态。本案例因心房感知不良,提示了双腔起搏器的 VDD 起搏模式。

心电图诊断　窦性心律,双腔起搏呈 VDD 起搏模式,时呈 VAT、VVI 工作状态,心室夺获良好、间歇性心房感知不良揭示 VDD 起搏模式,未见自身 QRS 波。

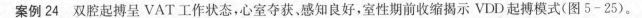

案例24 双腔起搏呈 VAT 工作状态,心室夺获、感知良好,室性期前收缩揭示 VDD 起搏模式(图 5-25)。

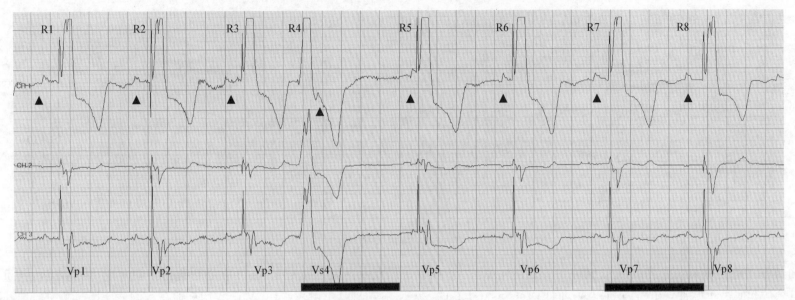

图 5-25 案例 24 心电图

心电图特征 起搏均呈单脉冲 Vp,其中 R5～R7 的 P-Vp 间期不等分别为 80 ms、140 ms、160 ms,Vp-Vp 间期 1 000 ms;R1～R3、R8 的 P-Vp 间期 200 ms,P-P、Vp-Vp 间期 960 ms。R4 自身心室异位激动呈完全性右束支传导阻滞型,R4-Vp5 1 200 ms。所有的 Vp 均紧随宽大畸形的 R 波。

分析和讨论 起搏时呈 VAT 工作状态且夺获心室,提示双腔起搏器且心室起搏夺获良好,SAV 间期 200 ms。R1-R3、R8 的 P-Vp 间期 200 ms 恒定,其 Vp-Vp 间期随 P-P 间期而变,起搏呈 VAT 工作模式。R5-R7 的 P-Vp 间期不等且小于 SAV 间期,且 Vp5-Vp6、Vp6-Vp7 间期恒定 1 000 ms,P 与 Vp 无关;提示起搏呈 VVI 工作状态。室性期前收缩 R4 被感知后,抑制起搏脉冲的发放且重整起搏间期和不应期,致使 P4 落至心房感知不应期不被感知;如期发放 Vp,R4-Vp5 间期 1 200 ms 远大于 1 000 ms,可能为 R4(呈完全性右束支传导阻滞型,来自左心室的异位激动)延迟传至右心室感知电极或滞后功能开启所致。缓慢心房率时,未见心房起搏,起搏仅呈 VAT 和 VVI 工作模式,提示起搏为 VDD 的双腔起搏器。VDD 与 DDD 的 VAT 虽无法鉴别,但有任何原因致 R-R 长于起搏间期时,先发放 Vp 为 VDD 起搏模式,如先发 Ap 则为 DDD 起搏模式。VDD 起搏模式通常不会由 DDD 自动转换而来。

心电图诊断 窦性心律,VDD 起搏时呈 VAT、VVI 起搏工作模式,心室起搏夺获良好、心房、心室感知功能良好,滞后功能开启,室性期前收缩。

案例 25 心房颤动,DDI 起搏模式(图 5 - 26)。

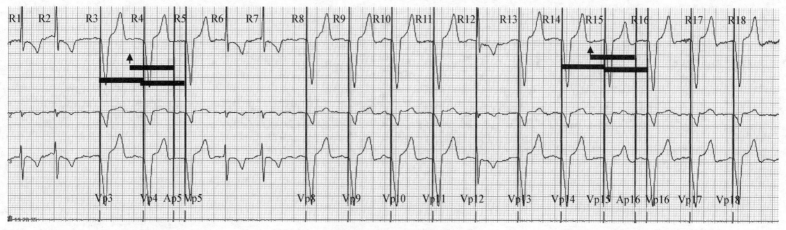

图 5 - 26　案例 25 心电图

心电图特征　心房颤动。起搏时呈双脉冲(R5、R16),Ap - Vp 间期 200 ms。其余的起搏呈单脉冲,Vp - Vp、R - Vp 间期 750 ms。所有的 Vp 均紧随宽大畸形的 R 波(R12 呈假性融合)。R1 - R2、R6 - R7 自身心搏,R - R 间期小于 800 ms。

分析和讨论　起搏时呈 DOO、VVI 起搏状态且夺获心室,提示双腔起搏夺获良好,起搏间期 800 ms,PAV 间期 200 ms。心房颤动时,大多情况起搏呈 VVI 工作状态且起搏频率间期 800 ms,可为单腔心室起搏,然而 R5、R16 起搏又呈 DOO 工作状态,但心室无跟踪起搏,提示 DDD 起搏处于 DDI 感知模式。R5、R16 的 Ap 发放,是因为其前 f 波(箭头所示)被心房感知后重整心房起搏间期,不触发心室跟踪起搏;在其起搏间

期内再无 As,Ap5、Ap16 在心房起搏下限间期,如期发放,且重整心房起搏间期、不触发 Vp。Vp5、Vp16 则在 Vp4、Vp15 重整的起搏间期末,如期发放,构成假性的 DOO 起搏状态,实为双腔起搏器的 DDI 起搏模式所致。DDI 为非跟踪起搏模式,可呈 VVI 或 DOO 起搏状态。通常在快速房性心律时,为防止心室起搏快速跟踪,触发起搏模式自动转换(参见第十章),由 DDD 起搏模式自动转换成 DDI 非跟踪起搏,并依据心房感知情况时呈 VV 或 DOO 起搏。本案例心房颤动,发生了起搏模式自动转换,起搏频率 80 次/min(750 ms)。

心电图诊断　心房颤动,DDI 起搏时呈 VVI、DOO 工作状态,心室起搏夺获、感知良好。

第六章　心室起搏阈值检测特殊功能的心电图表现

植入起搏器后,确保起搏脉搏夺获心脏除极是第一要务,其中,除起搏器输出能量是关键因素外,还受到起搏器感知功能和起搏系统的阻抗的影响。在起搏器传统功能中,一旦程控设置成功后,起搏器输出能量在工作中不会变化(除非再次程控)。然而在临床中,起搏系统运行后,随着时间的推移,起搏阈值常受生理、病理和药物等因素影响,原先处于安全度(2~3倍的起搏阈值)的起搏可能会失夺获心肌。因此,输出能量越高,起搏夺获越安全,但使用寿命减少;输出能量越低,使用寿命增加,但起搏夺获不安全。如何在确保起搏夺获安全的前提下,有效地动态调整输出的能量,使起搏器输出的能量处于最佳状态,延长起搏器寿命。因此,现有起搏器均有随时或定期起搏阈值检测并据此调整输出能量的功能。尽管各品牌的起搏器的自动检测起搏阈值和自动调整输出能量方法不同,但在体表心电图均有特征性的表现,据此,可对起搏器起搏阈值检测和输出能量自动调整的判断。

一、起搏器心室起搏阈值自动检测中失夺获的判断

起搏器主要通过对 Vp 的刺激除极波(evoked response,ER)的感知来判断是否夺获心室,即在每个 Vp 后可开启一个 60 ms 的 ER 感知窗口,在此窗内未能监测到 ER,则在之后的 20~40 ms 内发放心室备用脉冲(Vpb)。ER波能否被识别是保证实施自动判断夺获功能正常的至关重要的参数,体表心电图上无法测量,仅根据 Vp 后是否紧随心室除极波予以判断。起搏脉冲的假性融合也常常起搏失夺获的因素。在起搏阈值检测和输出能量自动调整工作中,自动调整起搏参数和输出能量。目前,主要有起搏逐波检测和定时自动搜索检测两种方法。

二、心室起搏阈值自动检测和输出能量调整工作的心电图特征

(一) St. Jude 系列的自动阈值夺获功能(autocapture)的心电图特征

1. 逐跳起搏阈值检测,起搏器判断起搏失夺获后

(1) 触发心室备用脉冲(Vpb)发放且 Vp - Vpb 间期 80 ms。Vpb 的输出能量一次性调整(5.0 V/0.5 ms),确保心室起搏夺获且关闭 ER 的检测,直到下一次 Vp 时再启动。

(2) 排除融合(仅一次性自动调整下一次心搏的起搏参数)。DDD 时,PAV/SAV 在原值上(程控设置)延长 100 ms;VVI 起搏工作模式时,Vp - Vp 间期频率在原起搏下限间期频率基础上滞后 10 次/min。

2. 自动心室阈值搜索检测和输出能量调整

(1) 触发自动心室阈值搜索检测条件:定时、连续 2 次 Vp 失夺获后、程控磁铁。① DDD 起搏模式时,PAV、SAV 间期自动缩短至 50 ms、25 ms;② VVI起搏模式时,发放 Vpb 后的下一个心动周期会在基本频率基础上自动滞后 10 次/min。

(2) Vp 失夺获后发放 Vpb 且 Vp - Vpb 间期 80 ms。

(3) 在起搏阈值搜索检测中,其输出电压的大小变化(心电图无法显现),连续 2 次阈值测试 Vp 夺获心室后,起搏电压输出降低 0.25 V;连续 2 次阈值测试 Vp 失夺获后,电压输出升高 0.125 V;直到最低的有效夺获阈值被确认,起搏的输出电压被自动重置为最低有效阈值高+0.25 mV。确定起搏阈值且调整至理想的起搏器输出电压后,起搏自动恢复到检测前的起搏工作状态(包括各种参数)至下一次起搏阈值自动搜索检测。

（二）Medtronic 系列的心室自动夺获管理功能(ventricle capture management, VCM)的心电图特征

1. 仅有定时触发的自动心室阈值搜索检测　心室阈值搜索检测前,需满足节律稳定。

2. 每 3 个心搏(支持心动周期,可自身心搏)后发放一心室起搏阈值检测脉冲 Vp　且必发 Vpb(与 Vp 是否夺获无关),Vp - Vpb 间期 110 ms。

（1）DDD 时,Vpt 的 AV 间期调整:PAV、SAV 间期比支持心动周期的 AV 间期缩短 125 ms、110 ms。VV 间期基本不变,AA 间期表现为检测心搏前的 AA 间期长。

（2）非跟踪模式(VVI/DDI)时,V - Vp 间期频率比支持周期频率快 15 次/min 或间期缩短 150 ms。

3. 自动起搏阈值搜索检测中,以连续 3 个 Vpt 为一组　若≥2/3 夺获,超过阈值;≤2/3 失夺获,低于阈值予以判断并调整输出电压的大小变化。

（三）Biotronik 系列的起搏阈值自动检测和输出能量调整的心电图特征

1. 逐跳起搏阈值检测,起搏器判断起搏失夺获后　触发心室备用脉冲(Vpb)发放且 Vp - Vpb 间期 80 ms。Vpb 的输出能量一次性调整(5.0 V/0.5 ms),确保心室起搏夺获。

2. 自动搜索检测和输出能量调整

（1）触发自动心室阈值搜索检测条件:定时、连续 2 次 Vp 失夺获后、程控磁铁。DDD 起搏模式时:PAV 间期缩短至 50 ms;SAV 间期缩短至 15 ms。VVI 起搏模式时:起搏频率增快比自身心率快 10 次/min(限值 100 次/min)。

（2）阈值检测前建立模板:① 建立夺获模板,5 个单起搏脉冲,确保夺获。② 建立失夺获模板,5 个双起搏脉冲,Vp - Vpb 间期 100 ms。

（3）阈值检测自动检测,检测 Vp 失夺获后发放 Vpb。连续 2 次阈值测试 Vp 夺获心室后,起搏电压输出降低 0.25 V;连续 2 次阈值测试 Vp 失夺获后,电压输出升高 0.125 V;直到最低的有效夺获阈值被确认,起搏的输出电压被自动重置为最低有效阈值高＋0.25 mV。确定起搏阈值且调整至理想的起搏器输出电压后,起搏自动恢复到检测前的起搏工作状态(包括各种参数)至下一次起搏阈值自动搜索检测。

三、心室起搏阈值自动检测和输出能量调整的心电图案例分析

案例 1 VAT 起搏状态时，逐搏心室起搏阈值检测(St. Jude)(图 6-1)。

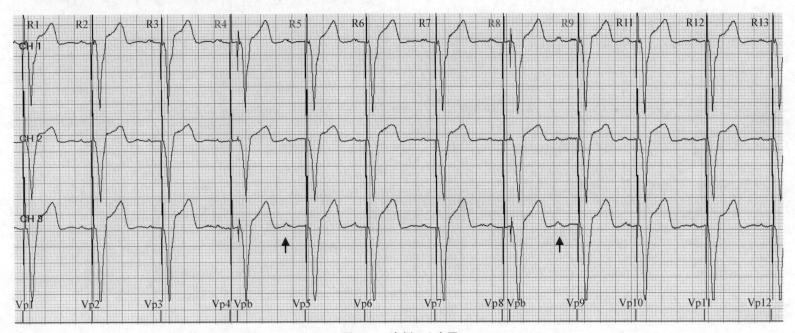

图 6-1 案例 1 心电图

心电图特征 起搏时呈双脉冲(R4、R8)，Vp-Vpb 间期 80 ms。其余起搏呈单脉冲，其前有自身 P 波，P-Vp 间期 180 ms，其中 P-Vp5、P-Vp9 间期 280 ms。除 Vp4、Vp8 后未见紧随的 QRS 波外，其余 Vp、Vpb 均紧随宽大畸形的 QRS 波。自身 P 波，P-P 间期 880 ms。

分析和讨论 起搏呈 VAT 工作模式，提示为双腔起搏器，SAV 间期 180 ms。Vp4、Vp8 的失夺获心室，且在 Vp 后发放心室备用起搏 Vpb(Vp-Vpb 间期 80 ms)，夺获心室。下一个心搏(R5、R8)，在原先的 SAV 间期 180 ms 基础上，自动一次性延长 100 ms 至 280 ms(即 SAV 间期 280 ms)，避免融合波的产生，鼓励心室激动尽可能自身下传，符合 St. Jude 起搏器的

自动阈值夺获功能的心电图特征。Vp4、Vp8 的失夺获心室，可能因起搏电压低于起搏阈值所致。由于自动阈值夺获特殊功能的开启，日常心室起搏 Vp 的起搏能量可处于相对较低的能量，一旦 Vp 失夺获，起搏器立刻追发高能量的心室备用 Vpb，确保了起搏器的安全起搏。从而能在安全起搏夺获的情况下，可延长起搏器的使用寿命。自身的 P-P 间期 880 ms 短于起搏下限间期，DDD 起搏呈 VAT 起搏工作状态。

心电图诊断 窦性心律，DDD 呈 VAT 起搏工作状态，心房感知良好，间歇性心室起搏失夺获致心室备用脉冲的发放，心室阈值检测功能开启，未见自身 R 波。

案例 2 DOO 起搏状态时,心房感知不良致逐搏心室起搏阈值检测(St. Jude)(图 6-2)。

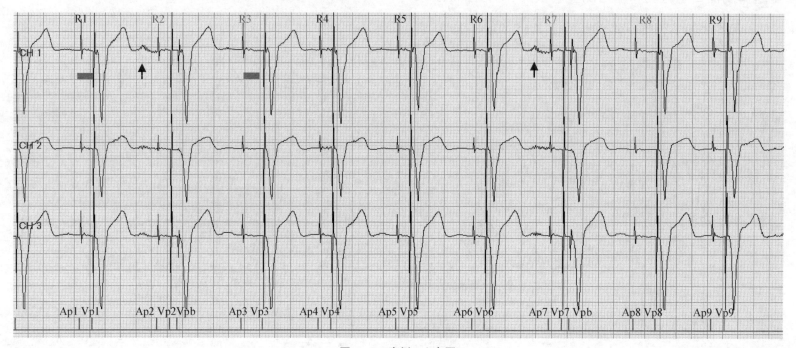

图 6-2　案例 2 心电图

心电图特征　起搏时呈三脉冲现象(R2、R7),Ap-Vp 间期 180 ms、Vp-Vpb 间期 80 ms,Ap 前有自身 P 波,P-Ap 间期 240 ms。其余起搏均呈双脉冲,Ap-Vp 间期 180 ms,其中 Ap3-Vp3、Ap8-Vp8 间期 280 ms。除 Vp4、Vp8 外,其余 Vp 均紧随宽大畸形的 QRS 波,Ap 后紧随 P 波,Ap-Ap 间期 1 000 ms,其中 Ap2-Ap3、Ap7-Ap8 间期 1 080 ms。

分析和讨论　Ap、Vp 可夺获心房、心室,提示为双腔起搏;起搏下限间期 1 000 ms,PAV 间期 180 ms。R2、R7 起搏呈三起搏脉冲 Ap-Vp-Vpb,其 Ap 均见 P 波(箭头所示)且 Ap1-Ap2、Ap6-Ap7 间期未被重整,提示 P 波未感知。如期发放 Ap2、Ap7 呈假性失夺获(落入心房肌不应期),且在 PAV 间期末如期发放 Vp2、Vp7 呈失夺获心室(未见紧随的心室除极波),在

Vp 后发放心室备用脉冲 Vpb 夺获心室(Vp-Vpb 间期 80 ms),构成三起搏脉冲现象。下一个心搏(R3、R8),在原先的 PAV 间期基础上,自动一次性延长 100 ms 至 280 ms(Ap3-Vp3、Ap8-Vp8),避免融合波的产生。符合 St. Jude 起搏器的自动阈值夺获功能的心电图特征。因 Vp-Vpb 间期 80 ms,延长夺获心室,使得 Ap2-Ap3、Ap7-Ap8 间期延长至 1 080 ms。同时,也因下一个心搏的 PAV 延长,为确保 Ap3-Ap4(Ap8-Ap9)间期不变,缩短了 VAI 间期。

心电图诊断　起搏心律,DDD 起搏模式呈 DOO 起搏工作状态,心房起搏夺获良好、心室感知良好,间歇性 P 波感知不良致心室阈值检测功能开启。

案例3 2次连续心室起搏假性失夺获发放心室备用脉冲启动心室阈值搜索检测(St. Jude)(图6-3)。

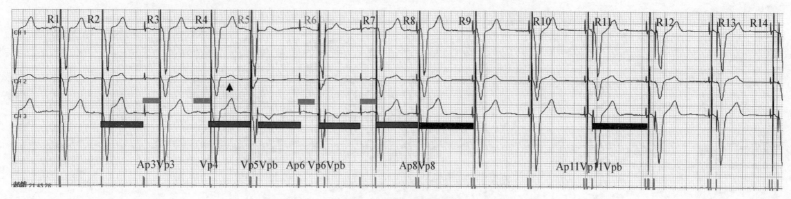

图6-3 案例3心电图

▬▬▬ : VAI; ▬ : AVI; ▬▬ : Vp-Vp或Vpb-Vp

心电图特征 R6起搏呈三脉冲现象,Ap6-Vp6间期280 ms,Vp6-Vpb间期80 ms。R5其前有P波(箭头所示),Vp5-Vpb间期80 ms。R11~R14起搏呈三脉冲,Ap-Vp间期50 ms、Vp-Vpb间期100 ms;Vp-Vp间期1 000 ms。R8~R10的起搏呈双脉冲,Ap-Vp间期50 ms。R3起搏呈双脉冲,Ap3-Vp3、P-Vp间期280 ms。室房间期760 ms。Ap后可见紧随P波,Vp、Vpb后可见紧随的宽大畸形的QRS波(Vp5、Vp6呈融合)

分析和讨论 Ap、Vp可夺获心房、心室,提示为双腔起搏。起搏下限间期1 000 ms,SAV/PAV间期280 ms,延长的PAV间期380 ms,短PAV间期50 ms。R5呈VAT起搏工作状态,如期发放Vp5夺获心室呈融合波。起搏器判断Vp5失夺获(可能ER太小,未被感知),发放心室备用起搏Vpb(Vp5-Vpb间期80 ms)且呈假性融合。下一个心搏(R6),在原先的PAV

间期基础上,自动一次性延长100 ms,Ap6-Vp6间期等于380 ms,避免融合波的产生;符合St. Jude起搏器的自动阈值夺获功能的心电图特征。但延迟发放的Vp6夺获心室后再次呈融合,又被判断失夺获。由于连续2次Vp失夺获,触发心室阈值自动搜索。R7起搏恢复PAV间期280 ms。R8心室起搏保持Vp7-Vp8间期等于VAI间期,Ap8-Vp8间期缩短至50 ms,进入心室阈值自动搜索检测进程。之后的起搏,保持Ap-Vp间期缩短50 ms和Vp-Vp、Vpb-Vp间期不变;Vp失夺获后发放Vpb(Vp-Vpb间期80 ms)。完成心室阈值自动搜索检测进程后,确定心室起搏输出电压。起搏恢复至检测前的DDD工作状态且复原其计时间期。

心电图诊断 DDD起搏工作模式,起搏夺获良好、感知良好,心室阈值检测功能开启,2次心室起搏假性失夺获(呈融合)启动心室阈值搜索检测,偶见自身P波。

案例 4　VVI 起搏模式时,心室起搏失夺获发备用脉冲(St. Jude)(图 6-4)。

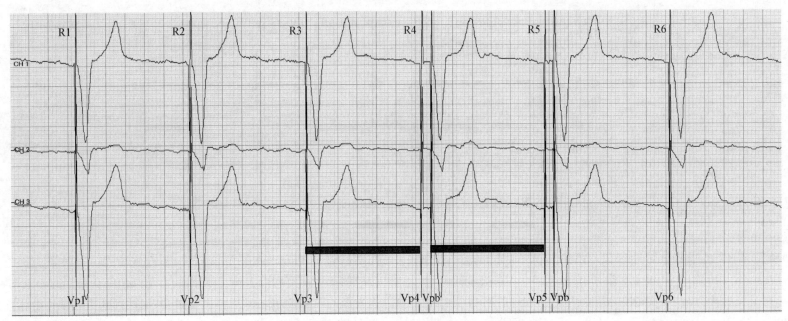

图 6-4　案例 4 心电图

心电图特征　起搏时呈双脉冲(R4、R5),Vp-Vpb 间期均为 80 ms;V4-Vp5、V5-Vp6 间期 1 280 ms。其余起搏呈单脉冲,Vp-Vp 间期 1 200 ms。Vp 后紧随宽大畸形的 QRS 波(Vp4、Vp5 后无 QRS 波),未见自身 P 波和 QRS 波。

分析和讨论　仅见 Vp、Vpb 可夺获心室,提示起搏呈 VVI 工作模式,起搏下限间期 1 200 ms。Vp4 后未见紧随的 QRS 波,起搏器判断其失夺获心室,并在 Vp4 后 80 ms 处发放心室备用起搏 Vpb,Vp-Vpb 间期 80 ms(Vpb 夺获心室),R4 起搏呈双脉冲。Vpb 重整了起搏间期,Vpb-Vp5 间期 1 200 ms,致使 Vp4-Vp5 间期延长 1 280 ms,符合 VVI 起搏工作时,心室起搏失夺获后起搏器发放心室备用的心电图特征。同理,Vp5 的失夺获心室后发放 Vpb,R5 再次呈双脉冲。因其 Vpb 重整起搏间期,Vp5-Vp6 间期也再次延长。

心电图诊断　心房颤动,未见自身心室 R 波,起搏心律呈 VVI 工作模式,间歇性连续 2 次心室起搏失夺致发放心室备用脉冲,心室阈值检测功能开启。

案例 5 AVI 起搏状态时,定时启动室性阈值搜索检测进程(St. Jude)(图 6 - 5)。

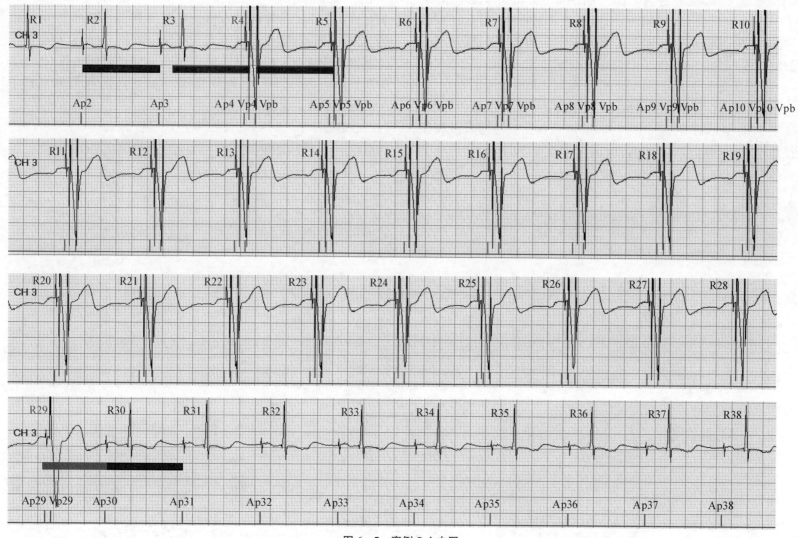

图 6 - 5 案例 5 心电图

心电图特征 连续记录。起搏时呈三个脉冲现象(R4～R28),Ap - Vp 间期 50 ms,Vp - Vpb 间期 80 ms,Vpb 呈假融合。时呈双个脉冲(R29),Ap - Vp 间期 50 ms,Ap29 - Ap30 间期 800 ms。起搏时呈单脉冲(R1～R3、R30～R38),心室自身下传。Vp 后紧随宽大畸形的 QRS 波,Ap 后可紧随 P 波;Ap - Ap 间期 1 000 ms(Ap3 - Ap4 间期 1 080 ms,Ap29 - Ap30 间期 800 ms)。心室可自身下传,Ap - R 间期 280 ms。

分析和讨论 Vp、Ap 夺获心室、心房,起搏时呈 AVI 工作状态及呈三个脉冲工作状态,提示双腔起搏。起搏间期 1 000 ms,PAV 间期>280 ms。Ap3 - Ap4 间期突然由 1 000 ms 延长至 1 120 ms,提示进入心室阈值自动搜索检测进程:R4～R28 连续的心室阈值检测起搏并呈三个脉冲起搏现象(Ap - Vp - Vpb),Ap - Vp 间期缩短至 50 ms,Vp - Vpb 间期 80 ms。因 Vpb 重整起搏间期(Vpb - Vp 间期 1 000 ms)致 Ap - Ap 延长至 1 080 ms。Vp(心室阈值测试脉冲)且夺获,Vpb(心室备用脉冲)且失夺获;直至 R29 呈双脉冲 Ap - Vp(间期 50 ms)心室起搏阈值被确认,调整最佳输出电压,并以 Ap29 - Ap30 间期缩短至 800 ms,完成心室起搏阈值检测进程。本案例在心室起搏阈值搜索检测进程中,Vp 均夺获心室,但仍然发放心室备用脉冲 Vpb,可能与 Vp 后 ER 有关。起搏器未有效识别 ER 而发放了 Vpb。起搏器根据每连续 2 次阈值测试脉冲 Vp 是否夺获判断,予以减低或升高输出电压,最后起搏的输出电压被自动重置为最低有效阈值高+0.25 mV;具体的输出电压,体表心电图无法得知。终止后,Ap - Ap 间期复原,R30～R38 起搏恢复到 R1～R3 的 AVI 起搏状态。

心电图诊断 DDD 起搏心律呈 AVI 工作状态,心房、心室起搏夺获功能良好,心室感知良好,定时启动心室起搏阈值自动搜索检测。

案例6 AVI起搏状态时,定时启动室性阈值搜索检测,自身P波干扰检测进程(St. Jude)(图6-6)。

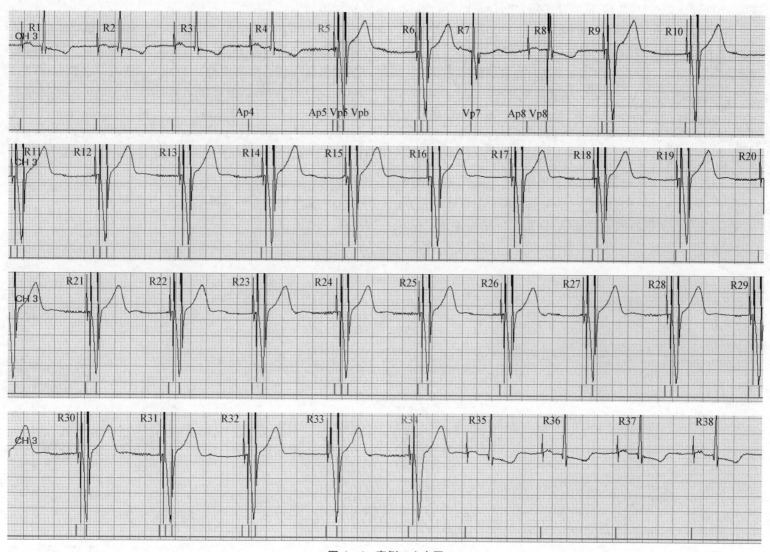

图6-6 案例6心电图

心电图特征 连续记录。起搏时呈三个脉冲现象[R5～R33(除R7、R8外)],Ap-Vp间期50 ms,Vp-Vpb间期80 ms。起搏时呈单脉冲(R7),其前有P波,P-Vp间期180 ms;起搏时呈双脉冲(R8),Ap-Vp间期240 ms。

R34起搏呈双脉冲,Ap-Vp间期50 ms,Ap34-Ap35间期800 ms。R1～R4,R35～R38起搏呈Ap-R。可见Vp后紧随宽大畸形的QRS波,Ap后可紧随P波;Ap-Ap间期1 000 ms(Ap4-Ap5间期1 080 ms,Ap34～Ap35

间期 800 ms）。心室可自身下传，Ap-R 间期 280 ms。

分析和讨论　Vp、Ap 夺获心室、心房，起搏呈 DDD 工作模式，提示双腔起搏；起搏下限间期 1 000 ms，SAV、PAV 间期分别为 180 ms（P-Vp7）、240 ms（Ap8-Vp8）。Ap4-Ap5 间期突然由 1 000 ms 延长至 1 080 ms，进入心室阈值检测进程：R5～R33（除 R7、R8 外）连续的心室阈值检测并呈三个脉冲起搏现象（Ap-Vp-Vpb），Ap-Vp 间期缩短至 50 ms，Vp-Vpb 间期 80 ms，因 Vpb 重整起搏间期（Vpb-Vp＝1 000 ms）致 Ap-Ap 延长为 1 080 ms；Vp（心室阈值测试脉冲）均夺获心室，Vpb（心室备用脉冲）失夺获呈假性融合。检测至 R7 时遇自身心房激动 P 波且被感知呈 VAT 起搏，Vp7 夺获心室呈融合波。暂时中断检测进程并予以调整，P7-Ap8 逸搏间期复原为 1 000 ms，PAV 240 ms。R9 继续心室阈值检测，直至 R34 呈双脉冲 Ap-Vp（间期 50 ms）心室起搏阈值被确认，调整最佳输出电压，并以 Ap34～Ap35 间期缩短至 800 ms，完成心室起搏阈值检测进程。本案例在心室起搏阈值搜索检测进程中，Vp 均夺获心室，但仍然发放心室备用脉冲 Vpb，可能与 Vp 后 ER 有关。起搏器未有效识别 ER 而发放了 Vpb。阈值检测中遇感知的自身 P 波，会暂时中断检测进程。搜索检测进程期间，起搏器根据每连续 2 次阈值测试脉冲 Vp 是否夺获判断，予以减低或升高输出电压，最后起搏的输出电压被自动重置为最低有效阈值高 ＋0.25 mV；具体的输出电压，体表心电图无法得知。终止后，Ap-Ap 间期复原，R35～R38 起搏恢复到 R1～R3 的 AVI 起搏状态且 Ap-R 间期＞PAV 间期，提示 R1～R3 起搏处于 AV 搜索维持期，R35 直接进入 AV 搜索并予以维持。

心电图诊断　起搏节律呈 DDD 工作模式，起搏夺获、感知功能良好，定时心室自动阈值搜索检测，感知自身 P 波后干扰阈值检测进程。

案例7　阵发期前收缩,起搏自动模式转换中,定时启动心室阈值自动检测进程(St. Jude)(图 6‑7)。

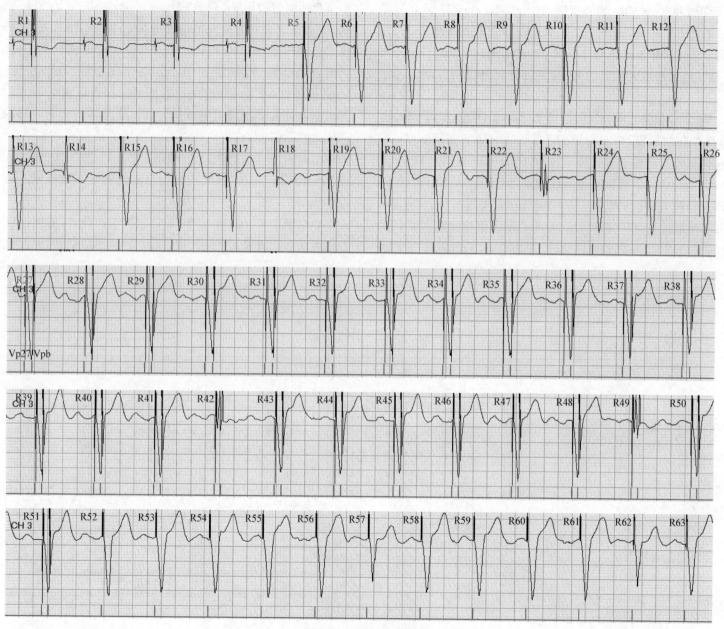

图 6‑7　案例 7 心电图

心电图特征 连续记录。起搏时呈双脉冲(R1~R4),Ap-Vp 间期 280 ms,Ap-Ap 间期 1 000 ms。R4 后心房颤动;其中,R27~R51 呈双起搏脉冲,Vp-Vpb 间期 100 ms,Vpb-Vp、Vp-Vp 间期分别为 760 ms、860 ms;其余心搏或为单脉冲 Vp 或为自身 R 波(R14、R18),Vp-Vp、R-Vp 间期 760 ms。Vp 后紧随宽大畸形的 QRS 波(时呈假性融合),Ap 后可紧随 P 波。

分析和讨论 Vp、Ap 夺获心室、心房,起搏节律时呈 DOO、VVI 模式状态,提示双腔起搏且夺获功能良好;起搏下限 1 000 ms,PAV 间期 280 ms。R4 后心房颤动,起搏器感知后发生模式自动转换,R5~R26 起搏由 DDD 转换为 VVI 起搏模式,Vp-Vp 起搏和逸搏间期频率 80 次/min(760 ms),符合 St. Jude 的起搏自动模式转换的特征。Vp26-Vp27 间期突然由 760 ms 延长至 860 ms,R27 开始进入 VVI 起搏模式时的心室阈值检测进程呈双脉冲,Vp-Vb 间期 80 ms;Vp(心室阈值测试脉冲)夺获心室,Vpb(心室备用脉冲)失夺获呈假性融合,Vpb 重整起搏间期并维持 Vp-Vp 间期。直至 R52 心室起搏阈值被确认,调整最佳输出电压,并以 Vp51-Vp52 间期延长至 860 ms,完成心室起搏阈值检测进程。本案例由阵发心房颤动触发起搏器模式自动转换,由 DDD 转换为 DDI 呈 VVI 起搏状态。之后进入定时心室阈值自动检测。检测进程中,Vp 均夺获心室,但仍然发放心室备用脉冲 Vpb,可能与 Vp 后 ER 有关。起搏器未有效识别 ER 而发放了 Vpb。起搏器根据每连续 2 次阈值测试脉冲 Vp 是否夺获判断,予以减低或升高输出电压,最后起搏的输出电压被自动重置为最低有效阈值高 +0.25 mV;具体的输出电压,体表心电图无法得知。终止后,复原阈值检测前 VVI 起搏状态(R53~R63),Vp-Vp 间期仍为自动起搏模式转换后基础频率 80 次/min(760 ms)。

心电图诊断 起搏节律,DDD 起搏工作模式,起搏夺获、感知功能良好,心房颤动致起搏模式自动转换,定时开启心室阈值自动搜索检测。

案例8 期前收缩,VVI 起搏,定时启动心室阈值检测,自身 R 波干扰进程(St. Jude)(图 6 - 8)。

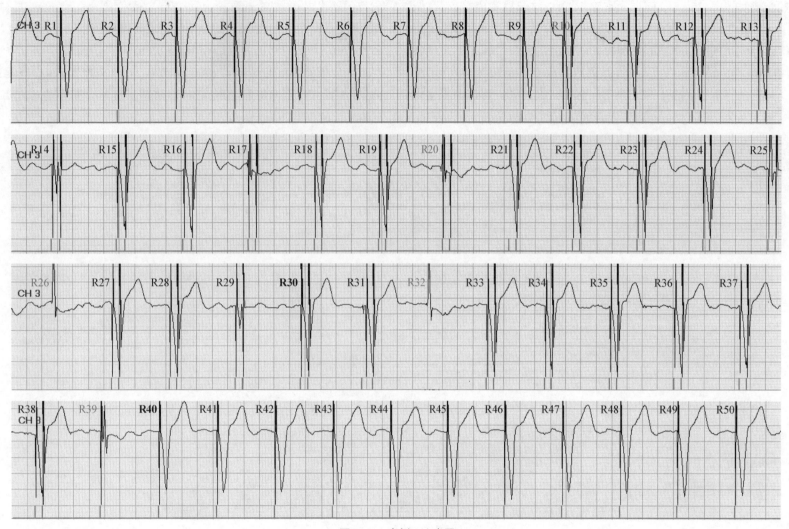

图 6 - 8 案例 8 心电图

心电图特征 连续记录。起搏时呈双脉冲 R10~R38(R26、R32 自身心室激动),Vp - Vpb 间期 80 ms,Vpb 后均无紧随 R 波。Vp9 - Vp10 间期 520 ms,Vp38 - Vp39 间期 860 ms。Vp 后紧随宽大畸形的 QRS 波(R1~R9、R39~R50),Vp - Vp 间期 760 ms。

分析和讨论 心房颤动,Vp 夺获心室,起搏节律呈 VVI 起搏工作模式且心室夺获良好,起搏驱动起搏 Vp - Vp 间期 760 ms。Vp9 - Vp10 间期突然由 760 ms 缩短至 520 ms,进入 VVI 模式的心室阈值检测进程:R10 呈双脉冲,Vp(心室阈值测试脉冲)夺获心室(R20、R39 呈融合),Vpb(心室备用脉冲)失夺获心室;Vp-Vb 间期 80 ms。其间 Vpb 重整起搏间期,且有感知自身 R26、R32,维持基本 V-Vp 间期。直至 R39 心室起搏阈值被确认,调整最佳输出电压,最终以 R39(Vp38-Vp39 间期 860 ms)的单脉冲,确定其心室的阈值和安全输出电压,完成心室起搏阈值检测的完整过程。本案例心室阈值自动检测进程中,Vp 均夺获心室,但仍然发放心室备用脉冲 Vpb,可能与 Vp 后 ER 有关。起搏器未有效识别 ER 而发放了 Vpb。起搏器根据每连续 2 次阈值测试脉冲 Vp 是否夺获判断,予以减低或升高输出电压,最后起搏的输出电压被自动重置为最低有效阈值高+0.25 mV;具体的输出电压,体表心电图无法得知。终止后,复原阈值检测前 VVI 起搏状态(R40~R50),Vp-Vp 间期仍为基础频率 80 次/min(760 ms)。

心电图诊断 心房颤动,起搏节律呈 VVI 工作模式,心室起搏、感知功能良好,定时心室阈值自动搜索检测,感知自身 R 波后调整检测进程。

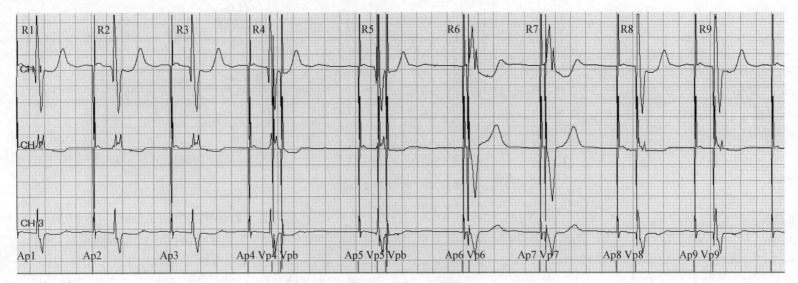

图6-9　案例9心电图

心电图特征　R4、R5 起搏呈三脉冲,其中 Ap4-Vp4 间期 320 ms、Ap5-Vp5间期 260 ms,Vp-Vpb 间期 100 ms、Vpb-Ap 间期 1 000 ms;Vp 落入自身心室下传的 R 波上,Vpb 落入 QRS 波终末部。R6~R7 起搏呈双起搏脉冲,Ap-Vp 间期 50 ms。R8~R9 起搏呈双脉冲,Ap-Vp 间期 260 ms。Vp 后紧随宽大畸形的 QRS 波(R6、R7)时呈假性融合;Ap 后可紧随 P 波,心室自身下传呈完全右束支传导阻滞,Ap-R 间期 250 ms,Ap-Ap 间期 1 000 ms(除外 Ap4-Ap5、Ap5-Ap6)。

分析和讨论　Vp、Ap 夺获心室、心房,起搏呈 DDD 工作模式,提示双腔起搏,起搏下限间期 1 000 ms,PAV 间期 260 ms。R4、R5 均呈三起搏脉冲,Vp4 在 PAV 间期 320 ms 如期发放,因自身右束支传导延迟落入 R4 波的中部呈假性融合。起搏器判为失夺获,在 Vp4 后 100 ms 追发 Vpb(Vp-Vpb 间期 100 ms)呈假性失夺获,提示起搏器开启逐跳心室阈值检测。R5 因

Vpb4 重整起搏间期(Vpb-Ap5 间期 1 000 ms)致使 Ap4-Ap5 间期延长,且 R5 的 PAV 间期复原为 260 ms。如同 Vp4,Vp5 假性融合,触发心室备用脉冲 Vpb。由于 R4、R5 连续 2 次的失夺获心室,起搏器触发心室阈值检测。R6、R7 起搏呈双脉冲且 Ap-Vp 间期缩短至 50 ms,Vp 为检测脉冲且均夺获心室,未发备用脉冲。确认输出电压后,心搏恢复失夺获前工作状态且 PAV 间期恢复原值(260 ms)。因自身下传的 R8、R9(右束支传导阻滞)未被及时感知,起搏呈 Ap-Vp 工作状态。因 R4 的 PAV 间期 280 ms>260 ms,提示其 R1-R4 处于 AV 搜索。R1~R3 因 Ap-R 小于 320 ms 呈 AVI 起搏状态。

心电图诊断　未见自身 P 波,完全性右束支传导阻滞,起搏节律呈 DDD 工作模式,起搏夺获、感知良好,连续 2 次心室起搏呈假性失夺获触发心室阈值检测,AV 间期搜索功能开启。

案例10 连续2次假性失夺获致备用脉冲发放且触发心室阈值检测进程(Bitronik)(图6-10)。

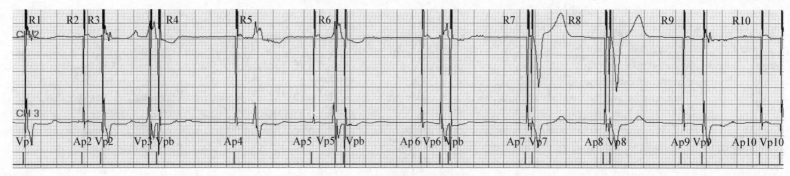

图6-10 案例10心电图

心电图特征 R5、R6起搏呈三脉冲，Ap5-Vp5间期320 ms、Ap6-Vp6间期260 ms，Vp-Vpb间期100 ms，Vp、Vpb分别落心室出现R波中和终末部。R3起搏呈双脉冲，Vp3-Vpb间期100 ms，Vp、Vpb分别落R波中和终末部，Vp前见自身P波且有心室自身下传呈完全性右束支阻滞，P-R间期220 ms，P-Vp间期260 ms。R7～R8起搏呈双起搏脉冲，Ap-Vp间期50 ms，Vp后紧随宽大畸形的R波。R1～R2、R9～R10起搏呈双脉冲，Ap-Vp间期260 ms。Vp后紧随宽大畸形的QRS波(R7、R8)时呈假性融合；Ap后可紧随P波，心室自身下传呈完全右束支传导阻滞，Ap-R间期250 ms，Ap-Ap间期1 000 ms(除外Ap4-Ap5、Ap5-Ap6、Ap6-Ap7)，P-Vp间期260 ms。

分析和讨论 Vp、Ap夺获心室、心房，起搏呈DDD工作模式，提示双腔起搏，起搏下限间期1 000 ms，PAV间期260 ms。R5、R6均呈三起搏脉冲，Vp5在PAV间期320 ms如期发放，因自身右束支传导延迟呈假性融合。起搏器判为失夺获，在Vp5后100 ms追发Vpb(Vp-Vpb间期100 ms)呈假性失夺获，提示起搏器开启逐跳心室阈值检测。R6因Vpb5重整起搏间期致使Ap5-Ap6间期延长，且R6的PAV间期复原为260 ms。如同Vp5，Vp6假性融合及触发心室备用脉冲Vpb。由于R5、R6连续2次的假性失夺获心室，起搏器触发心室阈值检测。R7、R8起搏呈双脉冲且Ap-Vp间期缩短至50 ms，Vp为检测脉冲均夺获心室，未发备用脉冲。确认输出电压后，心搏恢复失夺获前工作状态且PAV间期恢复原值(260 ms)。因自身下传的R9、R10(右束支传导阻滞)未被及时感知，起搏呈Ap-Vp工作状态，如同R1～R2的Ap-Vp间期。R3起搏呈双脉冲，但间期为100 ms，为感知P波后，如期发放Vp3且呈假性融合。判失夺获后，追发心室备用心室起搏Vpb所致。后续的Ap4如期发放，心室下传。R4起搏呈AVI工作状态。可见单次心室失夺获后，起搏输出电压不做调整变化。

心电图诊断 起搏节律呈DDD起搏工作模式，起搏夺获(心室时呈假性融合)、感知功能良好，偶见自身P波，完全性右束支传导阻滞，连续2次假性心室起搏失夺获追发心室备用脉冲后触发心室阈值检测。

案例 11 连续 2 次假性失夺获触发心室阈值检测室性期前收缩干扰(Bitronik)(图 6-11)。

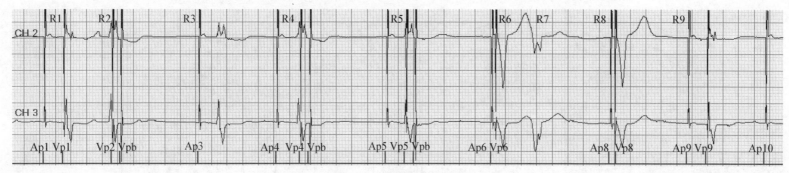

图 6-11 案例 11 心电图

心电图特征 起搏时呈三起搏脉冲(R4、R5),Vp-Vpb 间期 100 ms,Ap4-Vp4 间期 320 ms、Ap5-Vp5 间期 240 ms。Vp4、Vp5 与自身的 R4、R5 呈假性融合,Vpb 落在其 R 的终末部。起搏时呈双起搏脉冲(R6、R8),Ap-Vp 间期 50 ms,Vp 后紧随宽大畸形的 R 波;期间可见提前的 R7 呈宽大畸形的 R 波。R1、R9 起搏呈双脉冲,Ap-Vp 间期 240 ms。R3 起搏呈单脉冲,心室自身下传呈完全性右束支传导阻滞,Ap-R 间期 220 ms。R2 可见自身 P 波,心室自身下传呈完全性右束支传导阻滞,P-R 间期 220 ms;Vp2 与自身下传 R 呈假性融合,Vp2-Vpb 间期 100 ms,P-Vp2 间期 320 ms,Vpb2 落在 R 终末部。所有 Ap 均紧随心房激动波,Vpb-Ap 及 R7-Ap、Ap-Ap(除外 P2-Ap3、Ap4-Ap5、Ap5-Ap6)间期等于 1 000 ms。

分析和讨论 Vp、Ap 夺获心室、心房,起搏呈 DDD 工作模式,提示双腔起搏,起搏下限间期 1 000 ms,PAV、SAV 间期 240 ms、320 ms。出现 3 次 Vp-Vpb 间期 100 ms。R2 因感知 P 波且心室自身下传,如期发放的 Vp2(尽管 P-R 间期 220 ms<PAV,因右束支阻滞传导延迟未被及时感知所致)呈假性失夺获心室,追发心室备用心室起搏 Vpb,起搏呈 VAT 的双起搏脉冲(P-Vp-Vpb)形态,提示起搏器开启逐跳心室阈值检测。Vp4 如期发放呈假性失夺获,第二次触发心室备用起搏 Vpb;R4 起搏呈三脉冲(Ap-Vp-Vpb)现象;同理,因 Vpb 重整起搏间期,Ap4-Ap5 间期延长且 R5 的 PAV 复原 260 ms;Vp5 再次因假性失夺获,第三次追发心室备用脉冲 Vpb,R5 的起搏又呈三脉冲(Ap-Vp-Vpb)现象。由于 Vp4、Vp5 连续 2 次的心室失夺(假性)触发心室阈值检测;后续的起搏应 Ap-Vp 间期缩短至 50 ms,进行连续的阈值检测和电压调整。因室性期前收缩 R7 的干扰,使连续的心室阈值检测两者分离,为 R6、R8。检测脉冲的 Vp6、Vp8 均夺获心室,确认输出电压。之后的起搏恢复 PAV 原值(260 ms),R9 起搏呈 DOO 工作状态。本案可见,起搏呈 VAT 时,备用脉冲发放呈双脉冲的(P-Vp-Vpb)形态;起搏呈 DDD 时,备用脉冲发放呈三脉冲的(Ap-Vp-Vpb)形态。并可见在阈值检测时,室性期前收缩可推迟其检测,最终完成检测。

心电图诊断 起搏节律呈 DDD 起搏工作模式,起搏夺获(心室时呈假性融合)、感知功能良好,连续 2 次假性心室起搏失夺获追发心室备用脉冲后触发心室阈值检测,室性期前收缩干扰检测,偶见自身 P 波、完全性右束支传导阻滞。

案例 12 VVI 起搏状态时,定时启动心室阈值自动搜索检测进程(Bitronik)(图 6 - 12)。

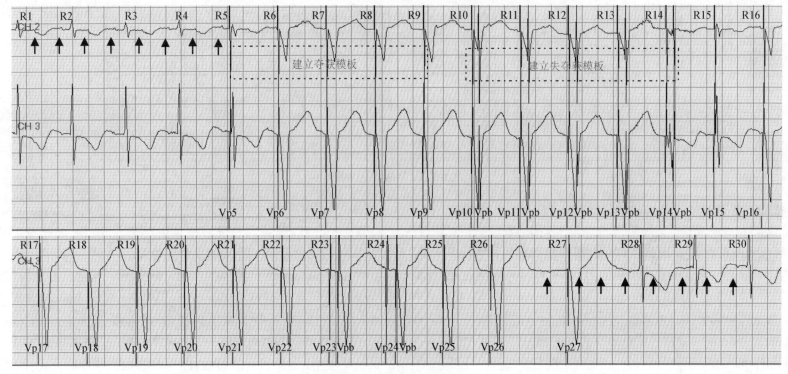

图 6 - 12 案例 12 心电图

心电图特征 连续记录。起搏时呈单脉冲(R5～R9、R15～R22、R25～R26),Vp 后紧随宽大畸形的 R 波(R5、R15 呈假性融合),Vp - Vp、R4 - Vp5 间期 640 ms。起搏时呈双脉冲(R10～R14、R23～R24),Vp - Vpb 间期 100 ms;R10～R14 的 Vp - Vp 间期 640 ms,Vp 后紧随宽大畸形的 QRS 波,Vpb 后无紧随的 QRS 波;R23～R24 的 Vp - Vp 间期 740 ms、Vpb - Vp 间期 640 ms。Vp26 - Vp27 间期 1 000 ms。可见自身心房 P 波(部分箭头所示),P - P 间期 360 ms。R1～R5、R28～R30 为自身心搏,R - R 间期 680 ms。

分析和讨论 起搏呈 VVI 工作模式且夺获心室。起搏下限间期 1 000 ms、起搏驱动频率间期 640 ms。R1～R5 快速房性心律呈 2∶1 下传。Vp5(呈假性融合)提速发放(R4 - Vp5 间期 640 ms),进入心室阈值检测进

程:R5～R9 连续 5 个心搏呈单起搏 Vp 且夺获心室,起搏间期不变,建立心室夺获模板,R10～R14 连续 5 个心搏呈双脉冲(Vp - Vpb),Vp 夺获、Vpb 失夺获心室,完成"5＋5"建模过程;R15～R26 为心室阈值自动搜索检测,检测 Vp 失夺时追发 Vpb 确保夺获(如 R23～R24),起搏呈 Vp - Vpb 且以 Vpb 重整起搏间期,符合 Bitronik 的心室阈值自动搜索检测进程。其间,起搏器以 2 次测试 Vp 为一组判断起搏阈值,不断调整心室起搏 Vp 的输出电压,具体的输出电压(体表心电图无法得知)。直至 Vp26 - Vp27 间期恢复至起搏下限间期,完成心室阈值自动搜索检测完整过程。后续起搏恢复至心室阈值检测前状态并以起搏间期下限工作。

心电图诊断 快速房性心律呈 2∶1,起搏夺获、感知功能良好、起搏呈 VVI 工作模式,定时心室阈值自动搜索检测。

案例 13　起搏 AVI 状态时,定时启动心室阈值自动搜索检测进程(Bitronik)(图 6 – 13)。

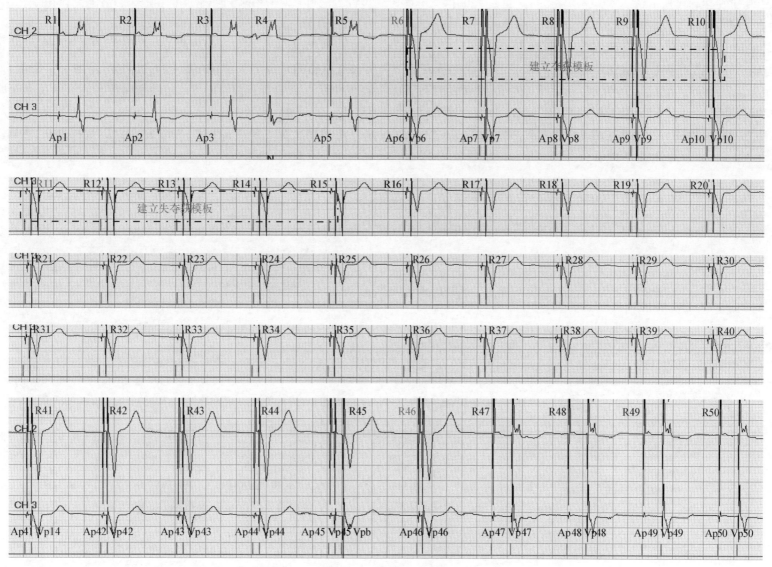

图 6 – 13　案例 13 心电图

心电图特征　连续记录。起搏时呈三脉冲现象(R11～R15、R45),Ap – Vp 间期 50 ms,Vp – Vpb 间期 100 ms;R45 的 Vpb 后紧随 QRS 波,R11～R15 的 Vpb 则均落在 QRS 波中。起搏时呈双脉冲(R6～R10、R16～R44),Ap – Vp 间期 50 ms。R47～R50 起搏呈双脉冲,Ap – Vp 间期 260 ms。

R1～R5 为心室自身下传呈完全性右束支传导阻滞,除 R4 为自身 P 波下传外,其余为心房起搏夺获心房后下传心室,Ap-R、P-R 间期 220 ms。可见 Vp 后均紧随宽大畸形的 R 波(除外 Vp45),Ap 后均紧随 P 波,Ap-Ap 间期 1 000 ms(除外 Ap45-Ap46)。

分析和讨论 Vp、Ap 夺获心室、心房,起搏呈 DDD 工作模式,提示双腔起搏,起搏下限间期 1 000 ms,PAV 间期 260 ms。R6 的 PAV 突然缩短至 50 ms,提示起搏器进入定时心室阈值测试进程:R6～R10 连续 5 次 Vp,确保心室夺获,建立夺获模板;R11～R15 连续 5 次呈三起搏脉冲 Ap-Vp-Vb 间期分别 50 ms 和 100 ms,建立失夺获模板,完成"5+5"建模过程,符合 Bitronik 的定时心室阈值自动搜索检测进程的心电图表现特征。R16～R46 进行心室阈值搜索检测,如 Vp 失夺,追发 Vpb 确保夺获(R45 起搏呈三脉冲 Ap-Vp-Vb)且以 Vpb 重整起搏间期。其间起搏器以 2 个测试 Vp 为一组判断起搏阈值,不断调整心室起搏 Vp 的输出电压,具体的输出电压(体表心电图无法得知);直至 R47 恢复起搏下限间期,完成心室阈值自动搜索检测完整过程,后续起搏恢复至心室阈值检测前状态,R47～R50 起搏呈 DOO 工作状态。

心电图诊断 起搏节律呈 DDD 工作模式,起搏夺获、感知功能良好,定时启动心室阈值检测。

案例 14 室性期前收缩后安全起搏失夺获发房备用脉冲,符合 2/4 原则触发心室阈值检测(Bitronik)(图 6-14)。

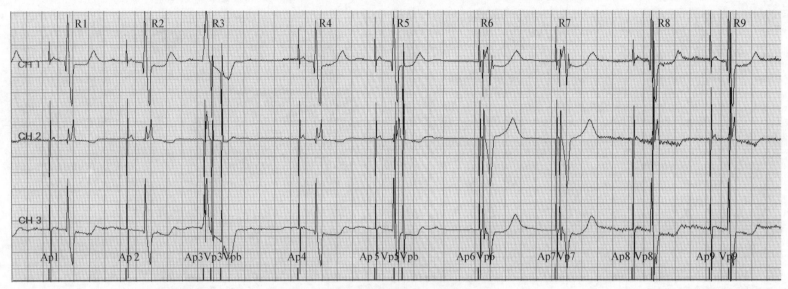

图 6-14 案例 14 心电图

心电图特征 起搏时呈三起搏脉冲现象(R3、R5);Vp-Vpb 间期均为 100 ms;Ap3-Vp4 间期 110 ms,Ap5-V5p 间期 260 ms;Vp、Vb 分别落在自身 R 终末部和 ST 段中。起搏时呈双脉冲 R8～R9,Ap-Vp 间期 260 ms,Vp 与自身下传的 R 呈假性融合。R6～R7 起搏呈双起搏脉冲,Ap-Vp 间期 50 ms,其 Vp 后紧随宽大畸形的 R 波。R1～R2、R4 呈单脉冲,心室自身下传呈完全性右束支阻滞,Ap-R 间期 220 ms。Ap-Ap(除外 Ap3-Ap4、Ap5-Ap6)、Vpb3-Ap4、Vpb5-Ap6 间期等于 1 000 ms,所有 Ap 均紧随 P 波(除外 Ap3)。

分析和讨论 Vp、Ap 夺获心室、心房,起搏呈 DDD 工作模式,提示双腔起搏,起搏下限间期 1 000 ms,PAV 间期 260 ms。R3、R5 起搏虽均呈三起搏脉冲,Ap-Vp 间期仅为 110 ms 远短于 PAV 间期,提示 Ap3 如期发放且与 R3[舒张晚期的室性期前收缩(右束支传导阻滞型)起源于左心室]呈假性融合。在 Ap3 心室空白期后的非生理不应期,R3 被感知发放 VSP(Ap-Vp 间期 110 ms)。因 Vp 落入心室肌不应期呈假性失夺获,起搏器追发心室备用脉冲 Vpb,构成三起搏脉冲现象,提示起搏器开启逐跳心室阈值检测。如期发放的 Ap5 夺获心房后自身下传心室;同理,因自身心室激动传至右心室电极存在延缓,未被及时感知,在 PAV 末如期发放 Vp5 落入心室肌不应期呈假性失夺获,又一次追发心室备用脉冲 Vpb 且重整起搏间期(Vpb5-Ap6 间期 1 000 ms)使 Ap5-Ap6 延长,R5 的起搏再次呈三脉冲现象;符合 Bitronik 的 4 次 Vp 中有 2 次失夺获标准,触发心室阈值检测的标准。R6、R7 心室起搏阈值检测呈双起搏脉冲 Ap-Vp(间期 50 ms),Vp 为检测脉冲均夺获心室,未发备用脉冲。确认输出电压后,恢复正常起搏工作状态及起搏间期和 PAV 间期,R8～R9 起搏呈 DOO 工作状态。本案例可见,只要逐跳心室阈值检测功能开启,心室安全起搏的失夺获,也可触发心室起搏阈值的检测。

心电图诊断 起搏节律呈 DDD 工作状态,起搏夺获、心室感知功能良好,室性期前收缩引发安全起搏致假性失夺获触发心室备用脉冲发放,心室阈值检测功能开启,未见自身 P 波,完全性右束支传导阻滞。

案例 15　AVI 起搏状态、CRBBB 时,定时启动心室阈值自动搜索检测进程(Bitronik)(图 6 - 15)。

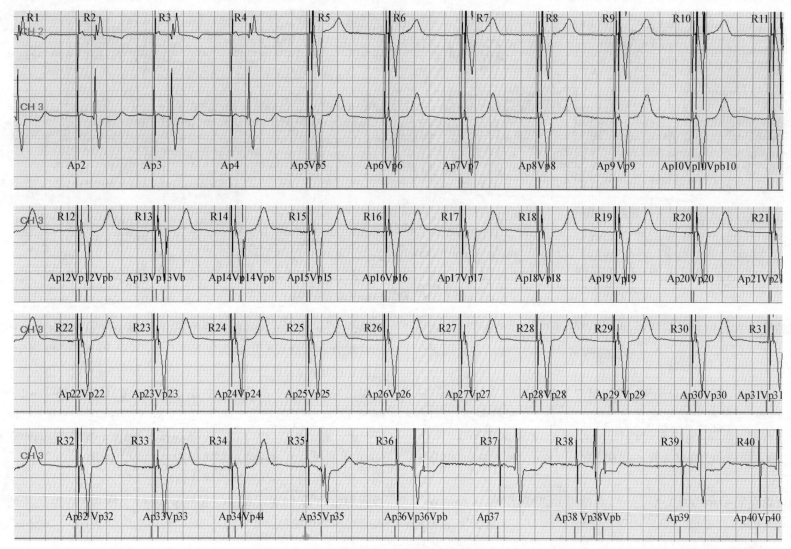

图 6 - 15　案例 15 心电图

心电图特征　连续记录。起搏时呈三起搏脉冲现象(R10～R14、36、R38),Vp - Vpb 间期 100 ms,Vpb - Ap 间期 1 000 ms;其中,R10～R14 的 Ap - Vp 间期 50 ms;R36、R38 的 Ap - Vp 间期 260 ms。R10～R14 的 Vp 均夺获心室,Vpb 落入 R 波中;R36、R38 的 Vp 与自身 R 波呈假性融合,Vpb 落入其 ST 段。起搏时呈双脉冲(R35、R40),Ap - Vp 间期 260 ms,Vp 呈假性融合。R5～R9、R15～R34 起搏呈双脉冲,Ap - Vp 间期 50 ms,Vp 均

夺获心室。R1～R4、R37、R39 起搏呈单脉冲，心室自身下传呈完全性右束支阻滞，Ap-R 间期 220 ms。Ap-Ap 间期 1 000 ms（其中 Ap35-Ap36 及 Ap36-Ap37 间期延长），所有 Ap 均紧随心房激动波。

分析和讨论　Vp、Ap 夺获心室、心房，起搏呈 DDD 工作模式，提示双腔起搏，起搏下限间期 1 000 ms，PAV 间期 260 ms。R5 起搏的 PAV 突然由 260 ms 缩短至 50 ms，提示起搏器进入定时心室阈值测试进程。建立夺获模板，R5～R9 连续 5 次呈双脉冲，确保 Vp 夺获心室，不发 Vpb；建立失夺获模板，R10～R14 连续 5 次呈三起搏脉冲，Vpb 为心室备用脉冲，符合 Bitronik 的定时心室阈值自动搜索检测进程的心电图表现特征。完成"5＋5"建模后，R15～R34 为心室阈值自动搜索检测，如有 Vp 失夺心室，追发 Vpb 确保夺获。其间，起搏器以 2 次检测 Vp 为一组判断起搏阈值，不断调整心室起搏 Vp 的输出电压，具体的输出电压（体表心电图无法得知）。直至 R34，完成心室阈值自动搜索检测完整过程。后续的起搏恢复至心室阈值检测前状态，R37、R39 呈 AVI 起搏状态，R35（呈心室融合）、R40 呈 DOO 起搏状态。而 R36、R38 的起搏，因 Vp 再次假性融合，追发 Vpb 呈三起搏脉冲现象。

心电图诊断　起搏节律呈 DDD 起搏工作模式，起搏夺获、感知功能良好，定时启动心室阈值检测。

案例 16　ODO 起搏状态时，定时启动心室阈值自动搜索检测进程（Medtronic）（图 6-16）。

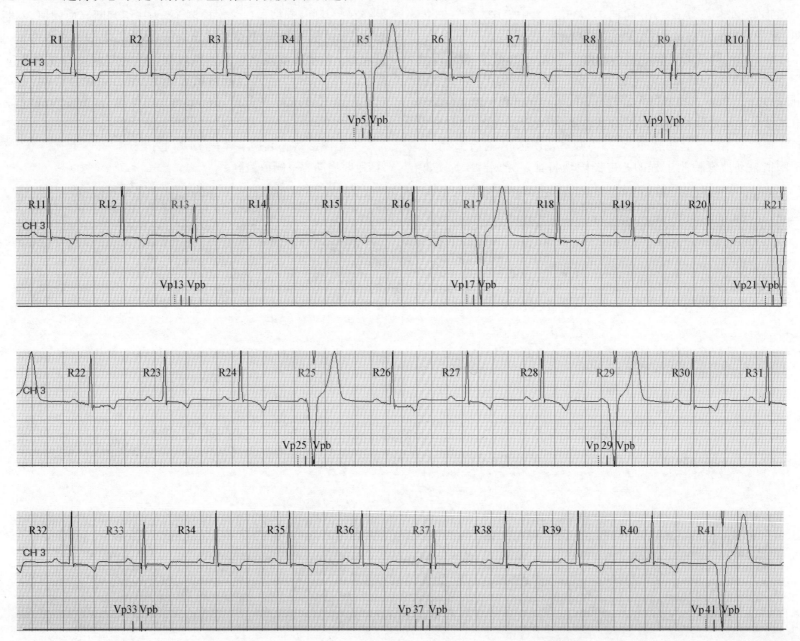

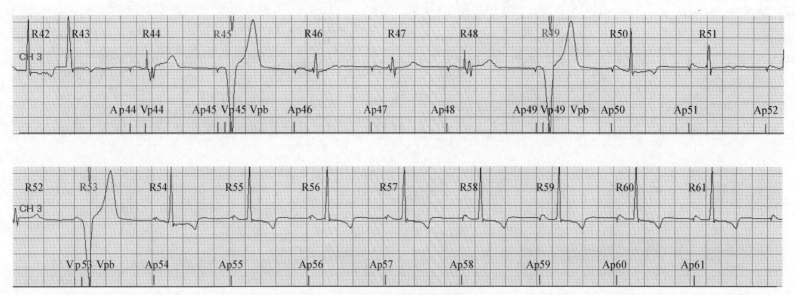

图 6-16 案例 16 心电图

心电图特征 连续记录。起搏时呈三脉冲[R45、R49(红色标记)]，Ap-Vp 间期 80 ms，Vp-Vpb 间期 100 ms。起搏呈双起搏脉冲[R5、R9、R13、R17、R21、R25、R29、R33、R37、R41、R53(红色标记)]，Vp-Vpb 间期 100 ms，其前均有 P 波，P-Vp 间期 90 ms。除 R9、R13、R33、R37 的 Vp 未紧随心室除极波，Vpb 呈假性融合波；其余的 Vp 均紧随心室除极波，Vpb 均落在 R 中呈假性融合。R44 呈 Ap-Vp 起搏，Ap-Vp 间期 220 ms；R43 为房性期前收缩。窦性 P 波，P-P 间期约 980 ms，自身下传心室，P-R 间期 220 ms。起搏时呈单脉冲(R46～R48、R50～R52、R54～R61)，心室自身下传，Ap-R 间期 220 ms，Ap-Ap 间期 1 000 ms。

分析和讨论 起搏时呈 ODO、AVI 及三起搏脉冲且夺获心房和心室，提示双腔起搏器，起搏下限间期 1 000 ms，PAV 间期 200 ms。R5 起搏呈 P-Vp 突然缩短为 90 ms(等于 SAV 减去 110 ms)呈(P-Vp-Vpb)起搏模式，提示起搏器进入定时心室阈值测试进程，每间隔 3 个心搏发放一次心室

起搏阈值检测：无论 Vp 是否夺获，Vpb 必发且 Vp-Vpb 间期 100 ms 恒定；有 P 波呈双起搏脉冲(P-Vp-Vpb)模式(P-Vp 间期 90 ms)，如 R5、R9、R13、R17、R21、R25、R29、R33、R37、R41、R53；无 As 呈三起搏脉冲(Ap-Vp-Vb)模式(Ap-Vp 间期 80 ms 等于 PAV 减去 125 ms)，如 R45、R49。构成"3+1"典型的(Medtronic)心室起搏阈值自动检测搜索心电图特征。检测中，起搏器以 3 个起搏检测心搏为一组，对心室起搏阈值判断并予以调整输出电压；具体的输出电压值变化仅可从起搏器程控仪获得体表心电图无法得知。其间 R43 为房性期前收缩且不干扰心室阈值检测的进程。R44 呈 Ap-Vp 起搏是因为 P44 在起搏下限如期发放(P43-Ap44 间期 1 000 ms)且在 PAV 末如期发放 Vp44 呈心室融合。直至 R53，确认心室阈值，完成心室阈值检测进程。随后起搏器恢复阈值检测前的起搏工作状态，R54～R61 起搏呈 AVI 状态。

心电图结论 窦性心律，房性期前收缩，DDD 起搏工作模式，定时自动心室阈值搜索检测。

案例 17 DOO 起搏状态,定时启动心室阈值自动搜索检测进程(Medtronic)(图 6-17)。

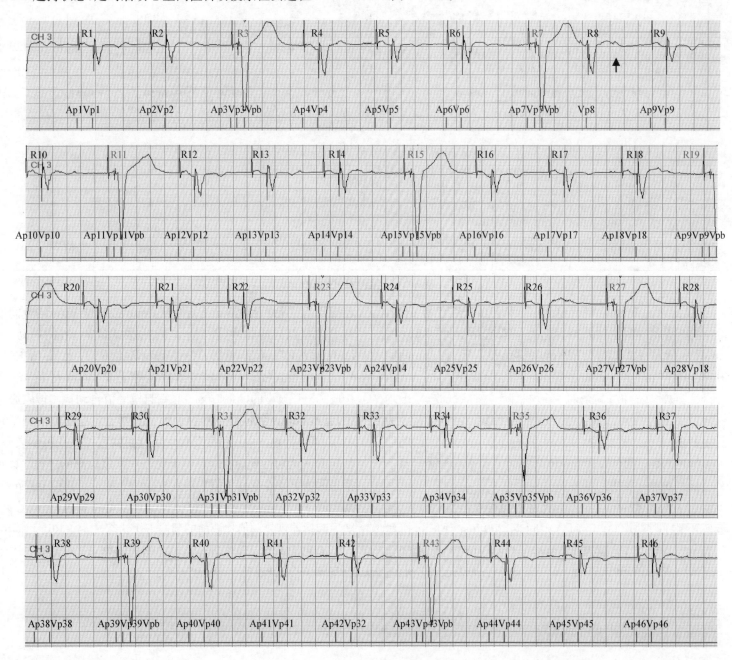

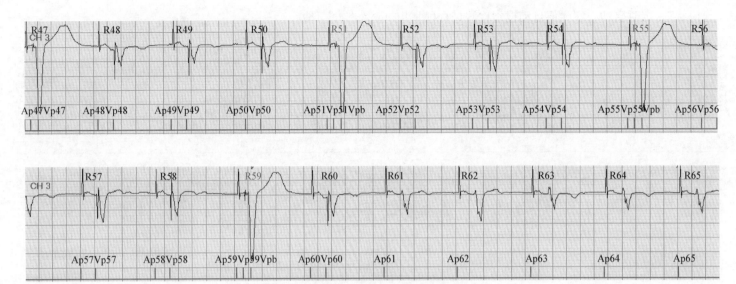

图 6 - 17 案例 17 心电图

心电图特征 连续记录。R3 至 R59 间期,每间隔 3 个心搏规律出现的心搏(红色标记)均呈三脉冲(Ap - Vp - Vpb),Ap - Vp 间期 80 ms,Vp - Vpb 间期 100 ms,且各自的 Ap 与前一心搏的 Ap 间期 1 160 ms[Ap$_{(n-1)}$ - Ap$_n$,如 Ap2 - Ap3],其余的 Ap - Ap 间期均为 1 040 ms。R61~R65 起搏呈单脉冲,心室自身下传呈完全性右束支传导阻滞,Ap - R 间期 240 ms。R8 前有 P 波呈 P - Vp 起搏模式,箭头所示 P 未下传心室。除外之外,其余的起搏均呈双脉冲,Ap - Vp 间期 200 ms。所有的 Ap 均紧随 P 波、所有的 Vp 均紧随宽大畸形的 R 波、Vb 均落在 R 波上。

分析和讨论 起搏时呈 DOO、AVI 及三起搏脉冲工作状态且夺获心房和心室,提示双腔起搏器且心房、心室起搏夺获功能良好,起搏下限间期 1 040 ms,PAV 间期 200 ms。R3 起搏的 Ap - Vp 间期突然缩短至 80 ms(等于 PAV 间期减 125 ms)呈三起搏脉冲 Ap - Vp - Vpb,提示起搏器进入定时心室阈值测试进程。每间隔 3 个心搏(维持起搏频率)发放一次心室阈值检测起搏

(红色标记)且[Ap$_{(n-1)}$ - Ap$_n$]间期延长至 1 160 ms。无论 Vp 是否夺获,Vpb 必发且 Vp - Vpb 间期(100 ms)恒定。在 Ap - Ap 起搏下限间期内无 P 波感知,心室阈值检测起搏均呈三起搏脉冲(Ap - Vp - Vb),构成"3+1"典型的 Medtronic 心室阈值自动搜索检测的心电图特征。起搏器以 3 个起搏检测心搏为一组,对心室起搏阈值判断并予以调整输出电压;具体的输出电压值变化仅可从起搏器程控仪获得体表心电图无法得知。其间,R8 提前呈 VAT 起搏状态及其后的 P 波落入心室后不应期未被感知均不影响和干扰心室阈值检测的进程。直至 R59,确认心室阈值,完成心室阈值检测进程。随后起搏器恢复阈值检测前的起搏工作状态,R60 呈 DOO 起搏状态,PAV 200 ms。R61~R65 起搏呈 AVI 起搏状态。因其 Ap - R 间期>PAV 间期,提示进入 AV 搜索。

心电图结论 起搏节律呈 DDD 起搏工作模式,起搏夺获、感知功能良好,定时启动心室阈值自动搜索检测,AV 搜索功能开启,偶见自身 P 波、完全性右束支传导阻滞。

案例 18 AVI 起搏状态，定时启动心室阈值自动搜索检测进程（Medtronic）（图 6-18）。

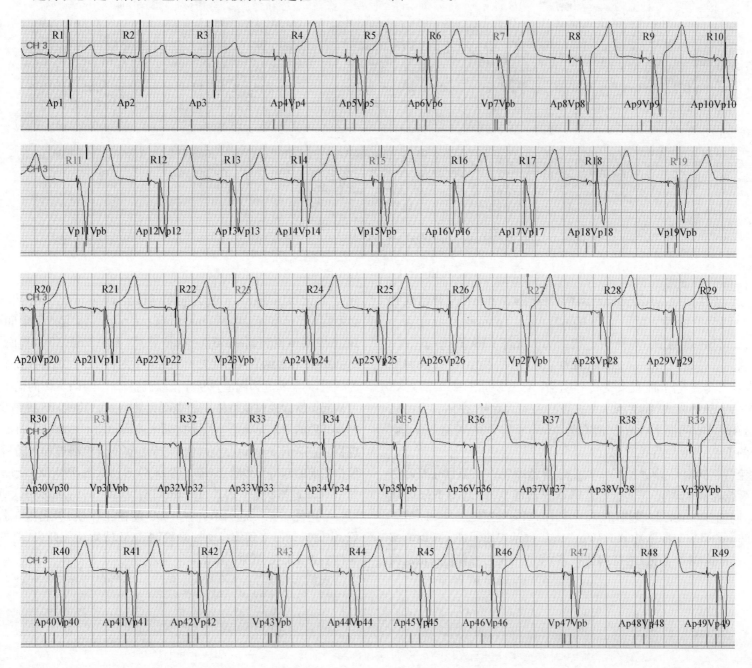

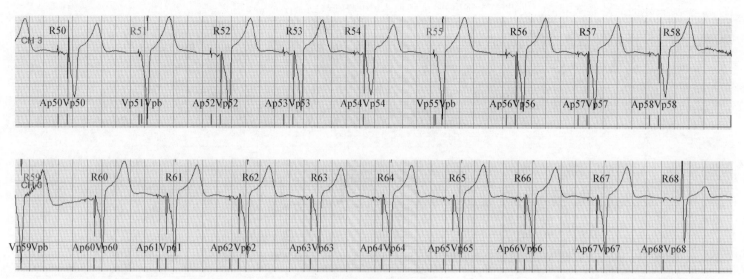

图 6-18　案例 18 心电图

心电图特征　连续记录。R7～R59 及间期中每间隔 3 个心搏规律出现的心搏(红色标记)起搏均呈三脉冲(Ap-Vp-Vpb)，Ap-Vp 间期很短(不易看见)，Vp-Vpb 间期 100 ms，且各自的 Vp 与前一心搏的 Vp 间期(Vp_{n-1}-Vp_n，如 Vp6-Vp7)及与后心搏的 Ap 间期(Vp_n-Ap_{n-1}，如 Vp7-Ap8)和 Vp59-Ap60(包括 R3-Vp4)间期等于起搏间期(Ap-Ap)，并致 Ap_{n-1}-Vp_n 期间延长 1 160 ms，除此之外 Ap-Ap 间期均为 1 000 ms。R4～R6 和 R60～R67 及间隔的 3 个心搏呈组的起搏均呈双脉冲，Ap-Vp 间期 160 ms。R1-R3、R68 起搏呈单脉冲，心室自身下传呈窄 QRS 波，Ap-R 260 ms。除 R15、R19、R43、R47 的 Vp 未紧随 R 波、Vpb 紧随宽大畸形的 R 波外，其余的 Vp 均紧随心室除极波、Vpb 则落入 QRS 波群中。所有 Ap 均紧随 P 波。未见自身 P 波。

分析和讨论　起搏时呈 DOO、AVI 及三起搏脉冲且夺获心房和心室，提示双腔起搏器且心房、心室起搏夺获功能良好，起搏下限间期 1 000 ms，PAV 间期 160 ms。Ap3-Ap4 突然由 1 000 ms 延长至 1 160 ms，且连续 3 次起搏呈 DOO 工作状态，PAV 恢复原值 160 ms 短于前面 Ap-R 间期，提示进入心室阈值自动检测进程。Vp7 为首次心室起搏阈值检测，R7 起搏貌呈双脉冲(实应三脉冲)；Ap7-Vp7 间期很短(等于 PAV 间期减去 125 ms

即 160-125=35 ms)，Vp-Vpb=100 ms。每间隔 3 个心搏(维持起搏频率)发放一次心室阈值检测起搏(红色标记)且每次检测 Vp 的[$Ap_{(n-1)}$-Vp_n]间期延长至 1 160 ms；无论 Vp 是否夺获，Vpb 必发且 Vp-Vpb 间期 100 ms 恒定。在 3 个支持心搏间，因在 Ap-Ap 起搏下限间期限值内无 P 波感知，起搏均呈 DOO 工作状态，构成"3+1"典型的 Medtronic 心室阈值自动搜索检测的心电图特征。起搏器以 3 个起搏检测心搏为一组，对心室起搏阈值判断并予以调整输出电压；具体的输出电压值变化仅可从起搏器程控仪获得体表心电图无法得知。直至 R59，确认心室阈值，完成心室阈值检测进程。R60-R67 起搏仍呈 DOO 状态，PAV 160 ms 过渡后，R68 起搏恢复至心室阈值检测前的 AVI 状态(与 R1～R3 起搏状态相同)。因 Ap-R 间期 260 ms 大于 PAV 间期 160 ms，提示 R1～R3 起搏可能在 AV 搜索维持状态，R68 起搏再次恢复进入 AV 搜索。值测试进程结束，R60～R68 以 PAV 原值 160 ms 维持 Ap-Vp 起搏，之后起搏器又恢复心室阈值测试的状态呈 Ap-R，提示 R1～R3 为 AV 搜索状态。

心电图诊断　起搏节律呈 DDD 工作模式，起搏夺获功能，心室感知功能良好(未见自身 P 波)，定时启动心室阈值自动搜索检测，AV 搜索功能开启。

105

案例 19 AAI 起搏状态,定时启动心室阈值自动搜索检测进程、AV 搜索功能开启(Medtronic)(图 6−19)。

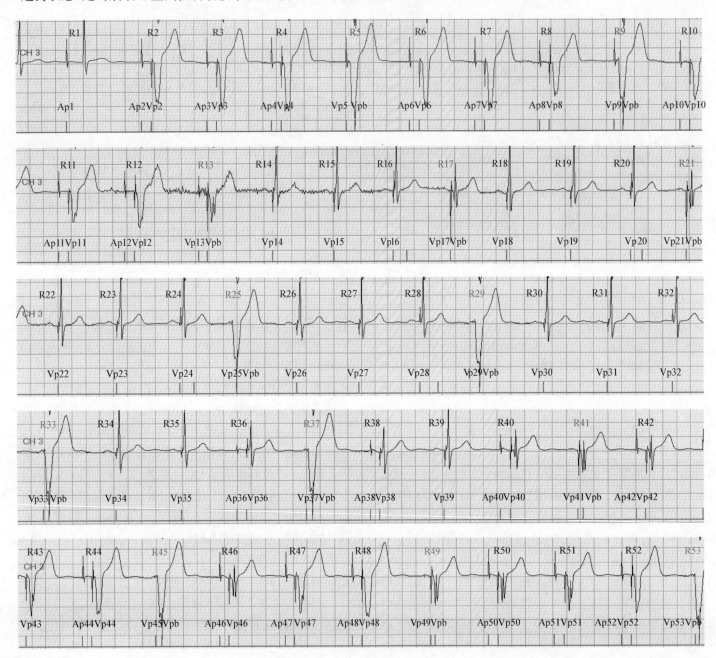

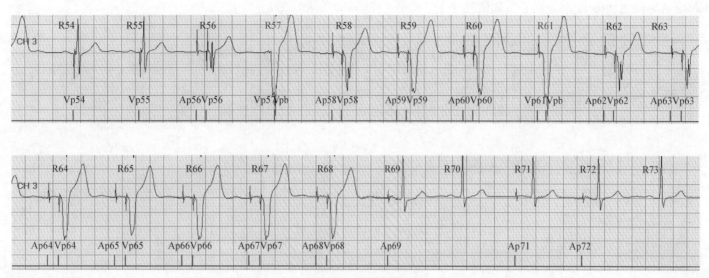

图 6-19　案例 19 心电图

心电图特征　连续记录。时呈窦性心律，P-P 间期 960～1 080 ms 不等。起搏时呈单脉冲 R1、R69、R71～R72，心室自身下传，Ap-R 间期 240 ms。R5 至 R61 及间期中每间隔 3 个心搏规律出现的心搏(红色标记)起搏均呈双脉冲，Vp-Vpb 间期 100 ms，Ap_{n-1}-Vp_n 期间延长 1 160 ms，除此之外 Ap-Ap 间期均为 1 000 ms。支持脉冲时呈双脉冲，Ap-Vp 间期 160 ms(如 R2～R4 等)；时呈单起搏脉冲 Vp(呈假性融合)，其前有 P 波(R13 等)，P-Vp 间期 200 ms。R70 为自身窦性心搏。除 R13、R17、R21、R41 的 Vp 未紧随 QRS 波、Vpb 后紧随 QRS 波或呈假性融合；其余的 Vp 后均紧随宽大畸形的 R 波或假性融合波、Vpb 后则落入 QRS 波群中。所有 Ap 均紧随 P 波。

分析和讨论　起搏时呈 DOO、AVI 及三起搏脉冲工作状态且夺获心房和心室，提示双腔起搏，起搏下限间期 1 000 ms，PAV 间期 160 ms，SAV 间期 200 ms。Ap1-Ap2 由 1 000 ms 突然延长至 1 160 ms，且连续 3 次 DOO 起搏状态，PAV 恢复原值 160 ms(短于前面 Ap-R 间期)，提示进入心室阈值自动检测进程。Vp5 为首次心室起搏阈值检测呈双脉冲(实应三脉冲)，Ap7-Vp7 间期很短(等于 PAV 间期减去 125 ms 即 160-125=35 ms，仅显示 Vp-Vpb 的起搏)，Vp-Vpb 间期 100 ms。然后每间隔 3 个心搏发放一

次心室阈值检测起搏(红色标记)且每次检测 Vp 的 [$Ap_{(n-1)}$-Vp_n] 间期延长至 1 160 ms；无论 Vp 是否夺获，Vpb 必发且 Vp-Vpb 间期；其前感知 P 波，P-Vp 间期应等于 90 ms(SAV 减去 110 ms)，其前无感知 P 波，Ap-Vp 间期应等于 35 ms(PAV-125 ms)。在 3 个支持心搏间，根据 Ap-Ap 起搏下限间期限值内有无感知 P 波，决定发放 Ap，及根据 PAV/SAV 与 P-R 关系发放 Vp；因此，可见起搏时呈 DOO(以 R6～R8 为代表)、VAT(以 R14-R16 为代表)工作状态，构成"3+1"典型的心室阈值检测自动搜索(Medtronic)。起搏器以 3 个起搏检测心搏为一组，对心室起搏阈值判断并予以调整输出电压；具体的输出电压值变化仅可从起搏器程控仪获得体表心电图无法得知。其中 $Vp_{(R13,R17,R21,R41)}$ 失夺获，其后的 Vpb 予以夺获或呈融合；直至 R61，确认心室阈值，完成心室阈值检测进程。R62～R68 起搏仍以 DOO 工作状态，PAV 原值过渡。之后 R69～R73 起搏恢复至心室阈值检测前的 AVI 状态(与 R1 相同)；因 Ap-R 间期 240 ms＞PAV，提示 R1 起搏在 AV 搜索维持状态，R69 起搏则再次进入 AV 搜索。R16、R20、R28 下的起搏脉冲，因 Ap-Vp 间期不等，提示为误标记。

心电图诊断　起搏节律呈 DDD 工作模式，起搏夺获，感知功能良好，定时启动心室阈值自动搜索检测功能，AV 搜索功能开启。

案例 20　AVI 起搏 AV 搜索状态,定时启动心室阈值自动搜索检测进程(Medtronic)(图 6 - 20)。

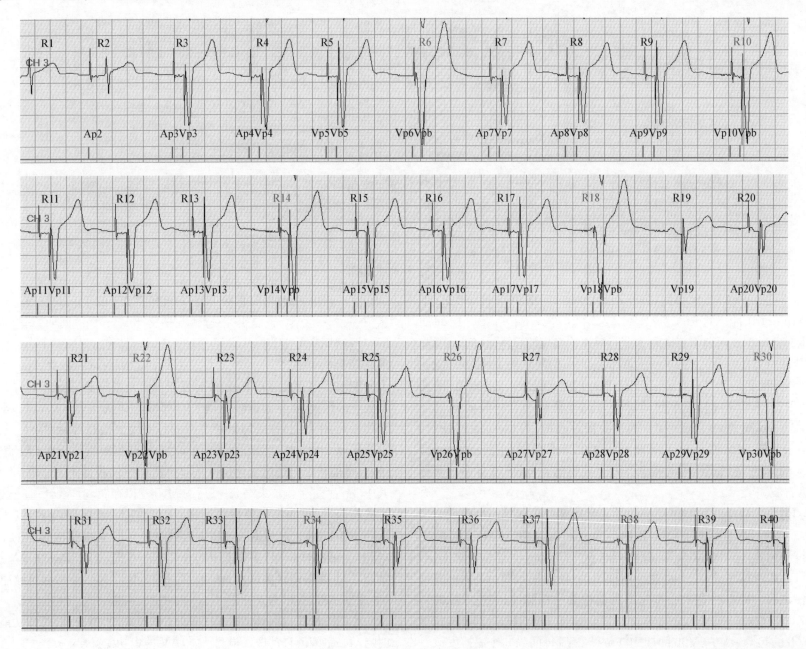

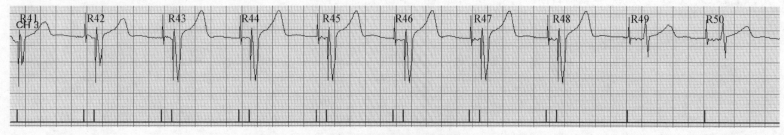

图 6-20　案例 20 心电图

心电图特征　连续记录(R40～R41 非连续)。R2、R49～R50 起搏呈单脉冲,心室自身下传呈窄 QRS 波,Ap-R 200 ms。R6 至 R38 及间期中每间隔 3 个心搏规律出现的心搏(红色标记)起搏均呈双脉冲,Vp-Vb 间期 100 ms,且各自的 Vp 与前一心搏的 Vp 间期($Vp_{n-1}-Vp_n$,如 Vp5-Vp6)及与后心搏的 Ap 间期(Vp_n-Ap_{n-1},如 Vp6-Ap7)和 Vp38-Ap39(包括 R2-Vp3)间期等于起搏间期(Ap-Ap),并致 $Ap_{n-1}-Vp_n$ 期间延长 1 160 ms,除此之外 Ap-Ap 间期均为 1 000 ms。R3～R5、R39～R48 及间隔的 3 个心搏呈组的起搏均呈双脉冲,Ap-Vp 间期 160 ms。除 R10、R14、R34、R38 的 Vp 未紧随 R 波、Vpb 紧随宽大畸形的 R 波外,其余的 Vp 均紧随心室除极波、Vb 则落入 QRS 波群中。所有 Ap 均紧随 P 波。未见自身 P 波。

分析和讨论　起搏时呈 DOO、AVI 及三起搏脉冲工作状态且夺获心房和心室,提示双腔起搏。起搏下限间期 1 000 ms,PAV 间期 160 ms。Ap2-Ap3 突然由 1 000 ms 延长至 1 160 ms,其后连续 3 次 DOO 起搏(PAV 恢复原值 160 ms),提示进入心室阈值自动检测进程。Vp6 为首次心室起搏阈值检测呈双脉冲(Vp-Vpb=100 ms),并每间隔 3 个心搏(维持起搏频率)发放一次心室阈值检测起搏(红色标记)且每次检测 Vp 的[$Ap_{(n-1)}-Vp_n$]间期延长至 1 160 ms;无论 Vp 是否夺获,Vpb 必发且 Vp-Vpb 间期恒定;在 3 个支持心搏间,因在 Ap-Ap 起搏下限间期限值内无 P 波感知,起搏均呈 DOO 工作状态,构成"3+1"典型的心室阈值自动搜索检测(Medtronic)。起搏器以 3 个起搏检测心搏为一组,对心室起搏阈值判断并予以调整输出电压;具体的输出电压值变化仅可从起搏器程控仪获得体表心电图无法得知。其中 R10、R14、R34、R38 的 Vp 失夺获,其后的 Vpb 予以夺获或呈融合。直至 R38,确认心室阈值,完成心室阈值检测进程。R39-R48 起搏仍以 DOO 工作状态,PAV 间期 160 ms 过渡;之后 R49～R50 起搏恢复至心室阈值检测前的 AVI 状态(与 R1～R2 相同);提示 R1～R2 起搏在 AV 搜索维持状态,R49 起搏再次进入 AV 搜索。

心电图诊断　起搏节律呈 DDD 起搏模式,起搏夺获,心室感知功能良好(未见自身 P 波),定时启动心室阈值自动搜索检测,AV 搜索功能开启。

案例 21 DOO 起搏状态，定时启动心室阈值自动搜索检测进程（Medtronic）（图 6-21）。

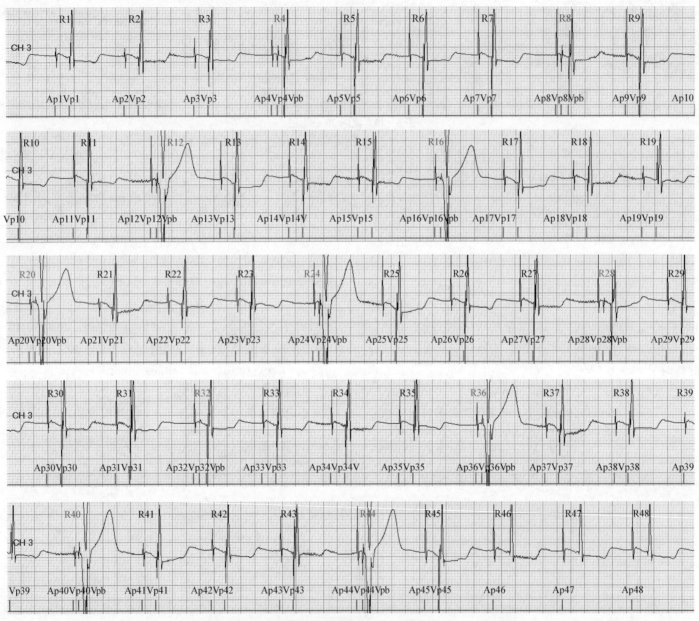

图 6-21 案例 21 心电图

心电图特征 连续记录。R1~R3、R45~R48 及间隔的 3 个心搏呈组的起搏均呈双脉冲，Ap－Vp 间期 200 ms，Vp 均呈假性融合。R46~R48 起搏呈单脉冲，心室自身下传呈窄 QRS 波，Ap－R 240 ms。R4~R44 间期，每间隔 3 个心搏规律出现的心搏（红色标记）起搏均呈三个起搏脉冲信号（Ap－Vp－Vpb），Ap－Vp 间期 80 ms，Vp－Vpb 间期 100 ms，且各自的 Vp 与前一心搏的 Vp 间期（Vp_{n-1}－Vp_n，如 Vp3－Vp4）间期等于起搏间期（Ap－Ap），并致 Ap_{n-1}－Vp_n 期间延长 1 120 ms；除此之外，Ap－Ap 间期均为 1 000 ms。除 R4、R8、R28、R32 的 Vp 未紧随 R 波、Vpb 紧随宽大畸形的 R 波或融合外，其余的 Vp 均紧随心室除极波、Vpb 则落入 QRS 波群中。所有 Ap 均紧随 P 波。未见自身 P 波。

分析和讨论 起搏时呈 DOO、AVI 及三起搏脉冲工作状态且夺获心房和心室，提示双腔起搏。起搏下限间期 1 000 ms，PAV 间期 200 ms。Ap3－Ap4 突然由 1 000 ms 延至 1 120 ms，其后连续 3 次 DOO 起搏（PAV 恢复原值 200 ms），提示进入心室阈值自动检测进程。Vp4 为首次心室起搏阈值检测呈三脉冲，Ap－Vp 间期 80 ms（等于 PAV 间期减去 125 ms）、Vp－Vpb 间期 100 ms。每间隔 3 个心搏（维持起搏频率）发放一次心室阈值检测起搏（红色标记）且每次检测 Vp 的［$Ap_{(n-1)}$－Ap_n］间期延长至 1 120 ms；无论 Vp 是否夺获，Vpb 必发且 Vp－Vpb 间期恒定。在 3 个支持心搏间，因在 Ap－Ap 起搏下限间期限值内无 P 波感知，起搏均呈 DOO 工作状态，构成"3＋1"典型的 Medtronic 心室阈值自动搜索检测的心电图特征。起搏器以 3 个起搏检测心搏为一组，对心室起搏阈值判断并予以调整输出电压；具体的输出电压值变化仅可从起搏器程控仪获得，体表心电图无法得知。其中 R4、R8、R28、R32 的 Vp 失夺获，其后的 Vpb 予以夺获或呈融合。直至 R44，确认心室阈值，完成心室阈值检测进程。随后 R45~R48 恢复至 AVI 状态，因 Ap－Vp 间期 200 ms＞PAV 间期 160 ms，提示 R65 起搏可能直接进入 AV 搜索。

心电图诊断 起搏节律呈 DDD 起搏模式，起搏夺获、心室感知功能良好（未见自身 P 波），定时启动心室阈值检测，AV 搜索功能开启。

第七章　心房起搏阈值检测特殊功能的心电图表现

心房起搏阈值测定及输出能量自动调整类似于心室起搏阈值测定及输出能量自动调整,在确保心房安全起搏的情况下,尽可能降低心房起搏的输出能量。对植入 DDD 起搏器的患者而言,不会因 Ap 失夺获心房而抑制 Vp 致心室停搏,但 Ap 的失夺获可导致:① 易诱发起搏器介导性心动过速;② 引起血流动力学障碍。同样,起搏器能否判断 Ap 是否夺获心房除极是关键。由于 Ap 后 ER 波相对于 Vp 后 ER 波而言更小,极易被极化电位干扰,因此,有采用起搏除极积分(PDI)法等来替代 ER 波的识别。心房起搏阈值测定及输出电压自动调整的功能,通常不推荐开启或多在午夜工作。通过心电图特征的变化,可判断心房起搏阈值搜索检测及输出电压自动调整功能的开启。

一、起搏阈值自动搜索检测的心电图特征

由于在体表心电图上,Ap 夺获心房的除激动波通常很小,不易观察和分析。显然,判断 Ap 的夺获与否,仅依靠其后的 P 波来判断干扰较大。因此,起搏器需采用其他的方法来判断 Ap 是否夺获心房除极。Medtronic 的心房起搏阈值检测功能的心电图特征表现如下。

1. AVC 算法(阈值检测前起搏呈 AVI 工作状态)

(1) 确保心律稳定:连续发放 6 个心房起搏,Ap - Ap 缩短(即频率加快

15 次/min)。

(2) 阈值检测起搏脉冲呈双脉冲,Ap - Apb 间期 70 ms,且 $Ap_{(n-1)} - Ap_n$ 间期缩短;Apb 必发与 Ap 是否夺获无关,Apb 为心房备用脉冲(4.5 V,1.0 ms);阈值检测起搏间隔 3～5 个支持心搏。

(3) 通过 Vs 出现的时机,判断阈值检测 Ap 是否夺获心房。检测的 Ap - Vs 间期等于支持心搏的 Ap - Vs 间期,提示检测的 Ap 夺获心房除极后下传心室;Apb - Vs 间期等于支持心搏的 Ap - Vs 间期,提示 Ap 失夺获而 Apb 夺获心房除极。

2. ACM 算法(阈值检测进程前起搏呈 VAT 或 ODO 起搏状态)

(1) 确保心律稳定:连续 6 个心搏稳定后且 As - As 间期频率≤87 次/min。

(2) 阈值检测起搏呈单脉冲 Ap 且 $P_{(n-1)} - Ap_n$ 间期缩短。阈值检测起搏间隔 5 个支持心搏。

(3) 通过 Vs 出现的时机,判断阈值检测 Ap 是否夺获心房。检测的 Ap - Vs间期等于支持心搏的 As - V 间期,提示检测的 Ap 夺获心房除极后下传心室;Ap - V 间期小于支持的 As - V 间期,提示检测的 Ap 失夺获心房除极且为 P 波自身下传心室。

二、心房起搏阈值自动检测和输出能量调整的心电图案例分析

案例 1 AVI 起搏状态,定时启动起搏阈值搜索检测进程(AVC 算法)(图 7-1)。

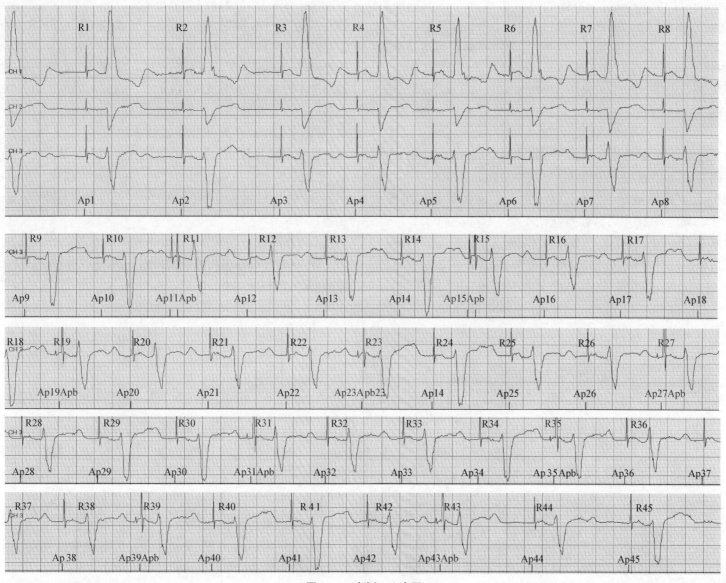

图 7-1 案例 1 心电图

心电图特征 连续记录。起搏时呈双脉冲（红色标记）（R11、R15、R19、R23、R27、R31、R35、R39、R43），Ap - Apb 间期 70 ms；其中 R27、R31 的 Ap - R 间期 320 ms，Apb - R 间期，240 ms；其余的心搏 Ap - R 间期 240 ms，Apb - R 间期 170 ms；且其 Ap 与前一心搏的 Ap（如 Ap42 - Ap43）间期 760 ms，Apb 与前一心搏的 Ap（如 Ap42 - Apb）间期 840 ms，其他心搏的 Ap - Ap 间期均为 840 ms。除红色标记心搏外，其余的心搏起搏均呈单脉冲，心室均自身下传呈完全性右束支阻滞，Ap - R 间期 240 ms。R1～R3、R44～R45 的 Ap - Ap 间期 1 080 ms，R4～R10 的 Ap - Ap 间期 840 ms。Ap - R 间期 240 ms 的 Ap 均紧随 P 波，其余的 Ap 未见紧随的 P 波。未见自身 P 波。

分析和讨论 起搏时呈 AVI 及双脉冲工作模式且夺获心房，提示双腔起搏。起搏下限间期 1 080 ms，正常的 Ap - R 间期 240 ms。R4 的 Ap3 - Ap4 间期由 1 080 ms 突然缩短至 840 ms，提示进入心房阈值测试进程。R4～R10 连续 7 个起搏呈单脉冲 Ap，起搏间期不变。R11 为首次心房起搏阈值检测呈双脉冲，Ap - Apb 间期 70 ms。每间隔 3 个心搏（支持心搏）发放一次心房阈值检测起搏（红色标记）且每次检测 Ap_n 的 $[Ap_{(n-1)} - Ap_n]$ 间期缩短至 760 ms。无论 Ap 是否夺获，Apb 必发且 Ap - Apb 间期恒定。

如 Ap 失夺获心房，下传心室的（Ap - R）时间大于支持心搏的 Ap - R 间期（240 ms）且 Apb 必夺获心房除极，Apb - R 间期等于支持心搏的 Ap - R 间期（R27、R31 的 Ap - R、Ab - R 间期），提示心房阈值检测的 Ap 失夺获心房除极。如心房阈值检测的 Ap 夺获心房，下传心室的 Ap - R 间期等于支持心搏的 Ap - R 间期 240 ms 且 Apb 失夺获，Apb - R 间期小于 Ap - R 间期 240 ms（见其他检测起搏，如 R11 的 Ap - R、Ab - R 间期），提示心房阈值检测的 Ap 失夺获。在 3 个支持心搏间，因在 Ap - Ap 起搏下限间期限值内无 P 波感知，起搏均呈 DOO 工作状态，符合"3＋1"典型的 Medtronic 心房阈值自动搜索检测的心电图特征。起搏器以 3 个起搏检测心搏为一组，对心房起搏阈值判断并予以调整输出电压；具体的输出电压值变化仅可从起搏器程控仪获得体表心电图无法得知。直至 R43，确认心房起搏阈值，完成心房起搏阈值检测的进程。随后起搏器恢复至心房阈值检测前的 R1～R3 的起搏状态且 Ap - Ap 间期恢复到 1 080 ms，R44～R45 呈 AVI 起搏状态。

心电图结论 起搏节律，DDD 呈 AVI 起搏工作状态，心房起搏、心室感知良好，定时启动心房阈值自动搜索检测，未见自身心房 P 波，I 度房室传导阻滞，完全性右束支传导阻滞。

案例2 AVI 起搏状态,定时启动起搏阈值搜索检测进程(AVC 算法)(图 7-2)。

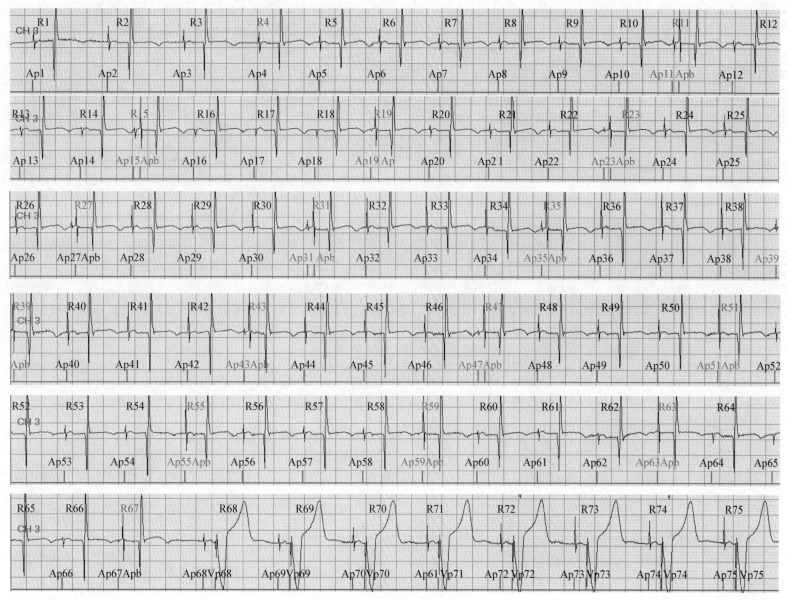

图 7-2 案例 2 心电图

心电图特征 连续记录。起搏呈双脉冲（红色标记）（R11、R15、R19、R23、R27、R31、R35、R39、R43、R47、R51、R55、R59、R63、R67），Ap－Apb 间期 70 ms，且其 Ap 与前一心搏的 Ap（如 Ap66－Ap67）间期 760 ms，Apb 与前一心搏的 Ap（Ap66－Apb67）间期 840 ms，其余心搏的 Ap－Ap 间期均为 840 ms。除红色标记心搏外，其余的心搏起搏均呈单脉冲，Ap－R 间期 240 ms。R1～R4 起搏呈单脉冲，Ap－R 间期 240 ms；R68～R75 起搏呈双脉冲 Ap－Vp 间期 180 ms；两组的 Ap－Ap 间期 1 080 ms。所有 Vp 均紧随宽大畸形的 R 波。未见自身 P 波，心室自身下传呈窄 QRS 波。

分析和讨论 起搏时呈 AVI 及 DOO 工作状态且夺获心房和心室，提示双腔起搏。起搏下限间期 1 080 ms，PAV 间期 180 ms。Ap 夺获下传心室，Ap－R 间期 240 ms。R4 的 Ap3－Ap4 间期由 1 080 ms 突然缩短至 840 ms，提示进入心房阈值自动搜索检测进程。R4～R10 连续 7 个起搏心搏，起搏间期不变。R11 为首次心房起搏阈值检测呈双脉冲，Ap－Apb 间期 70 ms。每间隔 3 个心搏（支持心搏）发放一次心房阈值检测起搏（红色标记）且每次检测 Ap 的［Ap$_{(n-1)}$－Ap$_n$］间期缩短至 760 ms。无论 Ap 是否夺获，Apb 必发且 Ap－Apb 间期恒定。如阈值检测 Ap 失夺获心房，下传心室的 Ap－R 间期（320 ms）大于支持心搏的 Ap－R 间期 240 ms 且 Apb 必夺获心

房除极，Apb－R 间期等于支持心搏的 Ap－R 间期 240 ms（如 R27、R31、R51、R55 的 Ap－R、Apb－R 间期），提示 Ap 检测起搏失夺获。如阈值检测 Ap 夺获心房，下传心室的 Ap－R 间期等于支持心搏的 Ap－R 间期 240 ms，且 Apb 失夺获 Apb－R 间期小于 Ap－R 间期 240 ms（见其他检测起搏，如 R11 的 Ap－R、Apb－R 间期），提示 Ap 检测起搏失夺获。在 3 个支持心搏间，因在 Ap－Ap 起搏下限间期限值内无 P 波感知，起搏均呈 DOO 状态，符合"3＋1"典型的 Medtronic 心房阈值自动搜索检测的心电图特征。起搏器以 3 个起搏检测心搏为一组，对心房起搏阈值判断并予以调整输出电压；具体的输出电压值变化仅可从起搏器程控仪获得，体表心电图无法得知。直至 R67，确认心房起搏阈值，完成心房起搏阈值检测的进程。随后，起搏器恢复呈 DOO 起搏状态，且 Ap－Ap、PAV 间期复原分别为 1 080 ms、160 ms 间期并维持 8 个起搏；之后应恢复心房阈值检测前的 R1～R4 的起搏状态（案例未予以显示）。因 R1～R4 的 Ap－R 间期大于 PAV 间期，提示 R1～R4 的起搏处于 AV 搜索或右心室起搏管理功能（MVP）中。

心电图结论 起搏节律呈 DDD 工作模式，起搏、心室感知良好（未见自身心房 P 波），定时心房阈值自动搜索检测，AV 搜索或右心室起搏管理功能开启，Ⅰ度房室传导阻滞。

案例3 AVI 起搏状态时,定时启动心房阈值搜索检测,自身心房激动干扰进程(图 7 - 3)。

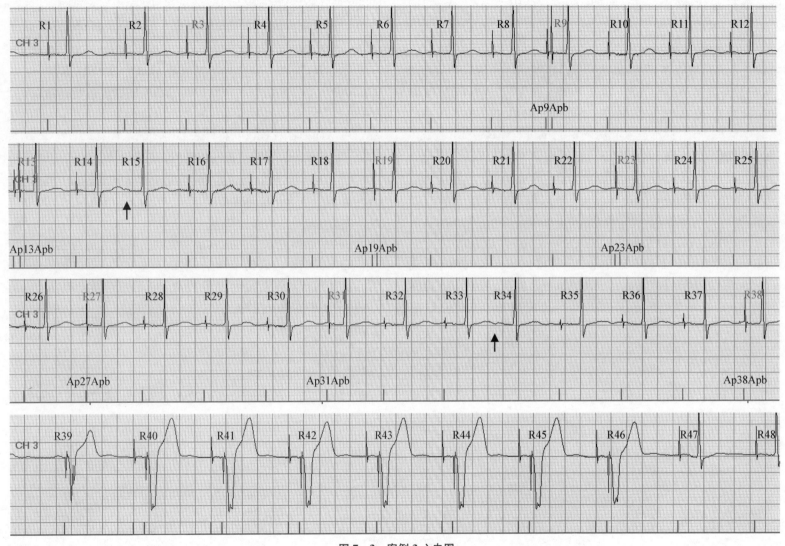

图 7 - 3 案例 3 心电图

心电图特征 连续记录。起搏呈双脉冲(红色标记)(R9、R13、R19、R23、R27、R31、R38),Ap - Apb 间期 70 ms,且其 Ap 与前一心搏的 Ap(如Ap37 - Ap38)间期 760 ms,Apb 与前一心搏的 Ap(Ap37 - Apb38)间期

840 ms,其中 R19、R23 的 Ap - R 间期 320 ms,Apb - R 间期 240 ms;R9、R23、R27、R38 Ap - R 间期 240 ms,Apb - R 间期 160 ms,其余心搏的 Ap - Ap 间期均为 840 ms。除红色标记心搏外,其余的心搏起搏均呈单脉冲,

Ap-R 间期 240 ms。R1～R2、R47～R48 起搏呈单脉冲，Ap-R 间期 240 ms；R39-R46 呈双脉冲，Ap-Vp 间期 160 ms；两组的 Ap-Ap 间期 1 080 ms。所有 Vp 均紧随宽大畸形的 QRS 波。未见自身 P 波，心室自身下传呈窄 QRS 波，Ap-R 间期 240 ms。

分析和讨论　未见窦性心律，起搏呈 AVI 及 DOO 工作模式且夺获心房和心室，提示双腔起搏器起搏功能良好，起搏下限间期 1 080 ms，PAV 间期 160 ms，Ap 夺获下传心室，Ap-R 间期 240 ms。R4 的 Ap2-Ap3 间期由 1 080 ms 突然缩短至 840 ms，提示进入心房阈值测试进程。R3～R8 连续 6 个起搏心搏，起搏间期不变。R9 为首次心房起搏阈值检测呈双脉冲，Ap-Apb 间期 70 ms。每间隔 3 个心搏（除外 R13-R19、R31-R38 间隔 5 个心搏）发放一次心房阈值检测起搏（红色标记）且每次检测 Ap$_n$ 的［Ap$_{(n-1)}$-Ap$_n$］间期缩短至 760 ms。无论 Ap 是否夺获，Apb 必发且 Ap-Apb 间期恒定。如阈值检测 Ap 失夺获心房，下传心室的 Ap-R 间期（320 ms）大于支持心搏的 Ap-R 间期 240 ms 且 Apb 必夺获心房除极，Apb-R 间期等于支持心搏的 Ap-R 间期（如 R19、R23 的 Ap-R、Apb-R 间期），提示 Ap 检测起搏失夺获。如 Ap 夺获心房，下传心室的 Ap-R 间期等于支持心搏的

Ap-R 间期 240 ms，且 Apb 失夺获，Apb-R 间期小于支持心搏的 Ap-R 间期（见其他检测起搏，如 R9 的 Ap-R、Apb-R 间期），提示 Ap 检测起搏夺获。通常起搏阈值检测起搏间有 3 个支持心搏，但 R13～R19、R31～R38 间有 5 个心搏。是因为在 Ap-Ap 起搏下限间期限值内，感知 P 波感知（箭头所示），R15、R34 呈自身心搏并重计 3 个支持心搏，符合"3＋1"典型的 Medtronic 心房阈值自动搜索检测的心电图特征。起搏器以 3 个起搏检测心搏为一组，对心房起搏阈值判断并予以调整输出电压；具体的输出电压值变化仅可从起搏器程控仪获得体表心电图无法得知。直至 R38，确认心房起搏阈值，完成心房起搏阈值检测的进程。起搏器恢复呈 DDD 起搏状态且 Ap-Ap、PAV 间期复原分别为 1 080 ms、160 ms 间期并维持 8 个心搏（其中，R39 感知 P 波呈 VAT 起搏状态）。之后回复心房阈值检测前的起搏状态，R47～R48 起搏呈 AVI 状态。因其 Ap-R 间期大于 PAV 间期，提示 R1～R2、R47～R48 起搏进入 AV 搜索维持期或右心室起搏管理状态。

心电图结论　起搏节律呈 DDD 工作模式，起搏夺获、感知功能良好，定时心房阈值自动搜索检测，AV 搜索或右心室起搏管理功能开启。偶见窦性心搏，Ⅰ度房室传导阻滞。

118

案例4 ODO 起搏状态时,定时启动心房阈值搜索检测(ACR 算法)(图 7-4)。

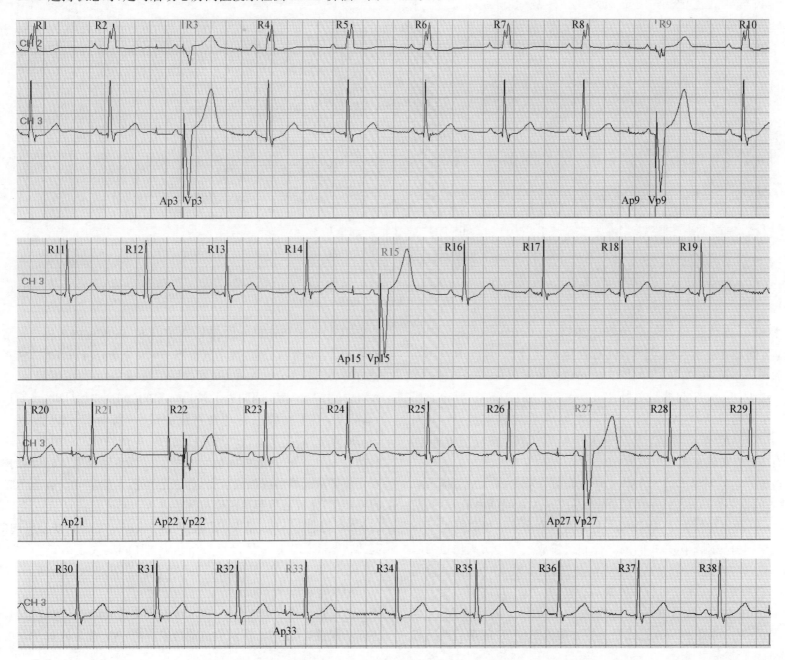

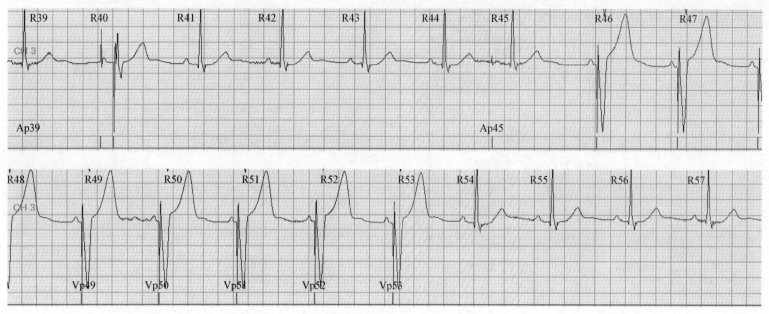

图 7 - 4 案例 4 心电图

心电图特征 连续记录。起搏呈双脉冲(红色标记)(R3、R9、R15、R27),Ap - Vp,间期 360 ms,Ap 与 Vp 间有自身 P 波;R21、R33、R39、R45(红色标记)起搏呈单脉冲,Ap - Vs 间期 240 ms;(红色标记)的 Ap 与前一 P 波间期 840 ms。R46~R53 起搏呈单脉冲,P - Vp 间期 160 ms。其余心搏(除 R22、R40 呈双起搏脉冲,Ap - Vp 间期 200 ms)均呈窦性 P 波,P - P 间期 1 000~1 100 ms 略有不等;心室自身下传呈窄 QRS 波,P - R 间期 200 ms。所有 Vp 均紧随宽大畸形的 R 波。

分析和讨论 起搏时呈 DOO、AVI 工作状态且夺获心房、心室,提示双腔起搏。PAV 间期 200 ms,SAV 间期 160 ms。P2 - Ap3 间期由 P - P 间期突然缩短 840 ms(频率加快为 75 次/min),提示进入心房阈值检测进程。R3 为首次心房起搏阈值检测 Ap,并每间隔 5 个心搏发放一次心房阈值检测起搏(红色标记)且每次检测 Ap_n 的[$P_{(n-1)}$ - Ap_n]间期至缩短 840 ms。若检测的 Ap 夺获心房,可通过房室结自身下传激动心室,其 Ap - R 间期略大于支持心搏的 P - R 间期(R21、R33、R39、R45 的 Ap - R 间期)。若检测 Ap 失夺获呈双脉冲,Ap - Vp 间期 360 ms 远大于支持心搏的 Ap - R 间期且期间有

P 波(R3、R9、R15、R27);因在 PAV 的限值 360 ms 内未感知自身心室激动,如期发放 Vp 夺获心室,提示其检测 Ap 失夺获心房。在 5 个支持心搏中,时呈自身心搏。Ap22、Ap40 的发放以 R21、R39 重整逸搏间期,使其 Ap21 - Ap22、Ap39 - Ap40 间期为 1 240 ms,PAV 间期复原(200 ms)且在期末发放 Vp 夺获,不干扰阈值自动搜索检测进程;符合"5+1"典型的 Medtronic(ACR 算法)心房阈值自动搜索检测的心电图特征。起搏器以 3 个起搏检测心搏为一组,对心房起搏阈值判断并予以调整输出电压;具体的输出电压值变化仅可从起搏器程控仪获得,体表心电图无法得知。直至 R45,确认心房起搏阈值,完成心房起搏阈值检测的进程。起搏器恢复 AV 间期,R46~R53 以 SAV 间期 160 ms 呈 VAT 起搏工作状态。之后恢复心房阈值检测前的起搏状态,R54~R57 呈自身心搏且 P - R 间期大于 SAV 间期,提示 R1~R2、R54~R57 的 P - P 间期<起搏下限间期并进入 AV 搜索维持期或右心室起搏管理状态。

心电图结论 窦性心律,完全性右束支传导阻滞,DDD 起搏,起搏夺获、感知功能良好,定时心房阈值自动搜索检测,AV 搜索或 MVP 功能开启。

案例5 ODO 起搏状态时,起搏心房阈值搜索检测(ACR 算法),房性期前收缩干扰进程(图 7-5)。

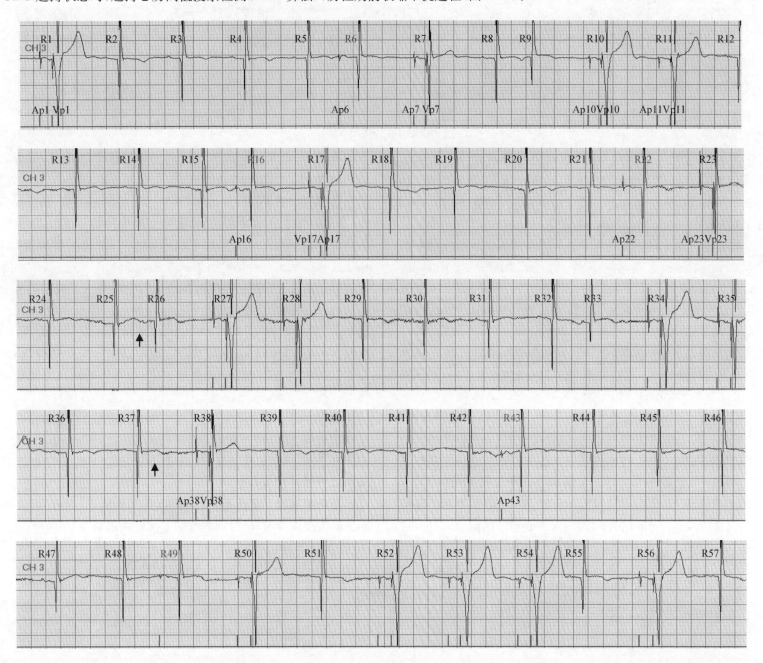

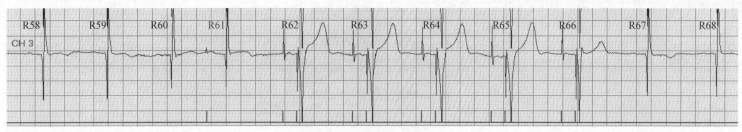

图 7-5　案例 5 心电图

心电图特征　连续记录。起搏呈单脉冲（红色标记）（R6、R16、R22、R43、R49、R55、R61），心室自身下传呈窄 QRS 波，Ap-R 间期 260 ms，Ap 与前一 P 波间期 640 ms（如 P5-Ap6），与其后的 Ap 间期 1 060 ms（如 Ap6-Ap7）；（红色标记）心搏间：R6～R16、R22～R43 间隔分别为 9、20 个心搏且可见提前的心房激动（R9、R26、R33）；其余的心搏间均间隔 5 个心率稳定的心搏。所有的 Vp 后均紧随宽大畸形的 R 波，所有的 Ap 后均紧随 P 波。R1、R7、R10、R11、R17、R23、R27、R28、R34、R35、R50、R52～R54、R56、R62～R66 起搏呈双脉冲，Ap-Vp 间期 200 ms；连续的 Ap-Ap 间期 1 000 ms。所有 Vp 均紧随宽大畸形的 R 波。窦性 P 波，P-P 间期 880～1 000 ms 不等；心室自身下传呈窄 QRS 波，P-R 间期 200 ms。

分析和讨论　起搏时呈 DOO、AVI 工作模式且夺获心房、心室，提示双腔起搏。起搏下限间期 1 000 ms，PAV 间期 200 ms。P5-Ap6 间期突然缩短至 640 ms，提示启动心房阈值自动搜索检测进程。R6 为心房检测脉冲，每间隔 5 个心搏发放一次心房阈值检测起搏（红色标记）且每次检测 Ap_n 的 $[P_{(n-1)}-Ap_n]$ 间期至缩短 640 ms。若检测 Ap 夺获心房则可通过房室结自身下传激动心室，其 Ap 后紧随 P 波，Ap-R 间期略大于支持心搏的 P-R 间期（R6、R16、R22、R43、R49、R55、R61），提示其检测 Ap 夺获心房。若检测 Ap 失夺获可呈双脉冲，Ap-Vp 间期远大于支持心搏的 Ap-R 间期，且

其间有 P 波（本案例未见）。通常心房检测脉冲间隔 5 个支持心搏，而 R6～R16、R22～R43 间隔心搏数大于 5 次且个数不等，可见见房性期前搜索，提示房性期前收缩干扰检测进程，重整了支持的心搏数，清零后重新计数。如 R9 房性期前收缩，R10 稳定后，重新 5 次支持的心搏数，致 R16 发放心房阈值检测脉冲 Ap16。同理，在 R22～R43 间，出现 3 次房性期前收缩（R26、R33 及 R37 后的房性期前收缩未下传）；重整了 3 次支持的心搏数，直到 R43 起搏器才发放心房阈值检测脉冲 Ap43；符合"5+1"典型的 Medtronic（ACR 算法）心房阈值自动搜索检测的心电图特征。在整个心房阈值搜索检测进程中，当自身 P-P 间期＜1 000 ms 时，起搏器发放 Ap，且在 PAV 间期末发放 Vp，可呈 Ap-Vp 起搏状态。起搏器以 3 个起搏检测心搏为一组，对心房起搏阈值判断并予以调整输出电压；具体的输出电压值变化仅可从起搏器程控仪获得，体表心电图无法得知。完成心房阈值测试进程后，恢复 DDD 起搏且 PAV 间期复原，R62～R66 起搏呈 DOO 工作状态。之后则恢复阈值检测前的起搏状态（此案例未显示），R67～R68 呈自身心搏。在 ACR 心房阈值搜索检测中，心房率不稳定会干扰支持心搏的计数和心房阈值检测脉冲的发放。

心电图结论　窦性心律，DDD 起搏工作模式，起搏、感知功能良好，定时心房阈值搜索检测，房性期前收缩干扰检测进程。

第八章　减少右心室起搏特殊功能的心电图表现

心脏起搏器的植入毫无疑问避免心脏的停跳，DDD起搏器的传统功能已尽可能模拟了窦房结及房室传导及滞后的功能，基本达到生理性要求。然而，右心室起搏（尤其是右心室心尖部）改变心脏正常的激动顺序致左、右心室不同步，血流动力学表现不佳，也为非生理性起搏方式。随着临床的长期应用其弊端逐渐显现，如可导致左心室心肌病、血流动力学障碍、诱发或加重心力衰竭及心房颤动发生率增加引起人们的重视。临床上除了试图通过改变起搏的部位外，并试图通过增加新的功能来减少心室起搏。在DDD起搏器的传统功能中，所有的参数（除频率应答）一旦设置后，不会自动改变。在植入的起搏器中，虽然单腔AAI起搏是成本最低且最符合生理性起搏的工作模式，但同时存在房室传导阻滞的潜在风险。因此，植入DDD起搏器后，在保证安全的前提下，尽可能减少心室起搏或最小化，是起搏器治疗更符合生理化的追求目标之一。目前心脏起搏器有各自不同的功能来减少起搏或心室起搏的比率。有通过减少或优化的右心房起搏的功能（心房滞后、休息频率、睡眠频率）；有通过AV延迟搜索功能，尽可能满足心室自身下传而减少右心室起搏；有通过右心室起搏管理的功能，尽可能使起搏器工作在AAI(R)的理想状态。本章主要讨论活动右心室起搏管理的功能的心电图表现。

一、心室起搏管理功能的心电图特征

心室起搏管理功能目的是尽可能让起搏器工作在单腔的AAI的理想状态，并采用特定的心室备用起搏预案，防止因房室传导阻滞时，造成的RR长间期。

（一）Medtronic系列的MVP功能的心电图特征

1. MVP效应　触发条件：心房激动发生房室传导阻滞。在P/Ap后，预期的起搏间期发放Ap且在其后80 ms发放心室备用起搏（Vpb）（Ap－Vpb间期等于80 ms）；不进行自动模式转换，继续维持AAI起搏工作模式。

2. MVP转换　触发条件：在连续的4个AA间期中，若触发2次MVP效应。起搏模式自动转换，由单腔的AAI起搏模式转换为DDD起搏模式，各参数恢复原值。

3. MVP反转　触发条件：定时（可程控设置）或感知心房激动下传心室。DDD起搏模式自动转换为单腔AAI起搏模式，主动延长AV间期，若有心室感知，DDD起搏模式恢复至单腔的AAI起搏模式；若无心室感知，则继续维持DDD起搏模式。

（二）Ela的AAIsafeR功能的心电图特征

1. 模式转换　触发条件：① 连续2个P波脱落；② 连续12个P-P间期中出现3次P波未下传心室；③ 连续7个过长的P-R间期（350～450 ms，可程控）；④ 心室停搏达到限值。起搏器进行自动模式转换，由单腔的AAI转换为DDD起搏工作状态，各参数恢复原值。

2. 模式反换　触发条件：① 连续12个自身心室感知事件；② 每天至少一次尝试；③ 每100次心室起搏事件后。主动恢复单腔AAI起搏模式。若符合模式转换触发条件，AAI起搏模式再次自动转换为DDD起搏模式。

二、减少右心室起搏功能心电图案例分析

案例 1　AVI 起搏状态时，Ap 夺获心房后，房室传导阻滞触发 MVP 效应(图 8-1)。

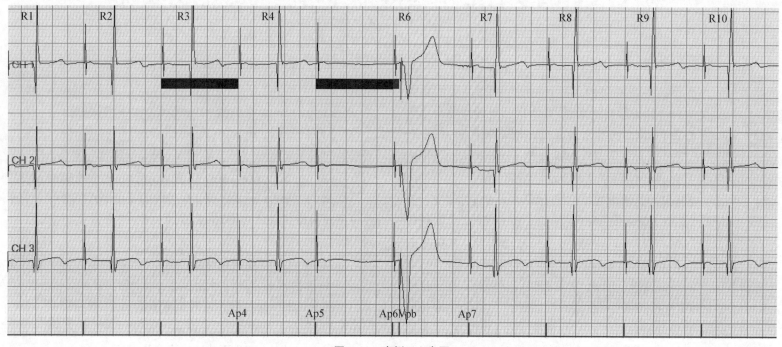

图 8-1　案例 1 心电图

心电图特征　起搏时呈双脉冲(R6)，Ap-Vpb 间期 80 ms 且 Vpb 后紧随宽大畸形的 QRS 波。R1～R4、R7～R10 起搏呈单脉冲，心室自身下传呈窄 QRS 波，Ap-R 间期 340 ms。Ap5 后未见心室自身下传和 Vp。所有的 Ap 后均紧随 P 波，Ap-Ap 间期 1 000 ms。未见自身 P 波。

分析和讨论　起搏节律是呈 AAI、双起搏脉冲工作状态且夺获心房和心室除极，提示双腔起搏夺获功能良好，起搏下限间期 1 000 ms。Ap5 夺获心房后未见自身 R 波，出现房室传导阻滞，又未见 Vp 的发放，疑似心室起搏故障。起搏器在 Ap5 启动的起搏下限间期限值 1 000 ms 末发放 Ap6，并紧接发放心室备用脉冲 Vpb(Ap-Vpb 间期 80 ms)。其后，起搏仍维持 AAI 工作模式。符合 Medtronic 的 MVP 效应的心电图特征表现。

心电图诊断　起搏节律，DDD 起搏模式呈 AAI，起搏夺获、心室感知功能良好(未见自身 P 波)，Ap 夺获心房后呈 Ⅱ 度房室传导阻滞触发 MVP 效应。

案例2 AVI起搏状态时,自身P波后房室传导阻滞触发MVP效应(图8-2)。

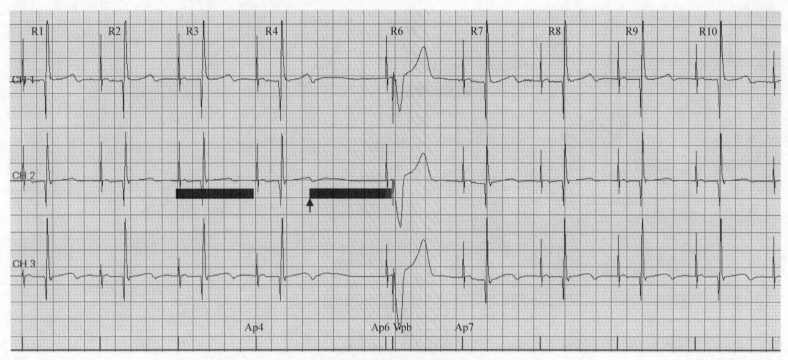

图8-2 案例2心电图

心电图特征 起搏呈双脉冲(R6),Ap-Vpb间期80 ms且Vpb后紧随宽大畸形的QRS波。R1~R4、R7~R10起搏呈单脉冲,心室自身下传呈窄QRS波,Ap-R间期340 ms。偶见自身P波(箭头所示)后未见心室自身下传的QRS波及心室起搏Vp,P-Ap6间期1 000 ms。所有的Ap后均紧随P波,Ap-Ap间期1 000 ms。

分析和讨论 起搏节律时呈AAI、双起搏脉冲起搏状态且夺获心房和心室除极,提示双腔起搏且起搏夺获功能良好,起搏下限和逸搏间期1 000 ms。

P波(箭头所示)后未见自身R波,出现房室传导阻滞,又未见Vp的发放,疑似心室起搏故障。起搏器在P波(箭头所示)启动的逸搏间期限值1 000 ms未发放Ap6(提示P波被感知),并紧接发放心室备用脉冲Vpb,Ap-Vpb间期80 ms。其后的起搏仍维持AAI工作模式。符合Medtronic的MVP效应的心电图特征表现。

心电图诊断 起搏节律,DDD起搏模式呈AAI,起搏夺获、感知良好,偶见自身P波呈Ⅱ度房室传导阻滞触发MVP效应。

案例 3 ODO 起搏状态时,房性期前收缩未下传触发 MVP 功能效应(图 8-3)。

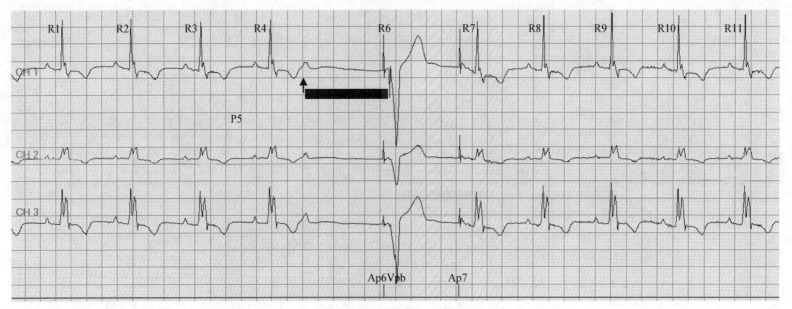

图 8-3 案例 3 心电图

心电图特征 起搏时呈双脉冲(R6),Ap-Vpb 间期 80 ms 且 Vpb 后紧随宽大畸形的 QRS 波,P6-Ap6 间期 1 000 ms。R7 起搏呈单起搏脉冲,心室自身下传,Ap-R 间期 200 ms,Ap 后紧随 P 波。提前的 P5 后未见心室自身下传和心室起搏 Vp,P4-P5 间期 640 ms。窦性心律,P-P 间期 920 ms;心室自身下传呈完全性右束支传导阻滞,P-R 间期 200 ms。

分析和讨论 偶见 AVI、双脉冲起搏状态且夺获心房和心室除极,提示双腔起搏夺获功能良好,起搏下限和逸搏间期 1 000 ms。房性期前收缩 P5 波(箭头所示)后未见自身 R 波,出现房室传导阻滞,又未见 Vp 的发放。起搏器在逸搏间期限值 1 000 ms(P5-Ap6)末发放 Ap6,并紧接发放心室备用

脉冲 Vpb,Ap-Vpb 间期 80 ms。R7 起搏呈 Ap-R 起搏是由于 Ap6 后未见自身 P 波和 QRS 波,起搏器在起搏下限间期限值,如期发放 Ap7 且在 PAV 间期内感知自身 R,抑制 Vp7 的发放。其余心搏因 P-P 间期短于逸搏间期,感知 P 波后抑制心房 Ap 的起搏且在 SAV 间期内感知自身心室下传的 R 波抑制 Vp 的发放呈自身心搏(ODO 起搏状态)。尽管患者心电图存在 Ⅱ 度房室传导阻滞,但在心室安全起搏的前提下,MVP 功能,可使起搏尽可能维持在 AAI 状态工作,明显减少了心室的起搏。

心电图诊断 窦性心律,完全性右束支阻滞,DDD 起搏模式呈 AAI,起搏夺获、感知功能良好,房性期前收缩未下传触发 MVP 效应。

案例 4 AVI 起搏状态，自身 P 波未下传触发 MVP 模式转换(图 8-4)。

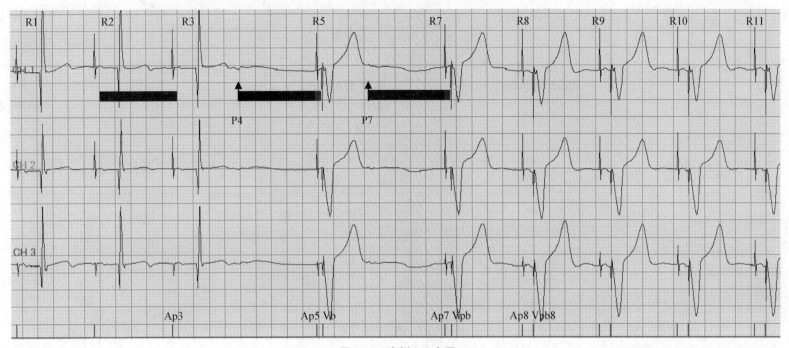

图 8-4 案例 4 心电图

心电图特征 起搏时呈双脉冲(R5、R7)，Ap-Vpb 间期 80 ms 且 Vpb 后紧随宽大畸形的 R 波。R1~R3 起搏呈单脉冲，心室自身下传呈窄 QRS 波，Ap-R 间期 260 ms。R8~R11 起搏呈双起搏脉冲，Ap-Vp 间期 160 ms。偶见自身 P 波。P4、P7 波(箭头所示)后未见心室自身下传的 QRS 波及心室起搏 Vp，P-Ap 间期 1 000 ms。所有的 Vp 后均紧随宽大畸形的 QRS 波，所有的 Ap 后均紧随 P 波，Ap-Ap 间期 1 000 ms。

分析和讨论 起搏节律时呈 AAI、Ap-Vp 起搏工作状态且夺获心房和心室除极，提示双腔起搏夺获功能良好，起搏下限和逸搏间期 1 000 ms，PAV 间期 160 ms。P4 波(箭头所示)后未见自身 R 波，出现房室传导阻滞，又未见 Vp 的发放。起搏器在逸搏间期限值 1 000 ms 发放

了 Ap5(提示 P 波被感知)，并紧接发放心室备用脉冲 Vpb，呈现 MVP 效应。P7 波后再次未见自身 R 波，出现房室传导阻滞，又未见 Vp 的发放；再次呈现 MVP 效应。其后的起搏由 AAI 转换呈 DDD 起搏工作模式，起搏器参数(PAV)恢复原值。R8~R11 起搏呈 DDD 起搏工作模式，维持一定数量后，起搏器可再次转回 AAI 起搏模式，从而明显减少了心室的起搏。本案例 4 次心搏中发生 2 次 MVP 效应，起搏器发生自动模式转化。由 AVI 起搏转换呈 DDD 起搏模式，符合 Medtronic 的 MVP 转换的心电图特征。

心电图诊断 起搏节律，DDD 起搏模式呈 AVI，起搏夺获、感知功能良好，偶见自身 P 波未下传触发 MVP 转换。

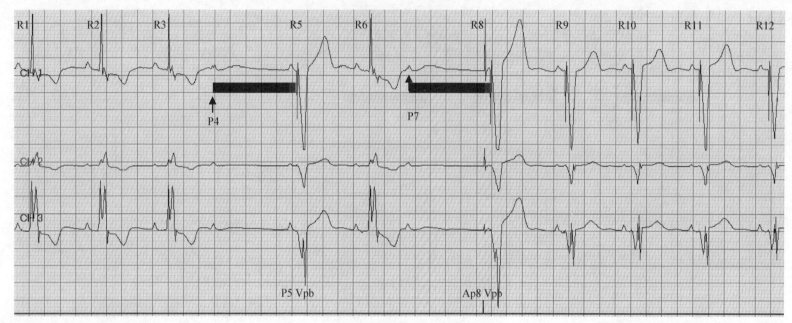

图 8-5　案例 5 心电图

心电图特征　起搏时呈双脉冲(R8),Ap-Vpb 间期 80 ms。R9~R12 起搏呈单脉冲,其前有 P 波,P-Vp 间期 140 ms。R5 起搏呈单脉冲,P5-Vpb 间期 80 ms。P4、P7 提前(箭头所示),后均未见心室自身下传和 Vp,P7-Ap8、P4-P5 间期 1 000 ms,P4-Vpb 间期 1 080 ms。所有的 Vpb 紧随宽大畸形的 QRS 波,Ap 后紧随 P 波。窦性心律,P-P 间期 860 ms,R1~R3、R6 心室自身下传呈完全性右束支传导阻滞(QRS 波间期 160 ms),P-R 间期 200 ms。

分析和讨论　起搏时呈 VAT、双脉冲起搏工作状态且夺获心房和心室除极,提示双腔起搏且起搏功能良好,起搏下限和逸搏间期 1 000 ms,SAV 间期 140 ms。P7 阻滞且未发放的 Vp7,启动了 MVP 效应。如期发放 Ap8 且紧随发放心室备用脉冲 Vpb,Ap8-Vpb 间期 80 ms 呈典型的 MVP 效应

的心电图特征。其后,R9~R12 的 DDD 起搏呈 VAT 起搏工作状态且 SAV 恢复原值(小于 R3 前的 P-R),提示起搏由 AAI 起搏模式转换呈 DDD,发生了 MVP 的模式转换。显然,P7 前必有一次 P 波未下传。可见 P4 阻滞且也未发 Vp4,启动 MVP 效应,但未见典型的 MVP 效应的心电图特征,是因为起搏器在 P4 逸搏间期限值内感知了 P5,抑制 Ap5 的发放,但未感知自身 R 波,心室备用脉冲 Vpb 如期发放(P4-Vpb 间期 1 080 ms),呈 MVP 效应的心电图变异。转换后的 DDD 起搏模式维持一定时间后,可再次反转呈 AAI 起搏模式,使起搏尽可能在 AAI 工作状态,明显减少了心室的起搏。

心电图诊断　窦性心律,DDD 起搏模式呈 AVI,起搏夺获、感知功能良好,Ⅱ度房室传导阻滞触发 MVP 模式转换呈不典型的心电图。

案例6 房性期前收缩未下传触发 MVP 效应的变异(图 8-6)。

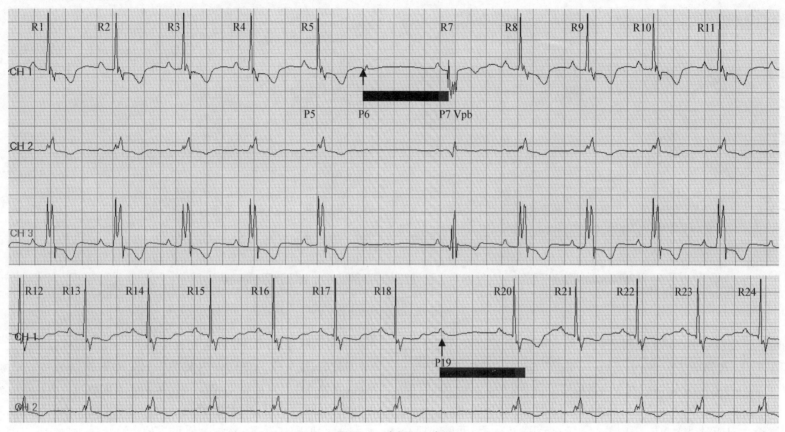

图 8-6 案例 6 心电图

心电图特征 上、下两幅同次非连续动态心电图记录。窦性心律,P-P间期 860 ms 略有不等,心室自身下传呈完全性右束支传导阻滞,P-R 间期 200 ms。P6、P19 提前(箭头所示),其后均未见心室自身下传和 Vp。R7 起搏呈 P-Vpb(间期 160 ms)且 Vpb 紧随宽大畸形的 QRS 波,P6-P7 间期 920 ms,P6-Vpb 间期 1 080 ms;R20 呈自身心搏,P19-P20 间期 800 ms,P19-R20 间期 940 ms。

分析和讨论 仅见 R7 呈"VAT"起搏状态且夺获心室除极。房性期前收缩 P6、P19 波后未见自身 R 波,出现房室传导阻滞,又未见 Vp 的发放。

P6 房室阻滞触发 MVP 效应且重整逸搏间期,在其限值内感知 P7,抑制了 Ap7 的发放,但心室备用脉冲 Vpb 如期发放(P6-Vpb 间期 1 080 ms),P7-Vpb 间期 160 ms 呈假性的 VAT,呈不典型的 MVP 效应的心电图特征。同理,P19 房室传导阻滞也应触发 MVP 效应,在其重整逸搏间期内感知 P20,抑制 Ap20,并且又在 1 080 ms 内又感知自身 R20,抑制 Vpb20 的发放,MVP 效应的心电图特征呈夭折型,极易误认为起搏器故障。

心电图诊断 窦性心律,完全性右束支传导阻滞,房性期前收缩未下传触发 MVP 效应呈不典型或夭折型的心电图变化。

129

案例 7 ODO 起搏状态，Ⅱ度Ⅱ型房室传导阻滞触发 MVP 起搏模式转换呈夭折型心电图特征变化(图 8-7)。

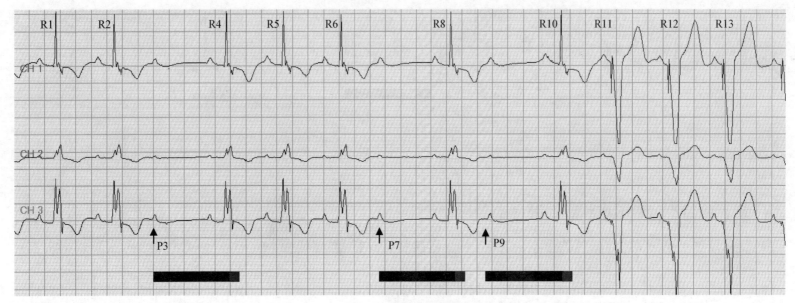

图 8-7 案例 7 心电图

心电图特征 窦性心律，P-P 间期 720 ms 略有不等，心室自身下传呈完全性右束支阻滞，P-R 间期 200 ms。P-Vp 间期 160 ms。P3、P7、P9(箭头所示)后均未见心室自身下传的 QRS 波和 Vp，其后均呈自身心搏。P3-P4、P7-P8、P9-P10 间期 720 ms。所有的 Vp 后均紧随宽大畸形的 QRS 波。

分析和讨论 起搏时呈 VAT 工作模式且 Vp 夺获心室，提示双腔起搏，SAV 间期 160 ms。P3、P7、P9 波并未提前且未见心室自身下传，提示存在Ⅱ度Ⅱ型房室传导阻滞。其后又未见起搏脉冲，疑似起搏器存在故障或提示特殊功能开启。R11~R13 突然起搏呈 VAT 且 SAV 间期<P-R 间期，且发生在房室传导阻滞后，提示 MVP 功能开启呈不典型的 MVP 起搏模式转换的心电图特征。P7、P9 房室传导阻滞后触发 MVP 效应，但其后未见 Ap

和心室备用脉冲 Vpb。是因为在逸搏间期限值内起搏器感知 P8、P10，抑制 Ap 的发放，且又在 1 080 ms 内又感知 R8、R10，抑制心室备用脉冲 Vpb 的发放，导致 MVP 效应的心电图特征夭折。2 次触发 MVP 效应呈夭折型的心电图特征后，仍符合 MVP 模式转化的条件，触发 AA 起搏模式自动转换成 DDD 起搏模式且 SAV 恢复原设置值 160 ms。R11~R13 自身的 PR 间期大于 SAV 间期，起搏呈 VAT 工作状态。同理，P3 房室传导阻滞触发的 MVP 效应，心电图特征呈夭折型。

心电图诊断 窦性心律，完全性右束支传导阻滞，DDD 起搏模式，起搏夺获、感知功能良好，Ⅱ度Ⅱ型房室传导阻滞触发 MVP 效应和 MVP 转换呈夭折型心电图变化。

案例 8　AVI 起搏状态，显著 I 度、II 度房室传导阻滞触发 MVP 效应(图 8-8)。

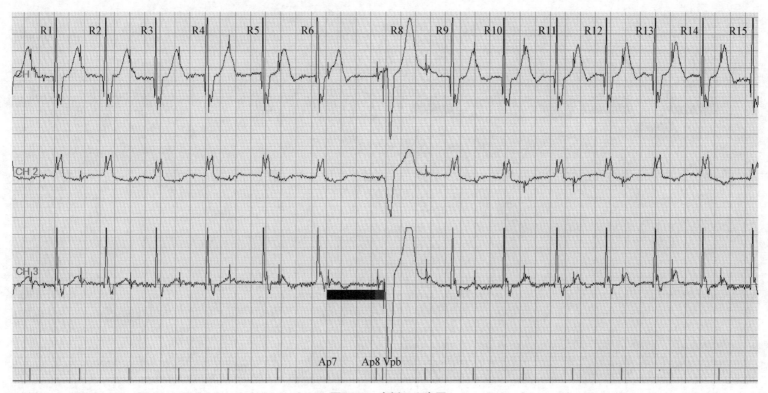

图 8-8　案例 8 心电图

心电图特征　起搏时呈双脉冲(R8)，Ap-Vpb 间期 80 ms 且 Vpb 后紧随宽大畸形的 QRS 波。起搏时呈单脉冲(R1~R6、R9~R15)，心室自身下传呈完全性右束支阻滞；其中，R1-R6 的 Ap-R 间期逐渐延长(260~480 ms)。Ap7 后无自身 QRS 波和心室起搏 Vp。所有的 Ap 均紧随 P 波，Ap-Ap 间期 660 ms。未见自身 P 波。

分析和讨论　起搏节律呈 AVI、双脉冲工作状态且夺获心房、心室除极，提示双腔起搏。起搏驱动间期 660 ms。R1~R6 的 Ap-R 间期呈逐渐延长，直至 Ap7 夺获心房后呈 II 度房室传导阻滞且未见 Vp 的发放。Ap8 如期发放，并紧随其后发放心室备用脉冲 Vpb，Ap-Vpb 间期 80 ms，呈现典型的 MVP 效应心电图特征。R9~R15 起搏仍维持 AVI 状态。Ap-R 虽有逐渐延长，但未见 R 波脱落。显然，植入单腔 AAI 起搏器，可存在发生 Ap 夺获心房激动的房室传导阻滞的风险。而植入具有 MVP 功能的 DDD 起搏器，可在理想的 AVIR 工作状态，房室阻滞时，可启动 MVP 功能，确保心脏起搏安全，并尽可能减少了右心室的起搏所带来的不良作用。同时，本案例也可见，MVP 功能不适用显著的 PR 间期延长的患者。

心电图诊断　起搏节律呈 AVIR 模式，心房和心室夺获、感知功能良好，I 度房室传导阻滞、II 度房室传导阻滞触发 MVP 效应。

案例9 显著Ⅰ度、Ⅱ度房室传导阻滞(2∶1)触发MVP模式转换(图8-9)。

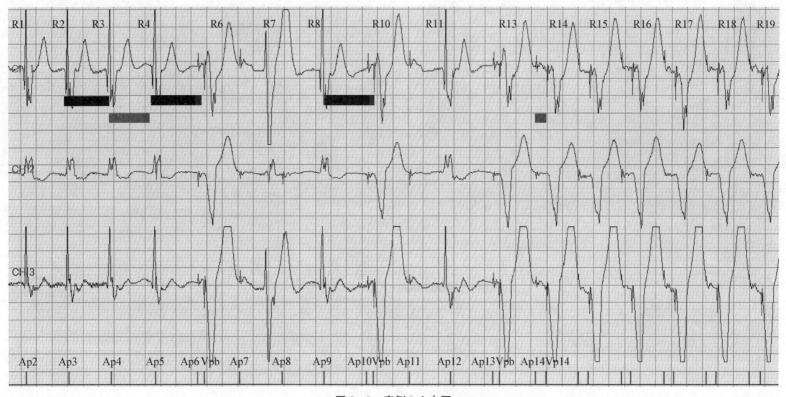

图8-9 案例9心电图

心电图特征 起搏时呈双脉冲(R6、R10、R13),Ap-Vpb间期80 ms。R14~R19起搏呈双脉冲,Ap-Vp间期140 ms;起搏时呈单脉冲(R1~R4),心室自身下传呈完全性右束支阻滞,Ap-R(间期560 ms),其Ap均落入其前的R波中呈假融合;R7、R8、R11起搏呈单脉冲,心室自身下传,Ap-R,其Ap-R间期逐步延长280 ms、480 ms、460 ms。Ap5、Ap9、Ap12后无R波和Vp,其余的Vp、Vpb均后紧随宽大畸形的QRS波,所有的Ap后均紧随P波,Ap-Ap间期560 ms。未见自身P波。

分析和讨论 起搏节律呈AVI、Ap-Vp起搏工作模式且夺获心房心室除极,提示双腔起搏。起搏驱动间期560 ms,PAV间期140 ms。R13~R19起搏呈双脉冲,R13的Ap-Vpb间期(80 ms)短于R14后的Ap-Vp间期,提示MVP功能开启呈MVP模式转换。R13起搏因Ap12夺获心房后发生阻滞呈MVP效应的心电图特征变化。也因Ap9、Ap13后,2次MVP效应触发MVP模式转换,由AAIR转换成DDD起搏模式,R14起搏呈DOO起搏状态,PAV间期复原。同理,Ap5的房室传导阻滞触发MVP效应,R6起搏呈特征性的心电图变化,Ap-Vpb间期80 ms。本案例可见,起搏以AAI工作模式,Ap-R间期显著延长且Ap均落入其前R波中呈假性融合,不易判断。MVP功能不适用于P-R间期显著的患者。

心电图诊断 起搏节律,DDD起搏模式呈AAIR,起搏夺获、心室感知良好,Ⅱ度房室传导阻滞触发MVP功能。

132

案例 10　ODO 起搏状态,短阵房速伴房室阻滞触发 MVP 效应(图 8 - 10)。

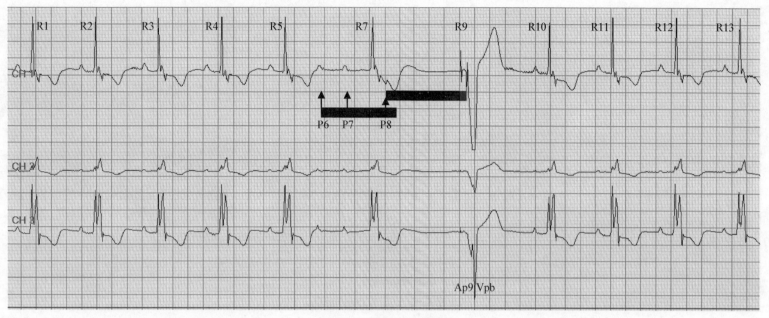

图 8 - 10　案例 10 心电图

心电图特征　窦性心律,P - P 间期 840 ms 略有不等,心室激动自身下传 QRS 波间期 160 ms 呈完全性右束支传导阻滞,P - R 间期 200 ms。P6、P7、P8 连续提前(箭头所示),P6 - P7、P7 - P8 间期分别为 360 ms、580 ms,其后均未见心室自身下传和 Vp。P6 - R7 间期 720 ms,P7 - R7 间期 380 ms。R9 起搏呈双脉冲,Ap - Vpb 间期 80 ms 且 Vpb 后紧随宽大畸形的 QRS 波,P8 - Ap9 间期 1 000 ms。

分析和讨论　仅见 R9 起搏呈双脉冲且夺获心房、心室除极,提示双腔起搏,逸搏间期 1 000 ms。R9 起搏呈双脉冲,Ap - Vpb 间期 80 ms,且发生在 P8 房室传导阻滞后,提示 MVP 功能开启。P6、P7 也见房室传导阻滞,但未见触发 MVP 效应。如有触发 MVP 效应,加上 P8 后发生的 MVP 效应,符合触发 MVP 转换条件。R10 的起搏理应由 AAI 起搏模式转换为 DDD 且 SAV 间期复原,而 R10~R13 仍维持 R1~R5 的起搏状态,提示 P6、P7 并未触发 MVP 效应。受阻的 P6 被感知后,在 P6 逸搏间期限值内及心房不应期感知 P7,且又感知自身的 R7(无论其是否由 P7 下传或交界性逸搏),起搏器误认为 R7 由 P6 下传,未触发 MVP 效应。因此,P8 房室传导阻滞触发 MVP 效应后,不会触发 MVP 模式转换。本案例可见,在 MVP 功能开启下,若有多个相邻的 P 波发生房室传导阻滞,但在其重整的逸搏间期限值内,感知有 R 波(无论自身 R 波由何而来)均不触发 MVP 效应。

心电图诊断　窦性心律,完全性右束支传导阻滞,房性心动过速伴房室传导阻滞触发 MVP 效应。

案例 11　ODO 起搏状态，Ⅱ度Ⅰ型房室传导阻滞触发 MVP 效应的变异（图 8-11）。

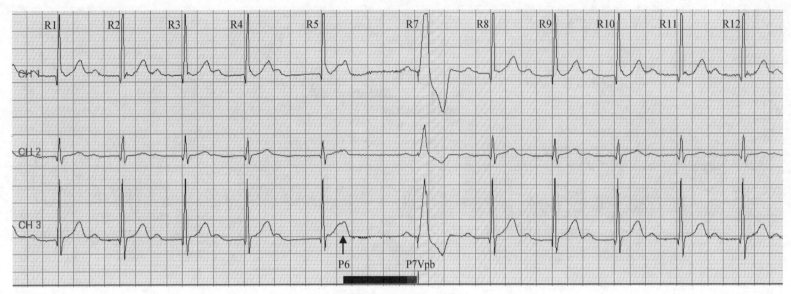

图 8-11　案例 11 心电图

心电图特征　窦性心律，P-P 间期 840 ms 略有不等，心室自身下传呈窄 QRS 波。R1～R5 的 P-R 间期分别为 340 ms、340 ms、380 ms、400 ms、600 ms；P6 后未见心室自身下传和 Vp。R8～R12 的 P-R 间期分别为 340 ms、340 ms、400 ms、400 ms、400 ms。R7 起搏呈单脉冲，P-Vpb 间期 200 ms 且 Vpb 紧随宽大畸形的 R 波，P6-P7 间期 800 ms，P6-Vpb 间期 1 070 ms。

分析和讨论　仅见 R7 起搏呈"VAT"起搏状态且夺获心室除极。P2-Vpb 间期 200 ms 远小于 P-R 间期 340 ms，且发生在 P6 房室传导阻滞后。或为单腔 VVI 起搏模式，或为 DDD 起搏，MVP 功能开启。如为 VVI 起搏模式，其起搏下限间期 1 240 ms，似乎起搏频率低了些（通常 VVI-ICD 起搏器常设置更低的下限起搏频率，以获得更长电池使用寿命）。本案例其他心电图（未附）证实为 DDD 起搏模式。因此，R7 起搏呈"VAT"起搏状态且远

小于 P-R 间期，提示 MVP 功能开启呈 MVP 效应的不典型的心电图特征表现。P6 房室传导阻滞后触发 MVP 效应，在其逸搏间期限值内感知了 P7，抑制 Ap7 的发放，但在其预期发放心室备用起搏内未有自身心室感知，如期发放 Vpb（P6-Vpb 间期 1 080 ms），致使 R7 的起搏呈"VAT"，为 MVP 效应的心电图特征变异。其后的起搏维持 AAI 起搏模式，R8～R12 的 P-R 间期逐渐延长未见脱落。本案例再次可见，由于 MVP 功能的开启，R1～R6 的Ⅱ度Ⅰ型房室传导阻滞触发 MVP 效应。起搏器在安全心室起搏的情况下，以 AAI 起搏模式工作，有效减少了右心室的起搏次数。但 MVP 功能不适用于显著 P-R 间期延长的患者，应予以优化。

心电图诊断　窦性心律，偶见"VAT"起搏状态，心室起搏夺获、感知良好，MVP 功能开启，Ⅱ度房室传导阻滞触发 MVP 效应。

案例 12　自身 P 波和 Ap 夺获(P1、Ap3)房室传导阻滞触发 MVP 模式转换(图 8-12)。

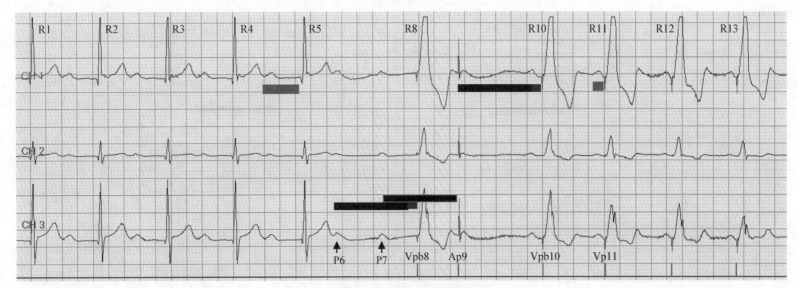

图 8-12　案例 12 心电图

心电图特征　窦性心律,P-P 间期 860 ms 略有不等,心室自身下传呈窄 QRS 波。R2~R5 的 P-R 间期为 440 ms;P6、P7 其后均未见心室自身下传和 Vp。R10~R13 呈单起搏脉冲,P-Vp 间期 140 ms(其中 P10-Vpb10 间期 200 ms)。R8 呈心室起搏 Vpb8,P6-P7、P6-Vpb8、P7-Vpb8 间期分别为 600 ms、1 070 ms、间期 880 ms。Ap9 后紧随 P 波,未见自身 R 波和心室脉冲 Vp。P7-Ap9、Ap9-P10、Ap9-Vpb10 间期分别为 1 000 ms、880 ms、1 070 ms。所有 Vp 后紧随宽大畸形的 QRS 波。

分析和讨论　窦性心律,起搏呈 VAT 工作模式且夺获心室除极,提示双腔起搏,SAV 间期 140 ms。R11~R12 起搏呈 VAT 且 SAV 远小于 P-R 间期,且发生在 Ap9 夺获心房的房室传导阻滞后,提示 MVP 功能开启呈 MVP 模式转换。Ap9 夺获心房后,房室传导阻滞触发 MVP 效应,在 Ap9 后起搏间期内感知 P10 抑制 Ap10 发放,但如期发放心室备用起搏 Vpb10

(Ap9-Vpb10 间期 1 080 ms)。R10 的起搏呈不典型的 MVP 效应的心电图特征,巧合呈 VAT 起搏,P-Vp 间期大于 SAV 间期。因为 R11~R12 起搏呈 VAT 由 AAI 转换成 DDD 后起搏模式后所致。因此,Ap9 前应还有一次 MVP 效应的发生,才符合触发 MVP 模式转换的条件。可见受阻的 P6 触发 MVP 效应,在其逸搏间期限值内感知 P7,抑制心房起搏 Ap7 的发放且重整心房起搏间期(P7-Ap9 间期 1 000 ms),但未重整 P6 后的心室备用脉冲 Vpb 发放的间期。Vpb8 如期发放(P6-Vpb8 间期 1 080 ms)且夺获心室,又呈不典型的 MVP 效应的心电图特征的变化。由于 P6、Ap9 两次发生 MVP 效应,符合 MVP 模式转换条件(2/4 原则)。R11~R13 呈 VAT 起搏状态且 SAV 间期远短于 R1~R5 的 P-R 间期。

心电图诊断　窦性心律,DDD 起搏时呈 AVI、VAT 工作状态,起搏夺获、感知功能良好,Ⅱ度房室传导阻滞触发 MVP 模式转换呈不典型表现。

案例 13 P 波与 QRS 波融合触发 MVP 效应(图 8-13)。

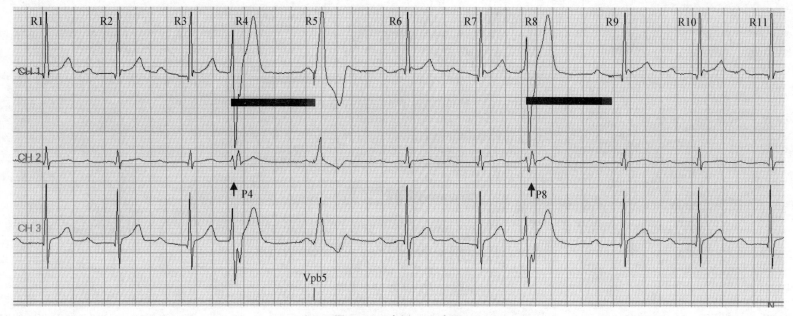

图 8-13 案例 13 心电图

心电图特征 窦性心律,P-P 间期 940 ms,心室自身下传呈窄 QRS 波,P-R 间期为 400 ms。R4、R8 提前的宽大畸形呈右束支传导阻滞型,R3~R4 间期 560 ms、R7-R8 间期 640 ms。R5 起搏呈单脉冲,P5-Vpb5 间期 160 ms、R4-P5 间期 920 ms、R4-Vpb5 间期 1 080 ms 且 Vpb5 紧随宽大畸形的 QRS 波。R8-P9 间期 920 ms、R8-R9 间期 1 240 ms。

分析和讨论 仅见 R5 起搏呈"VAT"工作状态且夺获心室除极。室性期前收缩 R4、R8 后,且两者后续的心电图表现不同。R4 后,R5 起搏呈"VAT"工作状态;R8 后,R9 呈窦性自身心搏。R5 的 P-Vpb5 间期远小于 P-R 间期;或为 VVI 起搏模式、或为特殊功能开启。R8-R9 间期大于 R4-Vpb5 间期,排除 VVI 起搏模式的可能。因此,R5 的起搏状态为特殊功能开启。R4 隐含着 P4(箭头所示)且被感知,并产生干扰性房室传导阻滞触发

MVP 效应。在 P4 的逸搏间期限值内感知 P5,抑制 Ap5 的发放,但无 R 波感知。Vpb5 如期发放(P4-Vpb5 间期 1 080 ms)且获心室,R5 起搏呈"VAT"为不典型的 MVP 效应的心电图特征。显然 R4 未被感知(或落入心室空白期),未对其产生影响。同理,R8 中隐含着 P8(箭头所示)且也被感知,但可能因 R8 的延迟(比 P4 略靠后)被感知,起搏器误认有 Vs,未触发 MVP 效应。后续的起搏仍处于 AAI 工作模式,感知了 P9(R8-P9 间期 920 ms)。R9 自身心搏且 P-R 间期 400 ms,致 R8-R9 间期 1 240 ms。由于室性期前收缩中隐含 P 波的细微的变化,造成两者后面的心电图表现显著差异,使心电图更为复杂化。

心电图诊断 窦性心律,Ⅰ度房室传导阻滞,室性期前收缩干扰性房室阻滞触发 MVP 效应呈不典型的心电图特征。

案例 14 Ap 与室性期前收缩融合触发 MVP 效应(图 8 - 14)。

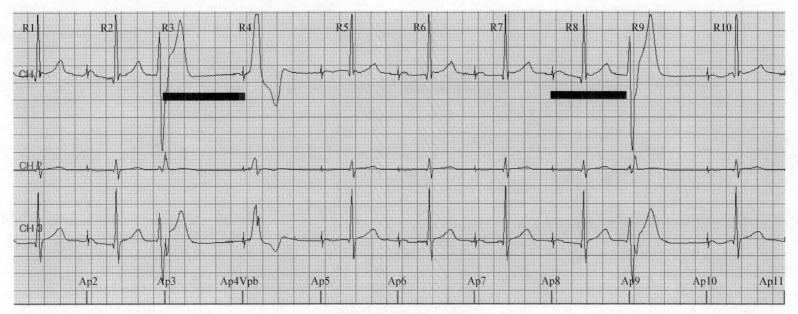

图 8 - 14 案例 14 心电图

心电图特征 起搏时呈双脉冲(R4),Ap - Vpb 间期 80 ms 且 Vpb 紧随宽大畸形的 QRS 波。起搏呈单脉冲(R1～R2、R5～R8、R10),心室自身下传呈窄 QRS 波,Ap - R 间期 360 ms。R3、R9 提前的宽大畸形呈右束支传导阻滞型,Ap3、Ap9 分别落入其中。R2 - R3、R8 - R9 间期 600 ms,Ap3 - Ap4 间期 1 080 ms、Ap9 - Ap10 间期 1 000 ms。所有的 Ap 后均紧随 P 波,Ap - Ap 间期 1 000 ms。

分析和讨论 起搏心律呈 AAI、双脉冲工作状态且夺获心房、心室除极,提示双腔起搏。起搏下限间期 1 000 ms。室性期前 R3、R9 呈右束支传导阻滞型,提示来自左心室异位激动,且两者后续的心电图表现不同。R3 后,R4 起搏呈现 Ap - Vpb 起搏状态,Ap4 - Vpb 间期 80 ms。R9 后,R10 起搏呈现 AAI 起搏状态,Ap10 - R 间期为 400 ms。Ap3、Ap9 分别与 R3、R9 呈假性融合。Ap3 夺获心房后,受 R3 干扰发生房室传导阻滞,触发 MVP 效应。在 Ap3 起搏下限间期限值内及心房不应期外,未感知自身 P 波和 R3(处于心室空白期),如期发放心房起搏 Ap4,并在其后发放心室备用起搏 Vpb(Ap4 - Vpb 间期 80 ms),呈现典型的 MVP 效应的心电图特征。同理,Ap9 夺获心房后,也受 R9 干扰发生房室传导阻滞,但未影响 Ap9 的如期发放。可能因 R9 的延迟,Ap9 发放后感知了 R9。被误认为 Ap9 夺获心房后能下传的心室,未发生房室传导阻滞。因此,未触发 MVP 效应。R10 起搏仍以 AAI 起搏模式工作。显然,室性期前收缩干扰了 Ap 夺获心房后的房室阻滞,但假性融合的细微的变化,造成两者后续的心电图表现,显著差异,增加了心电图分析的复杂化和趣味性。

心电图诊断 起搏节律,DDD 起搏模式呈 AAI,起搏夺获、感知功能良好,室性期前收缩,干扰性 Ap 夺获心房后房室传导阻滞触发 MVP 效应。

137

案例 15 插入性室性期前收缩干扰性房室传导阻滞及房性期前收缩未下传触发 MVP 模式转换(图 8 – 15)。

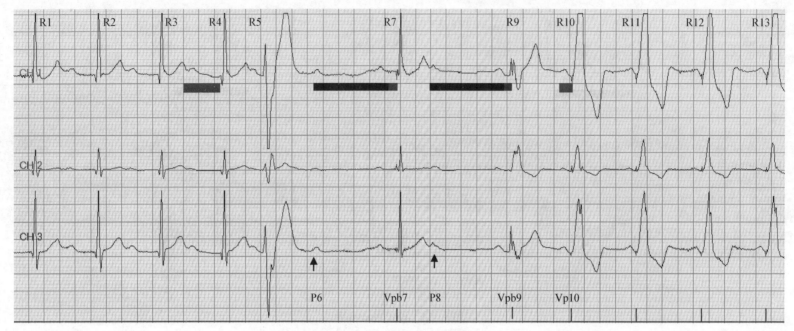

图 8 – 15　案例 15 心电图

心电图特征　窦性节律,P – P 间期 800 ms(75 次/min)。R2~R4 自身心搏,P – R 间期分别为 360 ms、400 ms、440 ms;R10~R13 起搏呈单脉冲,P – Vp 间期 140 ms 且 Vp 后紧随宽大畸形的 R 波。R5 提前、宽大畸形呈右束支阻滞型,其前有 P(P5 – R5 间期 160 ms)。R7、R9 起搏呈单脉冲,P7 – Vpb7、P9 – Vpb9 间期分别 280 ms、200 ms。Vpb7 与自身下传心室的 R 波呈假性融合、Vpb9 与自身下传心室的 R 波融合。P6 – P7、P8 – P9 间期 840 ms,P6 – Vpb7、P8 – Vpb9 间期 1 080 ms。P6、P8(箭头所示)后未见自身 R 波和心室脉冲 Vp。

心电图和讨论　起搏呈 VAT 夺获心室,提示双腔起搏,逸搏间期 1 000 ms,SAV 间期 140 ms。R1~R4 的 P – R 间期逐渐延长。R5 插入性室性期前收缩隐匿传导,P6 发生干扰性房室传导阻滞,触发 MVP 效应。

在 P6 后的逸搏间期内感知 P7,抑制了 Ap7 且在其后发放心室备用起搏 Vpb7(P7 – Vpb7 间期 80 ms)呈假性融合,R7 起搏呈不典型的 MVP 效应的心电图特征。P8 再次落在房室结不应期受阻,第二次触发 MVP 效应。在 P8 后的逸搏间期内感知 P9,抑制 Ap9 发放且发放 Vpb9(P9 – Vpb9 间期 80 ms)呈融合,R9 起搏呈不典型的 MVP 效应的心电图特征。由于在相邻的 4 次心房激动中,出现 2 次 MVP 效应,触发 MVP 模式转化。起搏 AAI 转换成 DDD 起搏模式且 SAV 恢复原值。R10~R13 的 DDD 起搏呈 VAT 工作状态。

心电图诊断　窦性心律,DDD 起搏模式呈 AAI 起搏模式,心室夺获良好,感知良好,MVP 功能开启,室性期前收缩伴干扰性房室传导阻滞触发 MVP 模式转换呈不典型的心电图特征表现。

案例 16 房性期前收缩未下传触发 MVP 自动模式转换呈不典型 MVP 效应特征(图 8-16)。

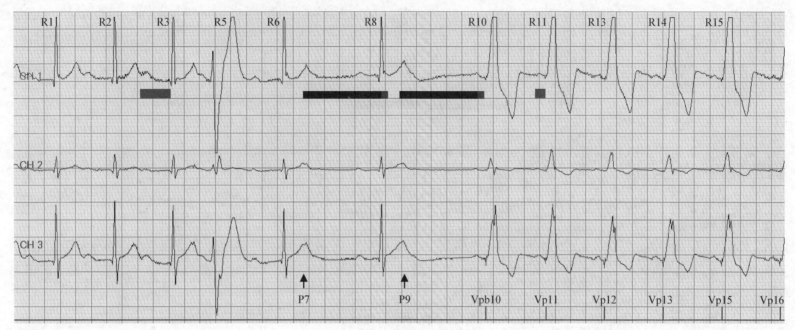

图 8-16 案例 16 心电图

心电图特征 窦性节律,P-P 间期 760 ms。R1~R6 心室自身下传,P-R 间期 360 ms。R5 提前的宽大畸形呈右束支传导阻滞型,其前有 P 波(P-R 间期 240 ms)。R10~R15 起搏呈单脉冲,P-Vp 间期 160 ms 且 Vp 后紧随宽大畸形的 QS 波。提前的 P7、P9 后未见自身 QRS 波和心室起搏脉冲 Vp。P7-P8 间期 720 ms,P7-R8 间期 980 ms;P9-P10 间期 880 ms,P9-Vpb10 间期 1 080 ms。

分析和讨论 起搏时呈 VAT 夺获心室,提示双腔起搏器,SAV 间期 160 ms。P7、P9 呈房性期前收缩未下传。心室下传受阻的 P7 触发 MVP 效应,在 P7 后的逸搏间期内感知自身 P8,抑制 Ap8 发放且在心室备用起搏发

放间期限值 1 080 ms 内感知 R8,抑制心室备用 Vpb 的发放,呈隐性的 MVP 效应的心电图改变。同理,在 P9 后逸搏间期内感知自身 P10,抑制 Ap10 发放且如期发放心室备用起搏 Vpb10,R10 起搏为不典型的 MVP 效应的心电图特征改变。因在相邻的 4 次心房激动中,出现 2 次 MVP 效应,触发 MVP 模式转换,起搏 AAI 转换成 DDD 模式且 SAV 复原,R11~R15 起搏呈 VAT 工作状态。

心电图诊断 窦性心律,DDD 起搏呈 AAI 工作模式,心室夺获、感知良好,MVP 功能开启,房性期前收缩未下传触发 MVP 模式转换呈不典型的心电图特征表现。

案例 17 典型的 MVP 模式反转(图 8 - 17)。

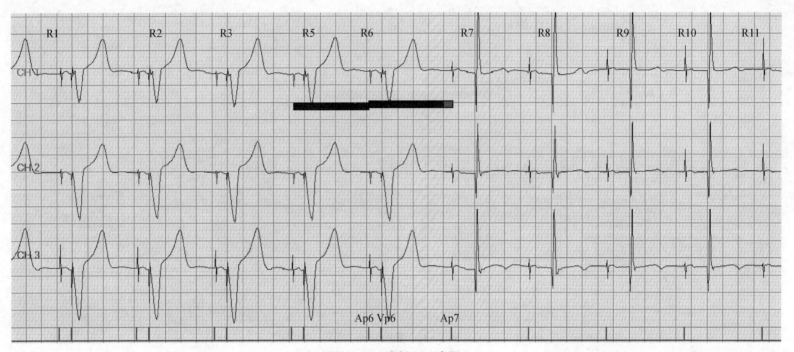

图 8 - 17　案例 17 心电图

心电图特征　未见自身 P 波呈起搏节律,Ap - Ap 间期 1 000 ms(其中,Ap6 - Ap7 间期 1 080 ms)。起搏时呈双脉冲(R1~R6),Ap - Vp 间期 160 ms。R7~R11 起搏呈单脉冲,心室自身下传呈窄 QRS 波,Ap - R 间期 300 ms。所有的 Ap 后紧随 P 波、Vp 后紧随宽大畸形的 QRS 波。

分析和讨论　起搏节律时呈 DOO、AAI 起搏状态且夺获心房和心室,提示双腔起搏。起搏下限间期 1 000 ms,PAV 间期 160 ms。自 R7 起突然由前面的 DDD 起搏工作模式转换呈 AAI 起搏模式。起搏器或可能进入 AV 搜索且延长的 PAV 间期>300 ms,自身心室得以下传;或发生 MVP 模式反转即 DDD 起搏模式维持一定时间后,起搏器自动由 DDD 反转为 AAI 起搏

模式,自身心室得以下传。因在反转的首次起搏的 Ap6 - Ap7 间期(1 080 ms)延长>起搏间期(1 000 ms)(通常为起搏间期+PAV 间期-80 ms),而 AV 搜索时,其 Ap - Ap 不改变。因此,本案例的 DDD 起搏模式转换至 AAI 起搏模式为 MVP 模式反转所致。尽管 MVP 及 AV 搜索目的相同,尽可能减少心室起搏,但采用的方法不同,心电图中表现也有所不同。可从其心电图特征予以鉴别其功能的工作状态。

心电图诊断　起搏节律,DDD 起搏时呈 AAI 工作模式,起搏夺获、感知良好,MVP 功能开启呈 MVP 模式反转的心电图特征。

案例 18 MVP 模式反转中室性期前收缩不影响模式反转进程(图 8－18)。

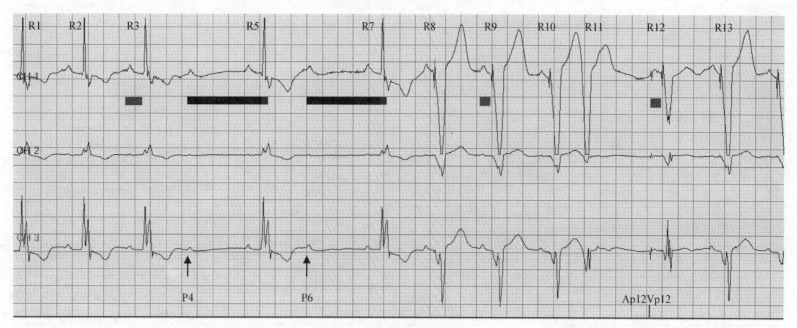

图 8－18 案例 18 心电图

心电图特征 窦性节律,P－P 间期 760 ms。R1～R3、R5、R7 心室自身下传,P－R 间期 240 ms。R8～R10、R13 起搏呈单脉冲,P－Vp 间期 160 ms。R12 起搏呈双脉冲,Ap12－Vp12 间期 160 ms。R10 提前呈宽大畸形 QRS 波。P4、P6 后未见自身 R 波和心室脉冲 Vp;P4－R5 间期 960 ms,P6～R7 间期 960 ms。所有的 Vp 后紧随宽大畸形的 QRS 波或呈融合。

分析和讨论 起搏节律时呈 AAI、VAT、DOO 工作状态且夺获心房和心室,提示双腔起搏,PAV/SAV 间期 160 ms。因 P4、P6(箭头所指)发生房室传导阻滞,触发 2 次 MVP 效应(呈隐性 MVP 效应的心电图特征,参见本章案例 16)后,触发 MVP 模式转换。起搏由 AAI 起搏模式转换至 DDD 起搏模式且 PAV、SAV 间期复原,R8 后的起搏呈 VAT 起搏工作状态。其间,出现 R11 室性期前收缩,其代偿间期大于起搏间期,如期发放 Ap12 和 Vp12,R12 的 DDD 起搏呈 DOO 工作状态,Vp12 夺获呈融合波。显然,在 MVP 模式转换,遇见自身或异位激动不改变 DDD 起搏模式,呈不同的 DDD 起搏状态。

心电图诊断 窦性心律,DDD 起搏呈 AAI 工作模式,心室夺获良好、感知良好,MVP 功能开启,房室传导阻滞触发 MVP 模式转换,室性期前收缩不改变 MVP 模式转换的 DDD 起搏模式。

案例 19　MVP 模式转换中，遇自身 P 波不影响进程（图 8-19）。

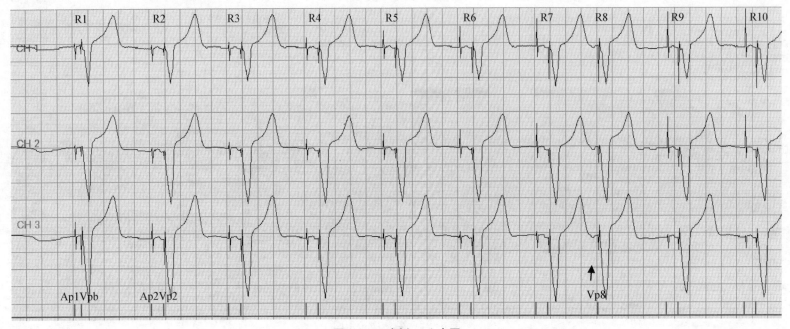

图 8-19　案例 19 心电图

心电图特征　除 R8 起搏呈单脉冲（P8-Vp8 间期 140 ms）外，其余均呈双起搏脉冲，Ap-Vp 间期 160 ms（R1 的 Ap-Vpb 间期 70 ms）。所有的 Vp、Vpb 均紧随宽大畸形的 QRS 波；所有的 Ap 均紧随 P 波，Ap-Ap 间期 1 000 ms。

分析和讨论　起搏节律时呈 DOO、VAT 起搏状态且夺获心房、心室，提示双腔起搏，起搏下限间期 1 000 ms，PAV、SAV 间期 160 ms。R1 起搏呈双脉冲，Ap-Vpb 起搏且 Ap-Vb 间期 80 ms，之后起搏呈 DDD 起搏模式，符合 MVP 转换功能的心电图特征，提示其前有 2 次房室传导阻滞，并触发

MVP 效应。R2 后起搏由 R1 前的 AAI 起搏模式自动转换为 DDD 起搏模式，提示进入 MVP 模式转换。在 MVP 转换的 DDD 起搏模式中，出现提前的 P 波（箭头所示）且被感知，R8 起搏呈 VAT 工作状态。因此，在 MVP 模式转换的 DDD 起搏工作中，因不同 P-P 及 P-R 间期，起搏可呈不同 DDD 起搏状态。VAT 起搏状态不触发 MVP 模式的反转。

心电图诊断　起搏节律，DDD 起搏呈 AAI 工作模式，心房、心室起搏夺获功能良好，心房感知功能良好，MVP 功能开启呈 MVP 模式转换，提前的 P 波呈 VAT 起搏状态不触发 MVP 模式的转换。

案例 20 间歇性 P 波感知不良,未触发 MVP 模式转换(图 8-20)。

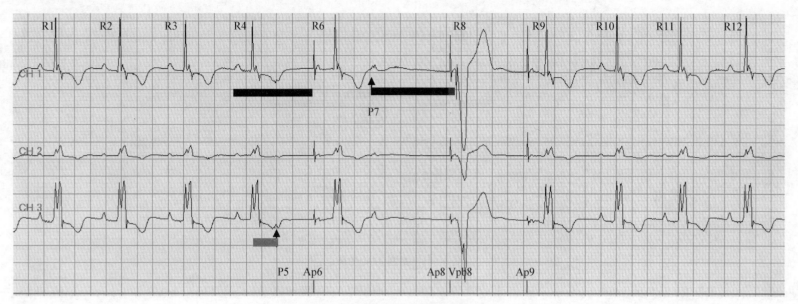

图 8-20 案例 20 心电图

心电图特征 R1~R4、R10~R12 自身窦性下传呈完全性右束支传导阻滞,P-P 间期 840 ms,P-R 间期 200 ms。R6、R9 起搏呈单脉冲,心室自身下传,Ap-R 间期大于 200 ms(略不等)。R8 起搏呈双脉冲,Ap8-Vpb8 间期 80 ms 且 Vpb8 后紧随宽大畸形的 QRS 波。P5、P7 后自身 R 波及 Vp,P5-Ap6 间期 680 ms。所有的 Ap 后均紧随 P 波,Ap8-Ap9、P7-Ap8、P4-Ap6 间期 1 000 ms。P7-Vpb8 间期 1 080 ms。

分析和讨论 起搏节律呈 AAI 起搏工作模式和双起搏脉冲状态且夺获心房、心室,提示双腔起搏。起搏下限间期 1 000 ms。P7 后发生房室传导阻滞触发 MVP 效应。在 P7 后的逸搏下限间期限值内未感知到心房激动,如期发放 Ap8,且如期发放心室备用起搏 Vpb8(P7-Vpb8 间期 1 080 ms),呈

典型的 MVP 效应的心电图特征。R9 后起搏仍呈 AAI 起搏模式,提示未触发 MVP 模式转换。P7 前还有 P5(箭头所示)发生房室传导阻滞,理应触发 MVP 效应。但 P5-Ap6 间期远小于起搏下限间期,且 P4-Ap6 间期等于起搏间期,提示 P5 未被感知呈间歇性心房感知不良,未触发 MVP 效应。故尽管发生 P5、P7 的二次房室传导阻滞,仅 P7 触发 MVP 效应,而未触发 MVP 模式转换。R9 后的起搏仍呈 AAI 工作模式。

心电图诊断 窦性心律,完全性右束支传导阻滞,房性期前收缩,DDD 起搏呈 AAI 工作模式,MVP 功能开启,间歇性心房感知不良致房性期前收缩未下传未触发 MVP 效应和 MVP 模式转换。

案例 21 间歇性 P 波感知不良,未触发 MVP 模式转换(图 8-21)。

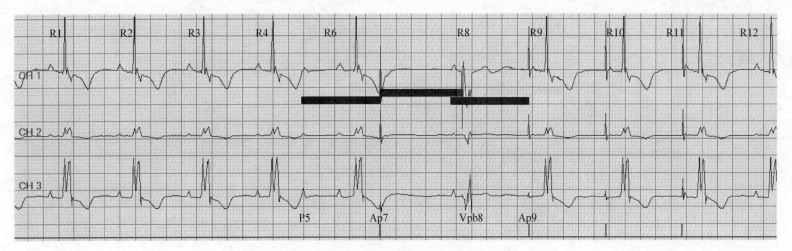

图 8-21 案例 21 心电图

心电图特征 R1~R6、R12 自身窦性下传呈完全性右束支传导阻滞,P-P 间期 900 ms,P-R 间期 200 ms。R9~R11 起搏呈单脉冲,心室自身下传,Ap-R 间期大于 200 ms(略不等)。R8 起搏呈单脉冲,P-Vpb8 间期 160 ms。P5 后无自身 R 及 Vp,P5-P6 间期 480 ms。Ap7 落入 R6 的 T 波峰值且后无自身 R 及 Vp,Ap7-P8 间期 960 ms、Ap7-Vpb8 间期 1 080 ms。所有的 Ap 后均紧随 P 波,Ap-Ap、P5-Ap7 间期 1 000 ms。

分析和讨论 起搏节律呈 AAI 起搏模式和双起搏脉冲起搏状态且夺获心房和心室,提示双腔起搏。起搏下限间期 1 000 ms。Ap7 夺获心房后发生房室传导阻滞,触发 MVP 效应。在 P7 后的逸搏下限间期内感知到心房激动波 P8,抑制 Ap8 的发放。且在心室备用起搏的间期限值内未感知自身 R 波,发放 Vpb8 夺获心室,呈不典型的 MVP 效应的心电图特征。R9 后的起搏仍呈 AAI 起搏模式,提示未触发 MVP 模式转换。Ap7 前的 P5 发生了房室传导阻滞,应触发 MVP 效应。与相邻 Ap7 构成 2 次 MVP 效应,应触发 MVP 模式转换。但 R10 后的起搏仍以 AAI 起搏模式工作,提示并未进入 MVP 模式转换。且 P5-Ap7 间期等于起搏间期,提示 P5 后的逸搏下限间期内,未感知到 P6 呈间歇性心房感知不良。又因在 P5 后的逸搏下限间期内感知了 R6,起搏器误认为 R6 由 P5 下传心室,故未触发 MVP 效应。因此,P5、P7 二次房室传导阻滞后,也未进入 MVP 模式转换。R9 后仍呈 AAI 起搏工作模式。

心电图诊断 窦性心律,房性期前收缩,DDD 起搏呈 AAI 工作模式,MVP 功能开启,间歇性心房感知不良致房性期前收缩未下传未触发 MVP 效应和 MVP 模式转换。

案例 22 MVP 模式反转后,起搏器再次发生自动模式转换(图 8-22)。

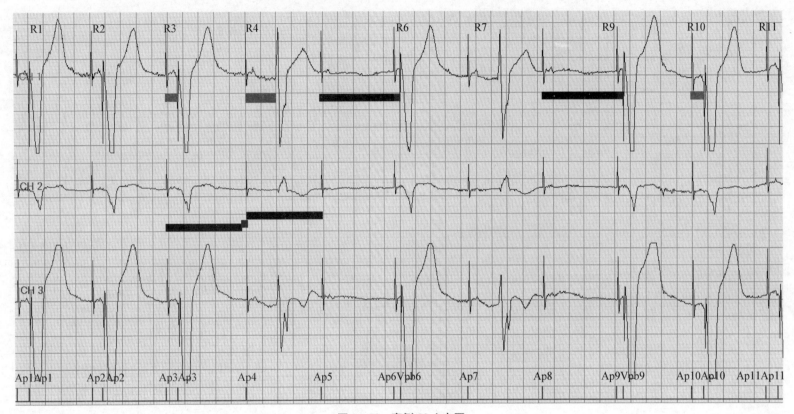

图 8-22 案例 22 心电图

心电图特征 R1～R3、R6、R9～R11 起搏呈双脉冲,Ap-Vp 间期 160 ms(R6、R9 的 Ap-Vpb 间期 80 ms)。R4、R7 起搏呈单脉冲,心室自身下传呈完全性右束支阻滞,Ap-R 间期 400 ms。Ap5、Ap8 后无自身 QRS 波及 Vp。所有的 Vp、Vpb 后均紧随宽大畸形的 QRS 波;所有的 Ap 后均紧随 P 波,Ap-Ap 间期 1 000 ms。Ap5-Vpb6、Ap8-Vpb9 间期 1 080 ms。

分析和讨论 起搏节律呈 AVI、DOO 起搏状态且夺获心房和心室,提示双腔起搏。起搏间期 1 000 ms,PAV 间期 160 ms。R4 起搏由 R1～R3 DDD 起搏模式转换至 AAI 且 Ap-R 远大于 PAV,或进入 AV 搜索或 MVP 模式

反转。因 Ap3-Ap4 间期延长大于起搏间期,为 MVP 模式反转。之后,因 Ap5、Ap8 夺获心房后,发放房室传导阻滞,又触发 2 次 MVP 效应。R6、R9 起搏呈典型的 MVP 效应心电图特征,并再次 MVP 模式转换。R10～R11 起搏由 R4～R7 的 AAI 起搏模式转换呈 DDD 起搏模式。R1～R3、R9～R11 起搏模式相同。

心电图诊断 起搏节律,DDD 起搏时呈 AAI 起搏模式,起搏夺获、感知功能良好,MVP 功能开启,MVP 反转时再因房室阻滞触发 MVP 模式转换。Ⅱ度房室传导阻滞,完全性右束支传导阻滞。

案例23　AVI起搏状态,AAIsafeR功能开启(Ela)(图8-23)。

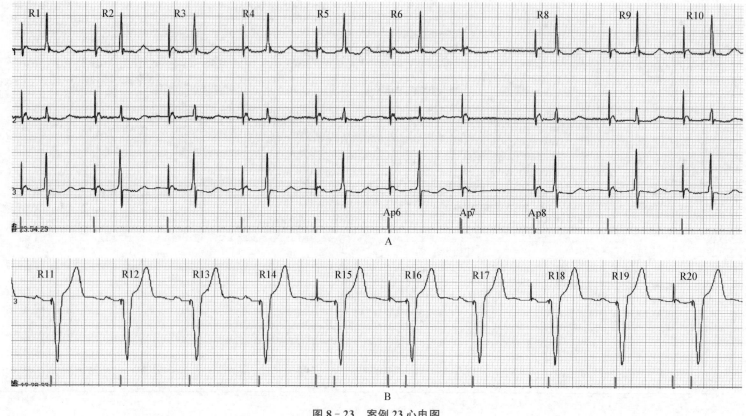

图8-23　案例23心电图

心电图特征　图8-23A、B为同次不同时间心电图记录。图A中的Ap7后无自身QRS波和Vp,其余的起搏均呈单脉冲,心室均自身下传,Ap-R间期300~400 ms。图B中的R15~R16,R18,R20起搏呈双脉冲,Ap-Vp间期240 ms;其余起搏均呈单脉冲,前有自身P波,P-P间期960 ms,P-Vp间期240 ms。所有的Ap后均紧随P波,Ap-Ap间期1 000 ms;所有的Vp后均紧随宽大畸形的R波。

分析和讨论　DDD起搏工作模式且夺获心房、心室,提示双腔起搏。起搏间期1 000 ms,PAV、SAV间期240 ms。上图起搏呈AAI起搏模式,Ap7夺获心房后,发生房室传导阻滞,且未见Vp发放。后续起搏未发生变化,疑

似起搏呈单腔AAI工作模式。下图则明确DDD起搏且PAV间期小于Ap-R间期,提示有特殊的类似MVP功能的开启,DDD起搏可以AAI起搏状态工作。图A中房室传导阻滞后的心电图变化,符合Ela的AAIsafeR功能。DDD起搏尽可能以AAI起搏模式工作,并允许发生单次的房室阻滞,且不发心室备用脉冲Vpb。仅当房室传导阻滞发生的情况符合起搏模式转换条件时,起搏器再由AVI起搏转换至DDD起搏模式,确保了心室安全起搏。从而减少右心室起搏,并使起搏尽可能处于最佳的AAI生理性工作模式。

心电图诊断　起搏节律,DDD起搏时呈AVI起搏模式,起搏夺获、感知功能良好,Ap夺获心房后房室传导阻滞触发AAIsafeR功能开启。

案例 24　ODO 起搏状态，AAIsafeR 功能开启(Ela)(图 8-24)。

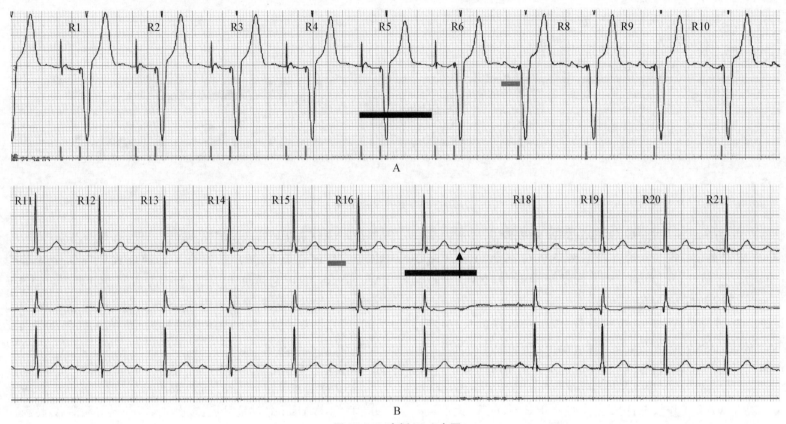

图 8-24　案例 24 心电图

心电图特征　图 8-24A、B 为同次不同时间心电图记录。图 A 中 R1～R6 起搏均呈双脉冲，Ap-Vp 间期 240 ms；其余起搏均呈单脉冲，前有自身 P 波，P-P 间期 960 ms，P-Vp 间期 240 ms。图 B 中自身 P 波，心室均自身下传(除外 P17，箭头所示)，P-P 间期 880 ms。P17 前，P-R 间期 400 ms；P17 后，P-R 间期 240～260 ms。所有的 Ap 后均紧随 P 波，Ap-Ap 间期 1 000 ms。所有的 Vp 后均紧随宽大畸形的 QRS 波。

分析和讨论　DDD 起搏模式且夺获心房、心室，提示双腔起搏。起搏间期 1 000 ms，PAV、SAV 间期 240 ms。图 A 的 DDD 起搏呈不同的起搏状态且

SAV 间期短于 P-R 间期。图 B 起搏疑似呈 ODO 起搏状态，但 P-R 间期大于 SAV 间期。P17 发生房室传导阻滞，未有心室起搏脉冲 Vp 的发放。显然，DDD 起搏处于 AAI 起搏模式。允许发生单次的房室传导阻滞，且不发心室备用起搏，符合 Ela AAIsafeR 功能的心电图特征表现。仅当房室传导阻滞的情况符合起搏模式转换条件时，起搏则由 AAI 起搏转换至 DDD 起搏模式，确保了心室起搏安全，使 DDD 起搏尽可能处于最佳的 AAI 生理性起搏模式。

心电图诊断　窦性心律，DDD 起搏呈 AAI 起搏模式，起搏夺获、感知功能良好，Ⅱ度房室传导阻滞呈 AAIsafeR 功能开启。

案例 25 ODO 起搏状态，AAIsafeR 功能呈起搏模式转换（Ela）（图 8 - 25）。

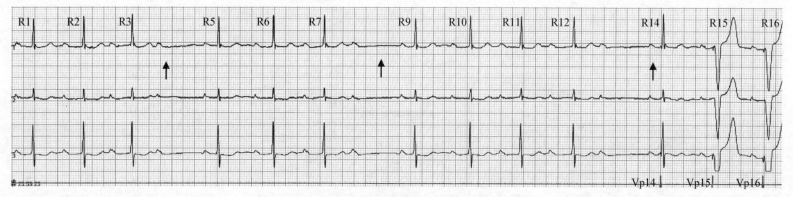

图 8 - 25 案例 25 心电图

心电图特征 自身 P 波，P - P 间期 860 ms；R1～R13，除 P4、P8、P13（箭头所示）房室传导阻滞外，其余心室均自身下传呈窄 QRS 波，P - R 间期 260～400 ms 不等且逐渐延长。R14～R16 起搏呈单脉冲，P - Vp 间期 240 ms，Vp 后紧随 QRS 波（R14 呈假性融合）。

分析和讨论 起搏时呈 VAT 工作状态且夺获心室，提示双腔起搏。SAV 间期 240 ms。P4、P8、R13 发生Ⅱ度Ⅰ型房室传导阻滞，且未发放心室起搏。提示 DDD 起搏呈 AAI 起搏模式，且允许在发生房室阻滞时，不发放心室起搏，符合 Ela AAIsafeR 功能的心电图特征。P13 发生房室传导阻滞后，R14～R16 起搏呈 VAT 工作状态且 SAV 间期小于 P - R 间期，提示触发

了 Ela AAIsafeR 功能的起搏模式转换。因此，当在连续 12 个 P - P 间期中，出现 3 次 P 波未下传心室，符合了起搏模式转换条件时，触发 Biotronik AAIsafeR 功能的起搏模式转换。起搏由 AAI 起搏模式自动转换成 DDD 起搏模式且各参数恢复原值。因此，R14～R16 的起搏呈 VAT 工作状态且 SAV 间期恢复原值（小于 P - R 间期），为 Ela 的 AAIsafeR 功能的模式所致。在确保心室起搏安全的情况下，使起搏尽可能处于最佳的 AAI 生理性工作模式，减少了右心室起搏的不良作用。

心电图诊断 窦性心律，DDD 起搏时呈 AAI 起搏模式，起搏夺获、感知功能良好，AAIsafeR 功能开启，多次Ⅱ度房室传导阻滞后触发起搏模式转换。

案例 26 ODO 起搏状态，AAIsafeR 功能开启，起搏模式反转-模式转换(Ela)(图 8-26)。

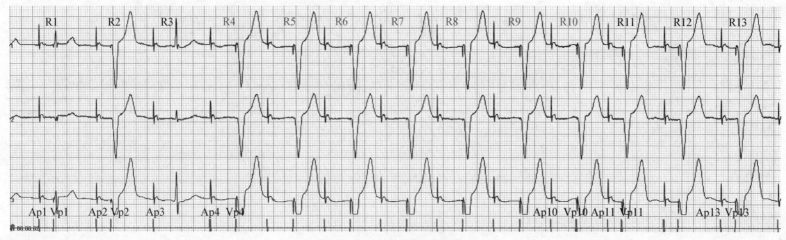

图 8-26 案例 26 心电图

心电图特征 R3 起搏呈单脉冲，心室自身下传，Ap-R 间期 360 ms。其余心搏的起搏均呈双脉冲；其中 R4~R10 的 Ap-Vp 间期 450 ms，R1~R2、R11~R13 的 Ap-Vp 间期 240 ms。所有的 Vp 后均紧随宽大畸形的 QRS 波，所有的 Ap 后均紧随 P 波，Ap-Ap 间期 1 000 ms。

分析和讨论 起搏呈 DDD 工作模式且夺获心房、心室，提示双腔起搏。起搏间期 1 000 ms，PAV 间期 240 ms，延长的 PAV 间期 450 ms。R3 的起搏由 R2 的短 PAV 突然延长呈 AVI 起搏状态，R4~R10 连续 7 次呈 ODO 起搏状态且 PAV 间期延长至 450 ms 后，R11 的 PAV 间期再次缩短，提示 Ela 的 AAIsafeR 功能开启。R3 前发生起搏模式转换（未附图），R1~R2 的

起搏为 DDD 工作模式且 PAV 间期恢复原值（缩短）。R3 起搏试图通过延长 PAV 间期，由 DDD 起搏模式反转成 AAI 起搏模式。R4~R10 连续 7 次呈 ODO 工作状态且 PAV 间期延长（450 ms）后，触发 Biotronik AAIsafeR 功能的模式转换。R11~R13 起搏呈 DDD 工作模式（同 R1~R2）。可见连续 8 次过长的 PAV 间期（350~450 ms，可程控）可为触发 Ela AAIsafeR 功能的模式转换之一。R3~R10 的 A-V 间期显著延长，需与 AV 搜索鉴别（参见第九章）。

心电图诊断 起搏节律呈 DDD 起搏模式，起搏夺获、心室感知良好，AAIsafeR 功能开启。

案例27　VAT起搏状态,AAIsafeR功能开启,起搏模式反转-模式转换(Ela)(图8-27)。

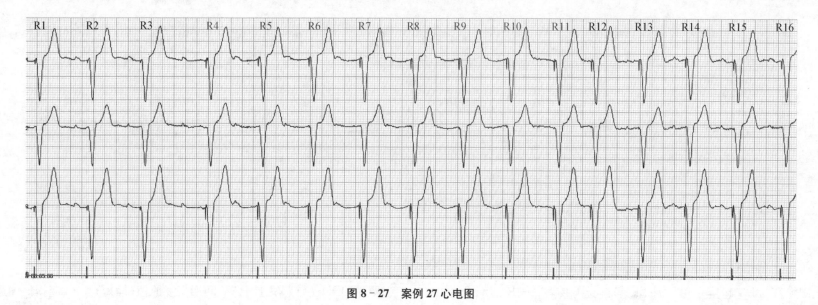

图8-27　案例27心电图

心电图特征　自身P波,P-P间期960 ms略不等。起搏均呈单脉冲;其中,R1~R3、R12~R16的P-Vp间期240 ms,其余起搏的P-Vp间期450 ms(红色标注)。所有的Vp后均紧随宽大畸形的QRS波。

分析和讨论　窦性心律,起搏呈VAT工作状态且夺获心室,提示双腔起搏。起搏间期1 000 ms,SAV间期240 ms,延长的SAV间期450 ms。R4的起搏由R1~R3的短SAV间期240,突然延长至450 ms。之后连续8次(R4~R11,红色标注)的SAV间期延长后,R12后的SAV间期再次缩短,提示Ela的AAIsafeR功能开启。R4前发生了起搏模式转换(未附图),R1~R3的起搏为DDD工作模式且SAV恢复原值(缩短)。R4起搏试图通过延长PAV间期,由DDD起搏模式反转成AAI起搏模式。R4~R11连续8次SAV显著延长的起搏后,再次触发Ela AAIsafeR功能的模式转换。R12~R16起搏呈DDD工作模式(同R1~R3)。可见连续8次过长的SAV间期(350~450 ms,可程控)的起搏,可为触发Ela AAIsafeR功能的模式转换之一。R4~R11的A-V间期显著延长,需与AV搜索鉴别(参见本书第九章)。

心电图诊断　窦性心律,起搏呈VAT工作状态,心室夺获、心房感知良好,AAIsafeR功能开启呈定时起搏模式反转-转换的表现。

第九章　AV 间期自动调整特殊功能的心电图表现

DDD 起搏 AV 间期的设置具有重要意义，既要保持房室顺序起搏，又要尽可能减少心室起搏。为了减少心室起搏，通常须设置 AV 间期明显大于自身的 PR 间期，克服 P－R 间期常随着自主神经功能的状态而变化以及心房起搏对传导、起搏电极对 QRS 波感知的影响。但 AV 间期持续过长会导致二尖瓣反流、心室起搏易产生逆传引发 PMT、上限的跟踪频率下降等。在起搏器传统功能中，AV 间期一旦设置后，不会改变参数，不能满足动态变化的需求。因此，随时根据自身房室下传的情况，自动调整 AV 间期是有效减少心室起搏及避免过分持续 AV 间期带来弊端的方法之一。起搏器自动调整 AV 间期，尽可能鼓励自身下传，既改善血流动力学及延长起搏器寿命，又使得起搏器更符合生理需求。各品牌起搏器工作方法有所不同，所表现出来的心电图特征也不同。

一、AV 间期自动搜索功能开启的心电图特征

明显的心电图特征就 AV 间期突然延长和突然缩短表现，在维持和非搜索过程体表心电图表现不明显。

（一）St. Jude 系列的 AV 间期搜索功能开启的心电图特征

1. AV 间期搜索终止　发生 1～3 次 Vp（可设置），AV 间期自动突然缩短，恢复原值。

2. AV 间期搜索启动

（1）AICS（autointrinsic conduction search）法则：每隔 5 min 自动搜索，AV 间期自动延长一个滞后值，滞后值 10～120 ms，最大 AV 间期 470 ms（自身或传感器驱动频率＞90 次/min 失活）。若未搜索到自身 R 波，AV 恢复原值；若搜索到自身 R 波，AV 间期则维持。

（2）心室自身优先（ventricular intrinsic preference, VIP）（AICS 法则的增强）：每隔 30 s、1 min、5 min……30 min（可控）搜索的自身传导，搜索周期：1～3（默认 1 个周期），滞后值 50 ms、75 ms……200 ms，最大 AV 间期 455 ms

（autocapture 开启是为 100 ms）（自身或传感器驱动频率＞110 次/min 失活）。

（二）Medtronic 系列的 AV 间期搜索功能开启的心电图特征

1. AV 间期搜索终止　以连续 16 个心动周期为 AV 搜索窗口，发生若其中有 8 次 Vp，AV 间期自动突然缩短，恢复原值。

2. AV 间期搜索启动

（1）Search AV：以连续 16 个心动周期为 AV 搜索窗口：① 若 16 个心搏中，有 8 个 R 波落在 A 区（Vp 前 55 ms 以上：缩短 8 ms）；② ＞8 个 R 波落在 C 区（Vp 前 15 ms，延长 31 ms）；③ B 区介于 A 和 C 之间，AV 间期不变，AV 可多次延长。

（2）search AV＋：以连续 16 个心动周期 AV 搜索窗口：① 若 16 个心搏搜索 8 个 Vs，则维持 AV 间期；② 若 16 个心搏中，有 8 个 Vp，AV 间期复原，并在 15 min 重新搜索；③ 若无法搜索到 Vs，按间隔 15 min、30 min、1 h、2 h、4 h、8 h、16 h 等间隔搜索。如果 10 次间隔 16 小时未搜索到 Vs，search AV＋关闭，直到下一次程控。

（三）Biotronik 系列的 AV 间期搜索功能开启的心电图特征

1. AV 间期搜索终止　有 1～6 个 Vp（可设置），AV 间期自动突然缩短，恢复原值。

2. AV 间期搜索启动

（1）AV 重复滞后（AV repetitive hysteresis）：感知有自身心室事件后（Vs），AV 间期延长一滞后值并维持数个心动周期（1～6，可控），起搏或期间感知期间若感知 Vs，AV 间期维持，起搏呈 A－Vs；若未感知 AV 间期恢复原值。

（2）AV 扫描滞后（AV scan hysteresis）：每 180 个连续 Vp，AV 自动延长数个周期（1～6，可控），其间若感知 Vs，AV 间期维持，起搏呈 A－Vs；若未感知 AV 间期恢复原值，重新对连续 Vp 计数，遇 Vs 则清零（室性期前收缩除外）。

二、AV 间期自动搜索功能开启的心电图案例分析

案例 1 DOO 起搏状态,定时启动 AV 搜索且维持呈 AVI 起搏状态(St. Jude)(图 9-1)。

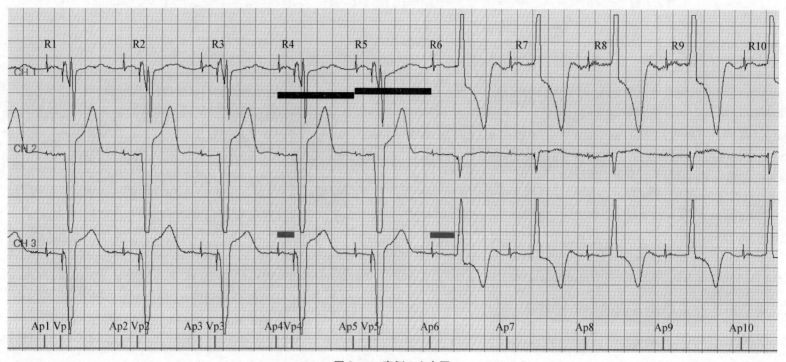

图 9-1 案例 1 心电图

心电图特征 未见自身波。起搏时呈双脉冲(R1～R5),Ap-Vp 间期 200 ms;起搏时呈单脉冲(R6～R10),心室自身下传呈窄 QRS 波伴 ST 段压低、T 波倒置,Ap-R 间期 320 ms。Ap-Ap 间期 1 000 ms,Ap 后均紧随心房除极波,Vp 后均紧随心室除极波。

分析和讨论 起搏节律时呈 DOO 及 AVI 工作状态且夺获心房和心室,提示双腔起搏。起搏下限间期 1 000 ms,PAV 间期 200 ms。R6 起搏突然由 R5 的 DOO 起搏状态变为 AVI 且 Ap7-R 延长至 320 ms 大于 PAV 限值且在 PAV 间期内未见有误感知信号。此现象可见于 AV 搜索或 MVP 功能的

模式反转时。模式反转时,其首个 Ap5-Ap6 间期可延长(参见本书第八章),而 AV 搜索则不变。Ap5-Ap6 间期等于起搏间期,故判断为进入 AV 搜索。因此,起搏由 DDD 转换为 AVI 时,其首次 Ap-Ap 间期等于起搏间期,提示进入 AV 搜索;若首次 Ap-Ap 间期长于起搏间期则提示 MVP 模式反转。应予以鉴别,判断起搏器不同特殊功能的开启。

心电图诊断 起搏节律呈 DDD 起搏模式,起搏夺获良好,心室感知良好,AV 搜索功能开启。

案例2 VAT 起搏状态,定时启动 AV 搜索且维持呈 ODO 状态(St. Jude)(图 9 - 2)。

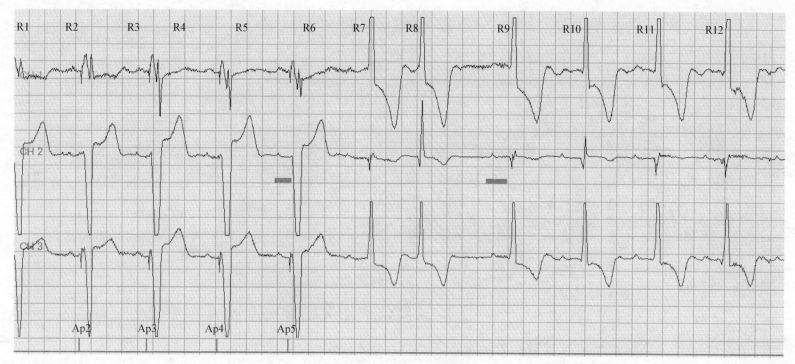

图 9 - 2　案例 2 心电图

心电图特征　窦性心律,P-P 间期 900 ms。R1~R5 起搏呈单脉冲,P-Vp 间期 200 ms 且 Vp 后紧随心室除极波。R6~R11 心室自身下传心室呈窄 QRS 波,P-R 间期 280 ms,其中 R7、R9(融合)呈右束支传导阻滞型,R7 前无 P 波。

分析和讨论　起搏呈 VAT 工作状态且夺获心室,提示双腔起搏器,SAV 间期 200 ms。R6 起搏突然由 R5 的 VAT 模式转换为自身心搏且 P-R 间期 280 ms 大于 SAV 间期 200 ms,表现为 P-R 间期突然延长且在 P-R 间期内未见有误感知信号。此现象可见于 AV 搜索功能或 MVP 功能的模式反转,可鉴别。本案例因起搏不是由 DOO 起搏状态转换为 AVI 起搏状态,无法判断首个 Ap-Ap 间期是否异常。因此,也无从判断是 AV 间期搜索还是 MVP 模式反转所致。追溯其余的动态心电图部分,未见有 MVP 模式转换。可判断为此现象为 AV 搜索所致。起搏器持续维持延长的 AV 间期,R6~R11 呈心室自身下传,处于生理状态,减少右心室起搏。R7、R9 为室性期前收缩且 R9 呈融合波。

心电图诊断　窦性心律,DDD 起搏时呈 VAT 工作状态,感知功能、心室起搏夺获良好,AV 搜索功能启动,Ⅰ度房室传导阻滞,室性期前收缩时呈融合,ST 段压低、T 波倒置。

案例 3 DOO 起搏状态,定时启动 AV 搜索(St. Jude)(图 9-3)。

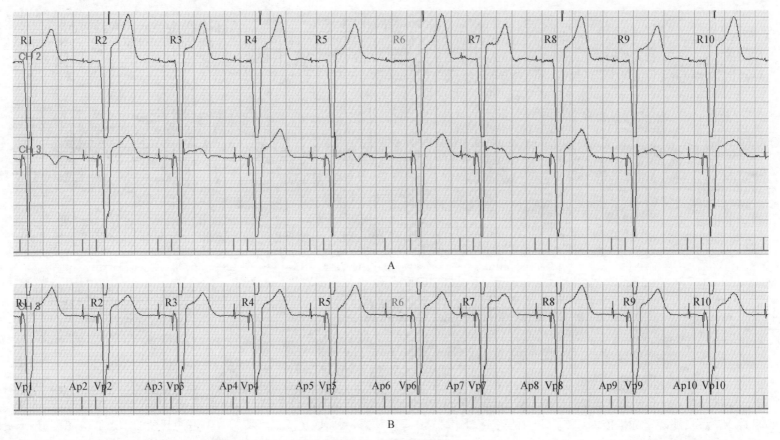

图 9-3 案例 3 心电图

心电图特征 A、B 图非连续且间隔 1 min 记录。未见自身 P 波,起搏均呈双脉冲,除上、下图中 R6、R16 的 Ap-Vp 间期 360 ms,其余 Ap-Vp 间期 200 ms。Ap 后紧随心房除极波、Vp 后紧随心室除极波。Ap-Ap 间期 1 000 ms。

分析和讨论 起搏呈 DOO 工作状态且夺获心房、心室,提示双腔起搏,起搏下限间期 1 000 ms,PAV 间期 200 ms。图 9-3A 中 R6 的 Ap-Vp 间期突然明显延长,大于 PAV 间期,提示起搏器定时开启 AV 搜索。Ap6 如期发放后,PAV 自动延长(PAV+滞后值)至 360 ms,期待自身下传心室的

R 波出现。由于在此延长的 AV 间期限值内未感知 R 波,Vp6 也如期发放(Ap6-Vp6 间期 360 ms)且夺获心室。R7 后续的起搏恢复 PAV 原值,继续呈 ODO 工作状态。等待下一次 AV 间期搜索的启动。间隔 1 min 后,图 9-3B 中的 R6 再次试图延长 AV 间期,判断有无可能自身下传心室激动,然而未感知 R 波。再次失败,恢复 PAV 间期原值。由于在 Ap-Vp 间期 360 ms 内未见自身下传的 R 波,提示有 PR 间期显著延长或房室传导阻滞。

心电图诊断 起搏心律呈 DDD 起搏模式,起搏夺获良好,未见自身心房和心室激动波,AV 搜索功能开启且间隔 1 min 定时搜索。

案例 4　DOO 起搏状态,定时启动 AV 搜索且维持呈 AVI 起搏,在室性期前收缩干扰(St. Jude)(图 9-4)。

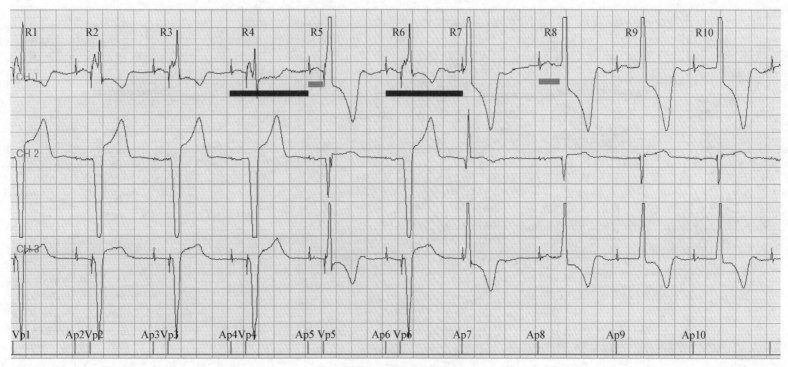

图 9-4　案例 4 心电图

心电图特征　未见自身 P 波。R1~R6 起搏呈双脉冲,Ap-Vp 间期 200 ms。R8~R10 起搏呈单脉冲 Ap,心室为自身下传呈窄 QRS 波,Ap-R 间期 320 ms。Ap7 后紧随 R7 呈右束支型。除 Ap7 外,所有 Ap 后均紧随心房除极波,Ap-Ap 间期 1 000 ms;所有 Vp 后紧随心室除极波(除 R5 呈融合)。

分析和讨论　起搏时呈 DOO、AVI 工作状态,且夺获心房、心室,提示双腔起搏。起搏间期下限 1 000 ms,PAV 间期 200 ms。R7 呈单脉冲且紧随 R 波,其前无 P 波且 Ap6-Ap7 间期等于起搏间期,提示 Ap7 巧遇室性期前收

缩 R7 且被感知(R7 呈右束支型,提示来自左心室激动传至右心室起搏电极时有延迟)呈假性融合。R8 起搏呈 AVI 工作状态,Ap-R 间期突然延长至 320 ms 远大于 PAV 间期,提示此时起搏正逢定时 AV 间期搜索。在延长的 AV 间期限值内感知自身 R 波,致使 R8~R10 的 DDD 起搏呈 AVI 工作状态,减少了心室起搏。R5 心室夺获呈融合。

心电图诊断　起搏节律呈 DDD 起搏时呈 DOO、AVI 工作状态,起搏夺获良好,心室感知良好(未见自身 P 波),AV 间期搜索开启。室性融合波,室性期前收缩,Ⅰ度房室传导阻滞,ST 段压低、T 波倒置。

案例5 AVI 起搏状态,室性期前收缩干扰终止 AV 搜索(St. Jude)(图9-5)。

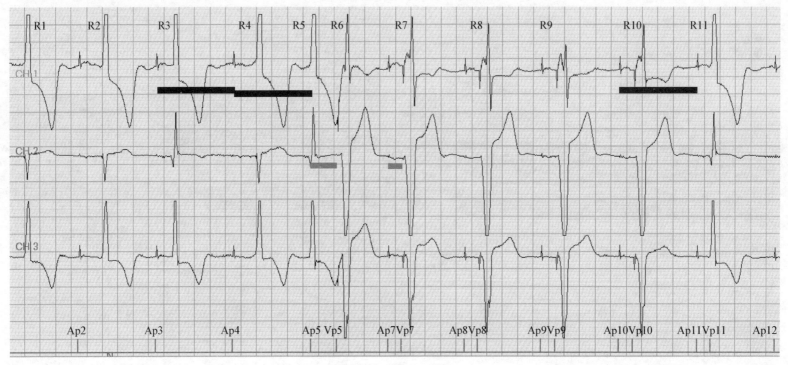

图9-5 案例5心电图

心电图特征 未见自身 P 波。R1～R4 起搏呈单脉冲,自身心室激动,Ap-R 间期 280 ms(其中 Ap3-R3 200 ms);R7～R11 的起搏呈双脉冲,Ap-Vp间期 200 ms。Ap5 落入 R5 中,Ap5-Vp5 间期 360 ms。R3、R5、R11 呈右束支阻滞型,其余呈窄 QRS 波。所有的 Ap 均紧随心房除极波,所有的 Vp 均紧随心室除极波 Ap-Ap 间期 1 000 ms。

分析和讨论 起搏时呈 DOO、AVI 工作状态,且夺获心房、心室,提示双腔起搏。起搏下限间期 1 000 ms,PAV 间期 200 ms,延长的 PAV 间期 360 ms。R1～R4 起搏呈 AVI 工作状态,R7～11 起搏呈 DOO 工作状态且 PAV 间期小于 Ap-R 间期,提示发生有提示功能开启。如期发放的 Ap5 与 R5 呈假性融合,R5 处于心室空白期未被感知。Vp5(夺获呈 R6)在 Ap5 间

期 360 ms(Ap5-Vp5,延长的 PAV 间期)发放后,R7～11 起搏呈 DOO 工作状态且 PAV 间期恢复原短于 R1-R4 的 Ap-R 间期。因此,Vp5 的发放终止了 R1～R4 起搏的 AV 搜索维持状态,延迟的 PAV 间期 360 ms。R7～R11 的起搏呈 DOO 工作状态,等待下一次 AV 搜索的启动。R3、R5、R11 为心室异位激动,Ap5 落入 R5 中、R11 与 Vp11 呈假性融合,R3、R11 与其前 Ap 巧合(AV 间期短于自身下传的 Ap-R 间期)。

心电图诊断 起搏节律呈 DDD 起搏时呈 AVI、DOO 工作状态,AV 搜索功能开启,室性期前收缩干扰诱发 Vp 终止 AV 搜索进程,Ⅰ度房室传导阻滞,ST 段压低、T 波倒置。

案例 6 ODO 起搏状态，Vp 与 R 假性融合终止 AV 搜索(St. Jude)(图 9－6)。

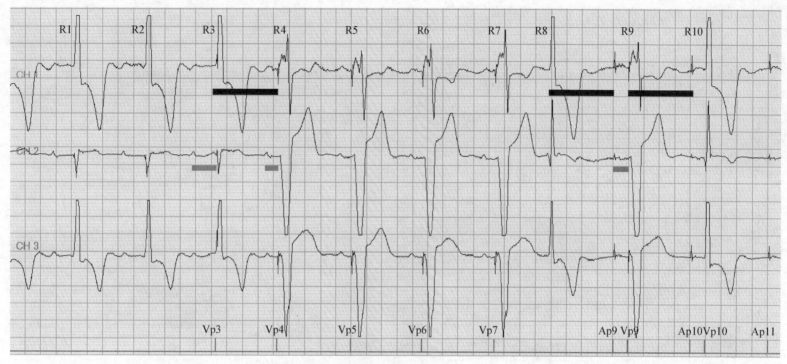

图 9－6　案例 6 心电图

心电图特征　窦性心律，P－P 间期 920 ms。R1～R3 自身窦性下传心室呈窄 QRS 波，P－R 间期 280 ms(其中 P3－R3 间期 360 ms)。R3～R7 起搏呈单脉冲，其前有 P 波，P－Vp 间期 200 ms(P3－Vp3 间期 360 ms)。R9～R10 起搏呈双脉冲，Ap－Vp 间期 200 ms。R8、R10 呈右束支型。所有 Vp(除外 Vp3、Vp10 呈假性融合)均紧随心室激动波；所有 Ap 均紧随心房激动波，Ap－Ap 间期 1 000 ms。

分析和讨论　起搏时呈 VAT、DOO 工作状态，且夺获心房、心室，提示双腔起搏。起搏下限间期 1 000 ms，PAV、SAV 间期 200 ms，延长的 SAV 间期 360 ms。R1～R7 均呈窦性心律，P－P 间期短于起搏间期且被感知。R3～R7 起搏呈 VAT 状态且 R4～R7 SAV 间期短于 P－R 间期(R1～R3)，

提示 R1～R3 处于 AV 搜索进程的中维持阶段。因 R3 未被及时感知其 P－R 间期延长大于 AV 搜索的延长的 SAV 间期(360 ms)。Vp3 如期发放(与 R3 呈假性融合)，终止了 AV 搜索的进程。单次 Vp3 的发放成为触发 AV 搜索终止的因素。R4 后的 DDD 起搏以恢复 PAV、SAV 间期工作。可呈不同的起搏状态，R4～R7 的 VAT 起搏状态和 R9～R10 的 DOO 起搏状态，等待下一次 AV 搜索的启动。R8、R10 为心室期前收缩，Vp10 与 R10 呈假性融合。

心电图诊断　窦性心律，DDD 起搏时呈 VAT、DOO 工作状态，AV 搜索功能开启，室性期前收缩干扰诱发 Vp 终止 AV 搜索进程，I 度房室传导阻滞，ST 段压低、T 波倒置。

案例 7　ODO 起搏状态,Vp 与 R 波假性融合终止 AV 搜索后再次进入 AV 搜索(St. Jude)(图 9-7)。

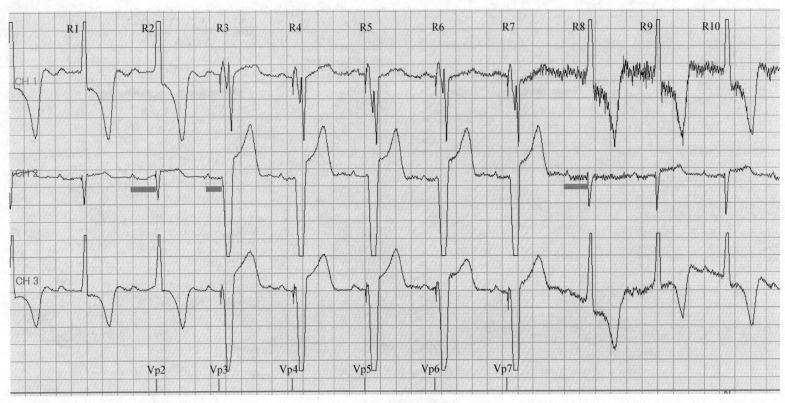

图 9-7　案例 7 心电图

心电图特征　窦性心律,P-P 间期 880 ms;R1~R2、R8~R10 为自身心搏,P-R 间期 280 ms(P2-R2 间期 320 ms),ST 段压低,T 波倒置。R2~R7 起搏呈单脉冲,其前有 P 波,P-Vp 间期 200 ms(其中 P2-Vp2 间期 360 ms)。所有的 Vp 均紧随着心室激动波(Vp2 呈假性融合)。

分析和讨论　起搏呈 VAT 工作状态且夺获心室,提示双腔起搏器,SAV 间期 200 ms。R3 由 R1~R2 的自身心搏转为 VAT 起搏且 SAV 间期短于 P-R,提示起搏终止了 AV 搜索。触发 AV 搜索终止的因素是 R2 未被及时感知,其 P-R 间期延长大于 AV 搜索的延迟 SAV 间期(360 ms),Vp2 如期(假性融合而终止 AV 搜索)假性融合而终止 AV 搜索进程。之后的 DDD 起搏以 SAV、PAV 原值继续工作。R3~R7 连续 5 次 VAT 起搏后,R8~R10 又呈自身心搏且 P-R 间期大于 SAV 间期,提示起搏器再次启动 AV 搜索,延长的 SAV 间期 360 ms。

心电图诊断　窦性节律,DDD 起搏时呈 VAT、ODO 工作状态,AV 搜索功能开启,Ⅰ度房室传导阻滞,ST 段压低、T 波倒置。

案例 8　ODO 状态，心房感知不良干扰终止 AV 搜索(St. Jude)(图 9 - 8)。

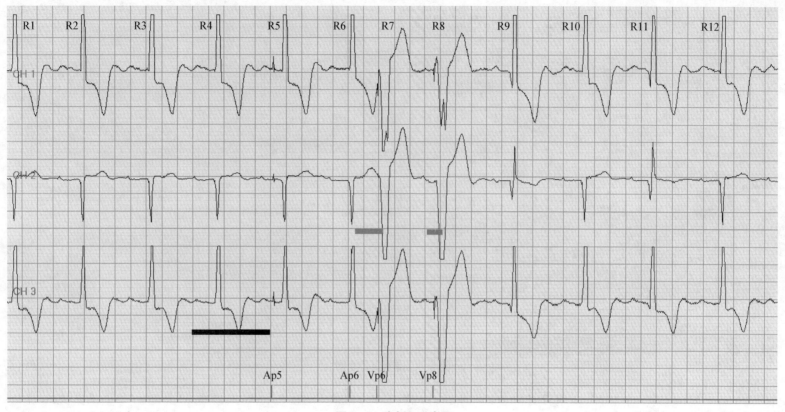

图 9 - 8　案例 8 心电图

　　心电图特征　窦性心律，P - P 间期 900 ms。R1～R6、R9～R12 自身心搏，P - R 间期 280 ms；其中 R9、R11 QRS 波群呈右束支传导阻滞型。R8 起搏呈单脉冲，其前有 P 波，P - Vp8 间期 200 ms。Ap5 落在 P5 后，未随心房激动波，Ap5 - R5 间期 120 ms。Ap6 落在 R6 中，Ap6 - Vp6(夺获呈 R)间期 360 ms。P4 - Ap5、Ap5 - Ap6 间期 1 000 ms。

　　分析和讨论　起搏时呈 VAT、DOO 工作状态，且夺获心室，提示双腔起搏器。起搏下限、逸搏间期 1 000 ms，SAV 间期 200 ms，延长的 PAV 间期 360 ms。R8 由 R1～R6 的自身心搏转换呈 VAT 起搏且 SAV 间期小于 P - R 间期，提示起搏终止 AV 搜索。因 R6 的 P 波未被感知，Ap6 如期发放落

在 P6 下传的 R 波中，R6 处于心室空白期未被感知。Vp6 在 AV 搜索延迟的 PAV 间期(360 ms)末如期发放且夺获呈 R7，终止了 AV 搜索进程。之后起搏以恢复 AV 间期原值继续工作。R8 起搏呈 VAT 且短于 P - R 间期，其后的 R9～R12 又呈自身心搏(P - R 间期大于 SAV 间期)，似乎又进入 AV 搜索进程。因存在心房感知不良(P5、P6)，可否考虑 R9～R12 的 P 波未被感知，且 R - R 间期小于起搏间期，感知后抑制 Ap、Vp 所致。

　　心电图诊断　窦性节律，DDD 起搏模式，起搏夺获，心室感知良好，AV 搜索功能开启，间歇性心房感知不良干扰终止 AV 搜索进程。室性期前收缩，Ⅰ度房室传导阻滞，ST 段压低、T 波倒置。

案例9 AVI 起搏状态,房性期前收缩干扰性 P-R 延长终止 AV 搜索(St. Jude)(图 9-9)。

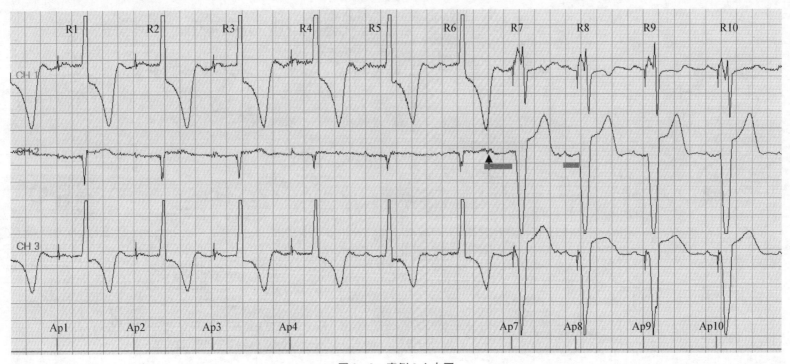

图 9-9 案例 9 心电图

心电图特征 R1～R4 起搏呈单脉冲,心室自身下传,间期 320 ms。R5～R6、R8～R10 窦性心律,P-P 间期 880～960 ms 略不等;其中 R5～R6 为心室自身下传,P-R 间期 280 ms;R8～R10 起搏呈单脉冲,P-Vp 间期 200 ms。R7 提前且有 P 波(箭头所示)呈单起搏脉冲,P7-Vp7 间期 360 ms。所有的 Vp 均紧随心室激动波;所有的 Ap 均紧随心房激动波,Ap-Ap 间期 1 000 ms。

分析和讨论 起搏时呈 AVI、VAT 工作状态且夺获心房、心室,提示双腔起搏。起搏下限间期 1 000 ms,SAV 间期 200 ms,延长 SAV 间期

360 ms。R8 由 R1～R6 起搏的 AVI 变为 VAT 工作状态,且 PAV 间期小于 Ap-R 间期,提示起搏终止 AV 搜索。因房性期前收缩 P7 波被感知且感染性 P-R 阻滞,在 AV 搜索延长的 SAV 间期(360 ms)内无 Vs,如期发放 Vp7(夺获呈 R7)而终止 AV 搜索。起搏以 AV 间期恢复原值继续工作,R8～R10 起搏呈 VAT 工作状态且 SAV 缩短。

心电图诊断 窦性节律,DDD 起搏模式,起搏夺获、心室感知良好,AV 搜索功能开启,房性期前收缩干扰终止 AV 搜索进程,Ⅰ度房室传导阻滞,ST 段压低、T 波倒置。

案例 10 AVI 起搏状态,舒张晚期室性期前收缩干扰终止 AV 间期搜索(St. Jude)(图 9 - 10)。

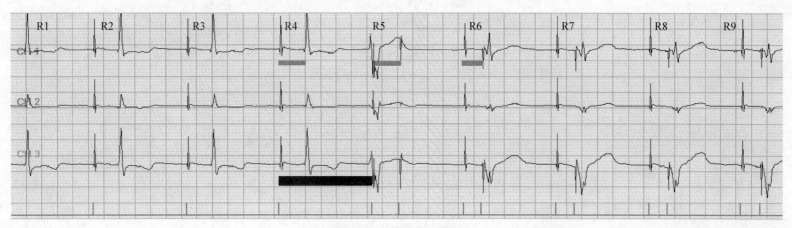

图 9 - 10 案例 10 心电图

心电图特征 R5～R9 的起搏呈双脉冲;其中 R5 的 Ap - Vp 间期 360 ms,其余 Ap - Vp 间期 200 ms。R1～R4 起搏呈单脉冲,心室自身下传,P - Vp 间期 320 ms。R5 的 QRS 波呈宽大畸形,Vp5 落入 R5 的 T 波上,其余 Vp 后均紧随心室除极波。Ap5 落入 R5 中,其余 Ap 后均紧随心房除极波,Ap - Ap 间期 1 000 ms。

分析和讨论 起搏时呈 AVI、DOO 工作状态,且夺获心房、心室,提示双腔起搏。起搏、逸搏起搏 1 000 ms,PAV 间期 200 ms,延长的 PAV 间期 360 ms。R5 的 Ap5 - Vp5 间期由其前起搏的短 PAV 间期突然延长至 360 ms,且其后的起搏(R6～R9)的 PAV 间期又收缩(恢复原值),提示 Vp5 终止了 AV 搜索的进程。符合 St. Jude AV 搜索功能的心电图特征。舒张晚期的室性期前收缩为被及时感知,Ap5 如期发放落入其 R 中,呈假性融合,Ap5 触发 Vp5 以延长的 PAV 间期如期发放落入 T 波中,呈假性失夺获。Vp5 终止 AV 间期搜索进程且 AV 间期复原。R6～R9 起搏以 PAV 间期原值继续工作呈 DOO 起搏状态,等待下一次 AV 搜索的启动。

心电图诊断 起搏节律,DDD 起搏模式呈 DOO 工作状态,AV 间期搜索功能开启,室性期前收缩触发 Vp 终止 AV 搜索进程。

案例 11　DOO 起搏状态，AV 搜索功能开启呈 VIP 特殊功能(St. Jude)(图 9 - 11)。

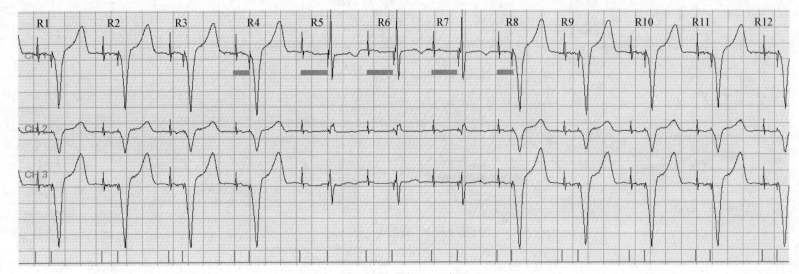

图 9 - 11　案例 11 心电图

心电图特征　起搏均呈双脉冲，其中 R5～R7 的 Ap - Vp 间期 360 ms，其余 Ap - Vp 间期均为 200 ms。Ap - Ap 间期 880 ms。所有的 Vp 均紧随心室除极波、所有的 Ap 均紧随心房除极波。

分析和讨论　起搏呈 DOO 工作状态且夺获心房、心室，提示双腔起搏。起搏下限间期 1 000 ms，PAV 间期 200 ms，延长的 PAV 间期 360 ms。R5 的起搏由 R1～R4 的短 PAV 间期延长至 360 ms，提示起搏启动 AV 间期搜索。在延长的 PAV 间期搜索中，未见 Vs 而发放 Vp5 呈假性融合。连续 3 次在长 PAV 间期末发放 Vp(R5～R7)后，其后起搏的 PAV 间期缩短(恢复原值)，提示起搏终止 AV 间期搜索，符合 St. Jude AV 搜索的心室自身优先(VIP)功能的心电图特征。VIP 功能开启，每隔 30 s、1 min、5 min……30 min(可程控)搜索自身心室传导；在搜索周期 1～3 心搏(可程控)中，无 Vs，AV 搜索终止且 AV 间期恢复原。DDD 起搏以 PAV 间期设置的原值工作，R8～R12 呈 DOO 起搏状态，等待下一次 AV 搜索的启动。

心电图诊断　起搏节律，DDD 起搏呈 DOO 工作状态，AV 搜索功能开启呈 VIP 特殊功能。

案例 12　VAT 起搏状态，AV 搜索的 VIP 特殊功能开启(St. Jude)(图 9 - 12)。

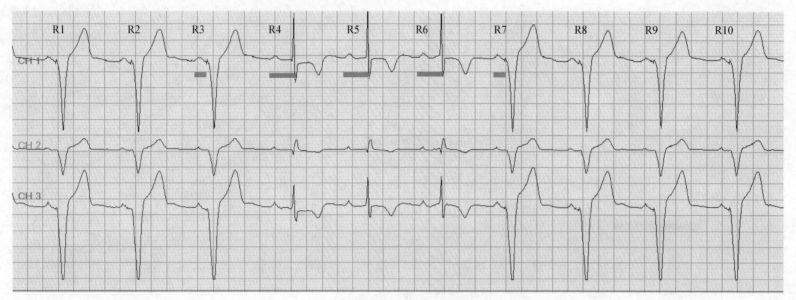

图 9 - 12　案例 12 心电图

　　心电图特征　窦性心律，P-P 间期 960 ms 略不等。R1～R3、R7～R10 的起搏呈单脉冲 Vp，其前有自身 P 波，P-Vp 间期 160 ms。R4～R6 呈自身心搏，心室自身下传，P-R 间期 280 ms。所有的 Vp 均紧随心室除极波。

　　分析和讨论　起搏呈 VAT 工作状态且夺获心室，提示双腔起搏。SAV 间期 200 ms，P-R 间期 280 ms。R4 由 R1～R3 的 VAT 起搏呈自身心搏，P-R 间期显著大于 SAV 间期，提示起搏启动 AV 间期搜索进程。R7～R10 又恢复 VAT 起搏且 SAV 间期(恢复原值)短于 R4～R6 的 P-R 间期，提示 AV 间期搜索终止。符合 St. Jude AV 搜索功能的心室自身优先(VIP)的心电图特征。AV 搜索的终止，提示 R4～R6 必在延长的 SAV 间期搜索中，连续 3 次发放 Vp，应与 R 呈假性融合(心电图中"起搏钉"未显示)，且延长的 SAV 间期约大于 280 ms。R7～R10 恢复 VAT 起搏且 SAV 间期恢复原值，等待下一次 AV 搜索的启动。连续 3 次的自身心搏后(R4～R6)，因此，本案例提示，起搏脉冲的清晰是分析心电图的关键，有利于正确判起搏器的工作状态和功能。

　　心电图诊断　窦性心律，DDD 起搏模式起搏，呈 VAT 工作状态，感知功能良好、心室起搏夺获良好(时呈假性融合)，AV 搜索 VIP 功能开启。

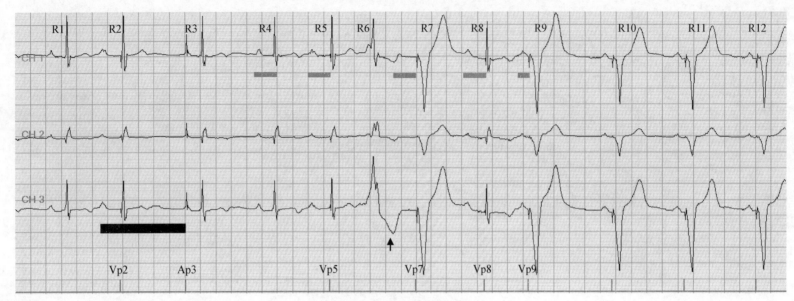

图 9-13　案例 13 心电图

心电图特征　窦性心律,P-P 间期 960 ms 略不等。R2、R5～R12 的起搏呈单脉冲,其前有 P 波,其中 R2、R5～R8 的 P-Vp 间期 320 ms;R9～R12 的 P-Vp 间期 160 ms。R1、R4 呈自身心搏,R3 起搏呈单脉冲,心室自身下传,P-R、Ap-R 间期约 240 ms。R6 提前呈宽大畸形的 QRS 波。除 Vp2、Vp5、Vp8 呈假性融合,其余 Vp 均紧随心室除极波。Ap3 呈假性融合,P2-Ap3 间期 1 000 ms。

分析和讨论　起搏时呈 VAT、AVI 工作状态且夺获心室,提示双腔起搏。逸搏起搏 1 000 ms,SAV 间期 160 ms,延长的 SAV 间期 320 ms。R9 VAT 起搏的 SAV 间期由 R8 的长 SAV 间期 320 ms 突然缩短至 SAV 间期 160 ms,提示 AV 间期搜索进程被终止。因 R1～R4 的 P-R 间期大于短 SAV 间期,提示处于 AV 搜索维持进程中。插入室性期前收缩 R6 隐匿传导导致 R7 的 P-R 延长,在延长的 SAV 间期 320 ms 末发放 Vp7 且夺获心室;加上之前 R5 在延长的 SAV 间期 320 ms 末发放的 Vp5(假性失夺获)和其后 R8 在延长的 SAV 间期 320 ms 末发放的 Vp8,构成连续三次 Vp 发放,终止了 AV 间期搜索进程。符合 St. Jude AV 搜索心室自身优先(VIP)功能的心电图特征。R9～R12 起搏以 SAV 间期原值继续工作呈 VAT 工作状态,等待下一次 AV 搜索的启动。

心电图诊断　窦性心律,DDD 起搏模式,起搏夺获、工作功能良好,AV 间期搜索功能开启,室性期前收缩触发 VIP 功能。

案例 14　ODO 起搏状态,心室安全起搏终止 AV 间期搜索(St. Jude)(图 9 - 14)。

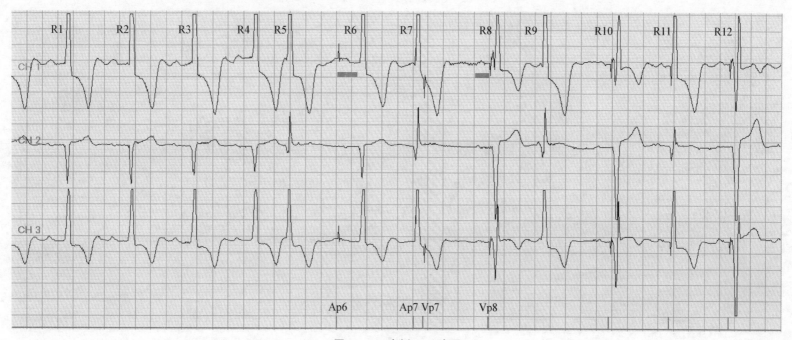

图 9 - 14　案例 14 心电图

心电图特征　窦性心律,P - P 间期 800 ms 略有不等。R1～R4 呈窦性自身心搏,P - R 间期 240 ms。R6 起搏呈单脉冲,心室自身下传,Ap - R 间期 300 ms 间期。R8～P13 起搏呈单脉冲,P - Vp 间期 160 ms。R7 可见双脉冲,Ap - Vp 间期 110 ms。Ap6 - Ap7 间期 1 000 ms。R5、R7、R11 呈右束支传导阻滞型。所有的 Vp(除外 Vp7)均紧随心室激动波。

分析和讨论　起搏时呈 VAT 及双脉冲工作状态且夺获心房、心室,提示双腔起搏。起搏下限间期 1 000 ms,SAV 间期 160 ms。R8 后起搏由 R1～R5 的 AAI 起搏变为 VAT 起搏状态且 PAV 间期小于 P - R 或 Ap - R 间期,提示起搏终止 AV 搜索。如期发放的 Ap7 落入 R7 的起始部,并在 Ap7 心室空白期后的非生理不应期感后 R7,发放心室安全起搏 Vp7(Ap - Vp 间期 110 ms)而终止 AV 搜索进程。AV 间期恢复原值,继续以 DDD 起搏模式工作,符合 St. Jude 的 AV 搜索功能的心电图特征。R8 后的起搏呈 VAT 工作状态且短 SAV 间期缩短。R5、R7、R11 为室性期前收缩。

心电图诊断　窦性节律,DDD 起搏模式,起搏夺获、心室感知良好,AV 搜索功能开启,室性期前收缩干扰发放心室安全起搏终止 AV 搜索进程。 I 度房室传导阻滞,ST 段压低、T 波倒置。

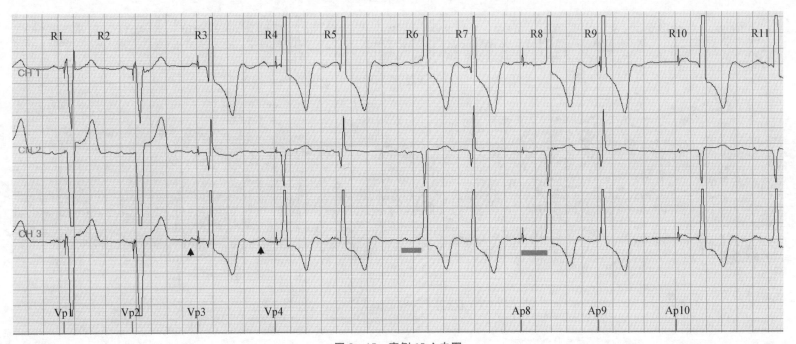

图 9-15　案例 15 心电图

　　心电图特征　窦性心律,P-P 间期 960 ms 略有不等。R3~R7、R9、R11 呈自身心搏,P-R 间期 280 ms。R1~R2 起搏呈单脉冲,期前有 P 波,P-Vp 间期 160 ms。R8、R10 起搏呈单脉冲,心室自身下传,Ap-R 间期 360 ms。Ap3、Ap4、Ap9 分别落入 R 波前或 R 波中,其中 Ap3、Ap4 前有 P 波。R3、R5、R7、R9 呈右束支传导阻滞型。Ap-Ap 间期 1 000 ms。

　　分析和讨论　起搏时呈 VAT、AVI 工作状态且夺获心房、心室,提示双腔起搏。起搏下限间期 1 000 ms,SAV 间期 160 ms。R8、R9 起搏呈 AVI 不同于 R1~R2 起搏呈 VAT 且 Ap8-R 及 Ap10-R 间期显著大于 SAV 间

期,提示起搏定时启动 AV 搜索,符合 St. Jude 的 AV 搜索功能的心电图特征。R3~R6 的 P-R 均大于 SAV 间期(R1~R2),但 Ap3、Ap4 均在其 P 波后(箭头所示),提示存在心房感知不良。因此,很难判断何时启动 AV 搜索或者就从 R8 开始。R3、R5、R7、R9 室性期前收缩均与起搏脉冲 Ap 呈假性融合。

　　心电图诊断　窦性节律,DDD 起搏模式,起搏夺获、心室感知功能良好、心房感知时呈不良,AV 搜索功能开启,室性期前收缩,Ⅰ度房室传导阻滞,ST 段压低、T 波倒置。

案例 16 室性心动过速终止心房同步脉冲巧遇定时 AV 间期搜索(St. Jude)(图 9 - 16)。

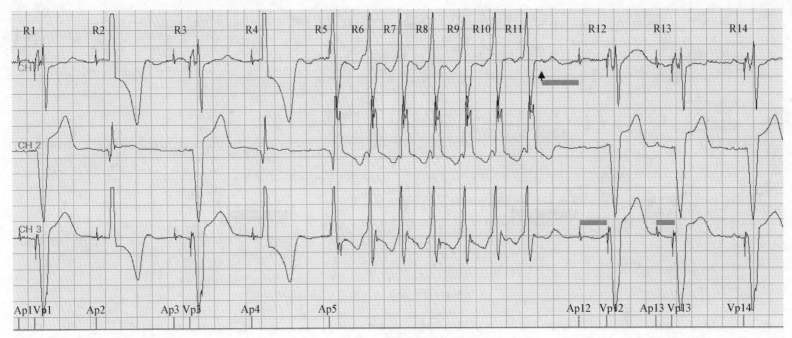

图 9 - 16 案例 16 心电图

心电图特征 R1、R3、R12、R13 起搏呈双脉冲,Ap - Vp 间期 200 ms(其中,Ap12 - Vp12 间期 360 ms)。R2、R4、R5、R14 起搏呈单脉冲,其中 P - Vp14 间期 160 ms,其余均为 Ap 与自身 R 巧合,R2、R4、R5 均为心室异位激动。R5~R11 呈宽 QRS 波心动过速。所有的 Vp 均紧随心室激动波。Ap 均紧随心房激动波,Ap - Ap 间期 1 000 ms。

分析和讨论 起搏呈 DDD 工作模式且夺获心房、心室,提示双腔起搏。起搏下限间期 1 000 ms,PAV、SAV 间期分别为 160、200 ms,延长的 PAV 的间期 360 ms。R5~R11 室性心动过速后,R12 呈 DOO 起搏状态,PAV 间期突然延长至 360 ms 大于 AV 间期原值,提示起搏启动 AV 搜索。之后,

R13~R14 DOO 起搏的 PAV、SAV 间期又缩短,恢复原值,提示 AV 搜索又被终止,符合 St. Jude 的 AV 搜索功能的心电图特征。AV 搜索启动后,因 Vp12 的如期发放,终止 AV 搜索进程,与室性心动过速无关,巧遇定时启动的 AV 搜索。R5 前 DDD 起搏以 PAV 间期原值工作呈不同的工作状态,R5~R11 室性心动过速被感知后,抑制了起搏脉冲的发放。R2、R4、R5 室性期前收缩均与起搏脉冲无关。

心电图诊断 窦性节律,室性期前收缩,ST 段压低、T 波倒置;DDD 起搏模式,起搏夺获、心室感知功能良好,室性心动过速后巧遇定时 AV 搜索启动。

案例 17　DOO 起搏状态,AV 间期搜索启动和终止室性期前收缩干扰(St. Jude)(图 9 - 17)。

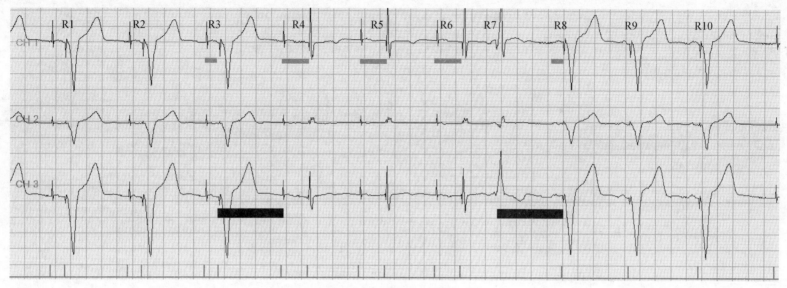

图 9 - 17　案例 17 心电图

心电图特征　R1~R6 的起搏呈双脉冲;其中,R1~R3 的 Ap - Vp 间期 200 ms,R4~R6 的 Ap - Vp 间期 360 ms。R8~R10 起搏呈单脉冲,其前有 P 波,P - P 间期 920 ms 略有不等,P - Vp 间期 160 ms。R7 提前呈宽大畸形的 QRS 波。所有 Vp 后均紧随心室除极波;Ap 后均紧随心房除极波,Ap - Ap 间期 1 000 ms。

分析和讨论　起搏时呈 VAT、DOO 工作状态且夺获心房、心室,提示双腔起搏。起搏、逸搏间期 1 000 ms,PAV、SAV 间期分别 200 ms、160 ms,延长的 PAV 间期 320 ms。R4 DOO 起搏的 PAV 间期由 R3 的短 SAV 间期突然延长至 320 ms,提示起搏启动 AV 间期搜索。在 AV 间期搜索中,连续 3 次(R4~R6)在长 PAV 间期末发放 Vp 后,其后起搏(R8~R10)的 PAV 间期缩短(恢复原值),提示起搏终止 AV 间期搜索,符合 St. Jude AV 搜索的心室自身优先(VIP)功能的心电图特征。因 R7 室性期前收缩被感知,重整起搏间期,R8~R10 起搏以恢复的 AV 间期继续工作呈 DOO 起搏状态,等待下一次 AV 搜索的启动。

心电图诊断　起搏节律呈 DDD 起搏模式,起搏夺获良好、感知功能良好,AV 间期搜索的 VIP 功能开启,室性期前收缩干扰。

案例 18 心房起搏夺获不良终止 AV 间期搜索(Sj. Jude)(图 9 - 18)。

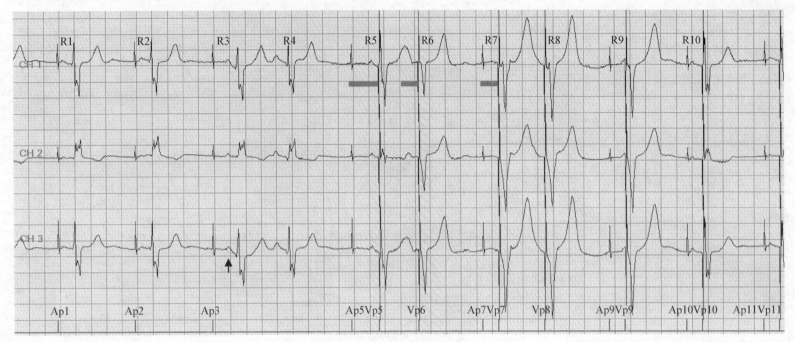

图 9 - 18 案例 18 心电图

心电图特征 R1~R3 起搏呈单脉冲,心室自身下传呈右束支传导阻滞;其中,R1、R2 的 Ap - R 间期 200 ms;Ap3 - R3 间期 280 ms(期间有 P 波,箭头所示)。R5、R7、R9~R11 起搏呈双脉冲;其中,Ap5 - Vp5 间期 360 ms,其余 Ap - Vp 间期 200 ms。R6、R8 起搏呈单脉冲,期前有 P 波,P - Vp 间期 200 ms。R4 呈自身心搏,P - R 间期 140 ms。所有的 Vp 均紧随心室激动波(R10 呈融合);Ap 均紧随心房激动波(除 Ap3、Ap5),Ap - Ap 间期 1 000 ms。

分析和讨论 起搏呈 DDD 工作模式且夺获心房、心室,提示双腔起搏。起搏下限间期 1 000 ms,PAV、SAV 间期 200 ms,延长的 PAV 间期 360 ms。

R5 的 Ap5 失夺获后,在延长的 PAV 间期末发放 Vp6,其后的心搏均呈短 AV 间期(恢复原值)起搏,提示因 Vp5 的发放,终止了 R1~R4 的 AV 搜索进程,符合 St. Jude 的 AV 搜索功能的心电图特征。其后 DDD 起搏均以 AV 间期原值工作,可呈不同的 DDD 起搏状态(R6~R11),期待下次定时启动 AV 搜索。在 R1~R4 AV 搜索进程中,尽管 Ap3 失夺获心房,R3 仍可呈 VAI 起搏状态。而 Ap5 失夺获,发放 Vp5 终止 AV 搜索进程。

心电图诊断 起搏节律,DDD 起搏模式,感知功能良好、心室起搏夺获良好、AV 搜索功能开启,心房起搏夺获不良终止 AV 搜索。

案例 19　房性激动二联律伴心房起搏夺获不良启动且又终止 AV 间期搜索(Sj. Jude)(图 9-19)。

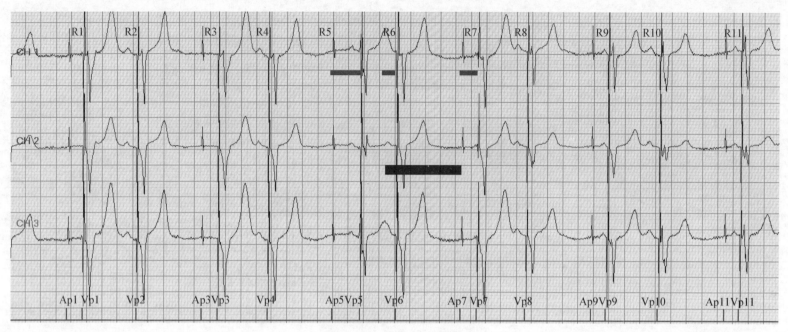

图 9-19　案例 19 心电图

心电图特征　R1、R3、R5、R7、R9、R11 起搏呈双脉冲,Ap-Vp 间期 200 ms(其中,Ap5-Vp5 间期 280 ms,其间有 P 波)。其余心搏的起搏呈单脉冲,期前有 P 波,P-Vp 间期 160 ms。所有的 Vp 均紧随心室激动波(R2 呈融合);Ap 均未紧随 P 波。P2-Ap3、P4-Ap5、P6-Ap7、P8-Ap9、P10-Ap11 间期 1 000 ms。

分析和讨论　起搏呈 DDD 工作模式且夺获心房、心室,提示双腔起搏。起搏下限间期 1 000 ms,PAV、SAV 间期 200 ms,延长的 PAV 间期 360 ms。R5 起搏的 PAV 由其前的短 AV 间期突然延长至 280 ms,提示起搏定时启动 AV 搜索。Ap5 失夺获后,因 AV 搜索,在延长的 PAV 间期末发放 Vp5,其后的心搏均呈短 AV 间期起搏,提示因 Vp5 的发放,终止 AV 搜索进程,符合 St. Jude 的 AV 搜索功能的心电图特征。后续的起搏以 AV 间期恢复原值呈 DDD 起搏的不同工作状态,等待下次启动 AV 搜索。本案例心电图可见定时启动 AV 搜索时,巧遇 Ap 失夺获。

心电图诊断　起搏节律呈 DDD 起搏模式呈不同的工作状态,心室起搏夺获良好,心房感知功能良好,AV 搜索功能开启,心房夺获二联律、心房起搏不良恰遇 AV 搜索并终止 AV 搜索。

案例20　AV 间期搜索启动且终止后巧遇房性心动过速(Sj. Jude)(图 9－20)。

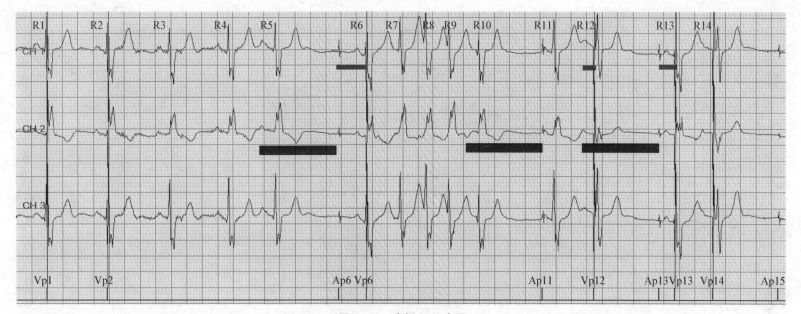

图 9－20　案例 20 心电图

心电图特征　R6、R13 起搏呈双脉冲,Ap6－Vp6 间期 280 ms(期间有 P 波),Ap13－Vp13 间期 200 ms。R1～R2、R12、R14 起搏呈单脉冲,其前有 P 波,P－Vp 间期 160 ms。Ap11 起搏呈单脉冲,Ap－R 间期 140 ms。R3～R5 呈自身心搏,P－R 间期 200 ms。R7～R10 心动过速其前有 P 波。所有的 Vp 均紧随心室激动波呈假性融合(除 Vp13)。Ap 无紧随的 P 波。P5－Ap6、P10－Ap11、P12－Ap13、P14－Ap15 间期 1 000 ms。

分析和讨论　起搏呈 DDD 工作模式的不同工作状态且夺获心房、心室,提示双腔起搏。起搏下限间期 1 000 ms,PAV、SAV 间期 160 ms,延长的 PAV 间期 360 ms。R6 起搏的 PAV 突然由其前的短 AV 间期突然延长至 360 ms,提示起搏定时启动 AV 搜索。Ap6 失夺获后,因 AV 搜索,在延长的

PAV 间期末发放 Vp6,其后的起搏均呈短 AV 间期呈不同的 DDD 起搏状态,提示因 Vp6 的发放,终止 AV 搜索进程,符合 St. Jude 的 AV 搜索功能的心电图特征。后续的起搏以 AV 间期恢复原值呈 DDD 起搏的不同工作状态,等待下次启动 AV 搜索。本案例心电图可见定时启动 AV 搜索时,巧遇 Ap 失夺获。R3～R5 呈自身心搏且 P－R 间期大于 SAV,提示 R3 后已启动 AV 搜索。因 Ap6 的失夺获,Vp6 在因此的 PAV 间期末如期发放,又终止了 AV 搜索的进程。

心电图诊断　起搏节律,DDD 起搏模式呈不同的工作状态,感知功能良好、心室起搏夺获良好、AV 搜索功能开启,心房起搏夺获不良终止 AV 搜索,AV 搜索终止巧遇房性心动过速。

171

案例 21　VAT 起搏状态,定时启动 AV 间期搜索(Biotronik)(图 9-21)。

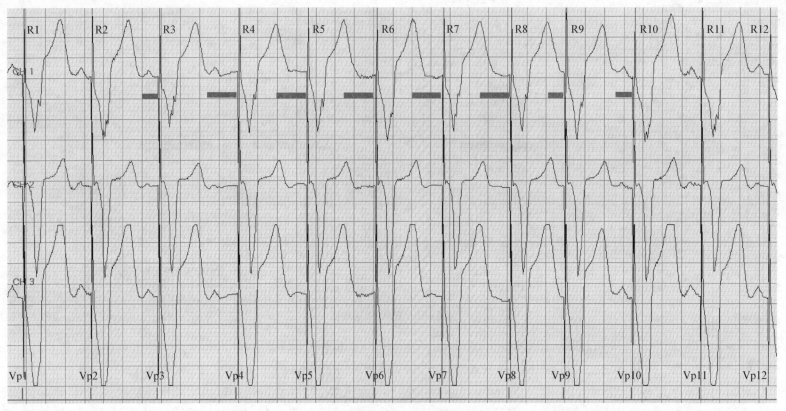

图 9-21　案例 21 心电图

心电图特征　窦性心律,P-P 间期 720 ms。起搏均呈单脉冲 Vp,其中 R1~R3、R9~R12 的 P-Vp 间期 160 ms,R4~R8 的 SAV 间期 280 ms。所有的 Vp 均紧随心室激动波。

分析和讨论　起搏呈 VAT 工作状态且夺获心室,提示双腔起搏。SAV 间期 160 ms,延长的 SAV 间期 280 ms。R4 的 SAV 间期突然由 R1~R3 短 SAV 间期延长至 280 ms,提示起搏器定时启动 AV 搜索。R4~R8 连续 5 次延长的 SAV 间期搜索起搏中,均未感知到自身 R 波,均在 SAV 延长间期

末发放了 Vp,起搏呈延迟 SAV 间期的 VAT 工作状态。之后,终止 AV 搜索,DDD 起搏复原 AV 间期继续工作,R9~R12 的 VAT 起搏呈短 SAV 间期,符合 Biotronik 的 AV 搜索功能的心电图特征。若在 AV 搜索中,感知自身 R(Vs),则维持延长的 AV 间期工作,直到连续 5 次发放 Vp 后,终止 AV 搜索进程。

心电图诊断　窦性心律,DDD 起搏呈 VAT 工作状态,AV 搜索功能开启,心室起搏夺获良好、感知功能良好。

案例22 VAT起搏状态,室性期前收缩启动 AV 间期搜索(Biotronik)(图9-22)。

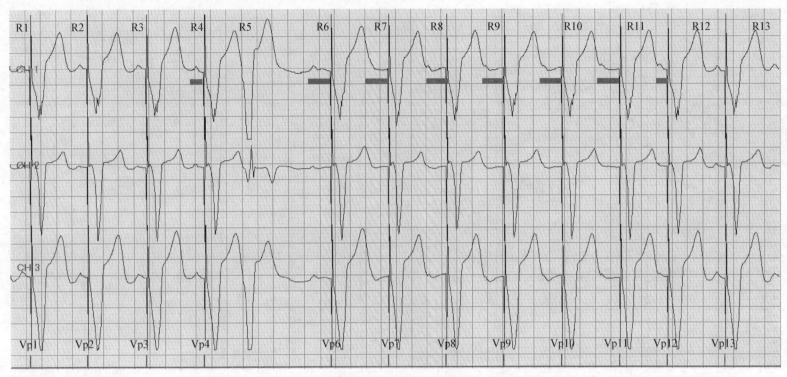

图9-22 案例22心电图

心电图特征 窦性心律,P-P间期800 ms略有不等。起搏均呈单脉冲,其中 R1～R4、R12～R13 的 P-Vp 间期 160 ms,R6～R11 的 P-Vp 间期 280 ms,所有的 Vp 均紧随心室激动波。R5 提前呈宽大畸形,其前无 P 波。

分析和讨论 起搏呈 VAT 工作状态且夺获心室,提示双腔起搏。SAV 间期 160 ms,延长的 SAV 间期 280 ms。R5 室性期前收缩后,R6～R11 起搏的 SAV 间期突然由 R1～R4 起搏的 短 SAV 间期延长至 280 ms,提示起搏器启动 AV 搜索。R6～R11 连续 5 次延长的 SAV 间期搜索起搏中,均未感知到自身 R 波,均在 SAV 延长间期末发放了 Vp,起搏呈延迟 SAV 间期的

VAT 工作状态。之后,终止 AV 搜索,DDD 起搏复原 AV 间期继续工作,R12～R13 的 VAT 起搏呈短 SAV 间期,符合 Biotronik 的 AV 搜索功能的心电图特征。若在 AV 搜索中,感知自身 R(Vs),则维持延长的 AV 间期工作,直到连续 5 次发放 Vp 后,终止 AV 搜索进程。本案例是因为 R4 起搏后出现室性期前收缩 R5 的心室感知而启动 AV 搜索。因此,Biotronik 的 AV 搜索功能具有逐跳 Vs 启动 AV 搜索特征。

心电图诊断 窦性心律,DDD 起搏呈 VAT 工作状态,感知功能良好、心室起搏夺获良好,AV 搜索功能开启,室性期前收缩启动 AV 搜索。

案例 23　VAT 起搏状态,AV 搜索中感知室性期前收缩且维持(Biotronik)(图 9-23)。

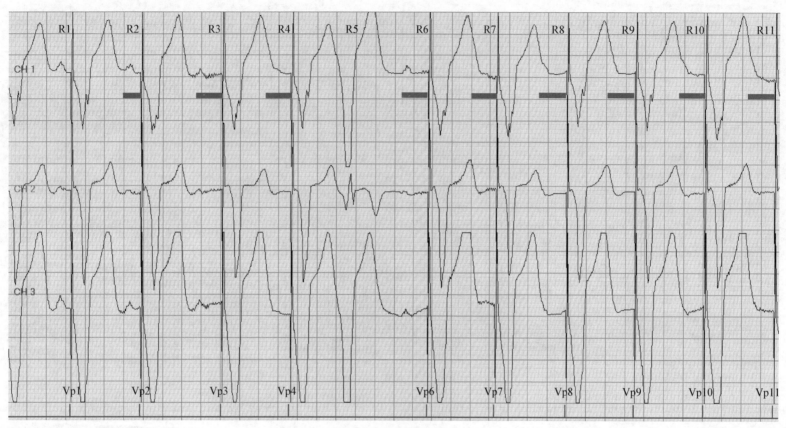

图 9-23　案例 23 心电图

心电图特征　窦性心律,P-P 间期 800 ms 略有不等。起搏均呈单脉冲,其中 R1～R2 的 P-Vp 间期 160 ms,R3～R11 的 P-Vp 间期 280 ms,所有的 Vp 均紧随心室激动波。R5 提前呈宽大畸形,其前无 P 波。

分析和讨论　起搏呈 VAT 工作状态且夺获心室,提示双腔起搏。SAV 间期 160 ms,延长的 SAV 间期 280 ms。R3 起搏的 SAV 间期突然由 R1～R2 起搏的短 SAV 间期延长至 280 ms,提示起搏器启动 AV 搜索。在 AV 搜索中遇室性期前收缩 R5 且被心室感知。之后的 DDD 起搏均以延长的

SAV 间期维持工作,符合 Biotronik 的 AV 搜索功能的心电图特征。若在 AV 搜索中,感知自身 R(Vs),则维持延长的 AV 间期工作。R6～R11 起搏均呈 VAT 且 SAV 间期延长。显然在搜索中,若心室感知(Vs),起搏器维持其延长的 AV 间期感知。

心电图诊断　窦性心律,DDD 起搏呈 VAT 工作状态,心室起搏夺获良好、感知功能良好,AV 搜索功能开启,定时启动 AV 搜索且遇室性期前收缩维持搜索。

案例 24 室性心动过速后启动 AV 间期搜索(Biotronik)(图 9-24)。

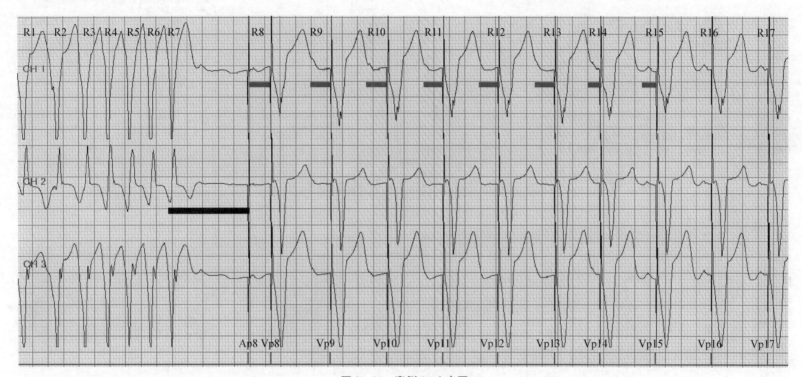

图 9-24 案例 24 心电图

心电图特征 R1~R7 快速的宽大畸形 QRS 波,其前未见 P 波。R9~R17 起搏呈单脉冲,其前有 P 波,P-P 间期 740 ms 略有不等;其中,R9~R13 的 P-Vp 间期 280 ms,R14~R17 的 P-Vp 间期 160 ms。R8 起搏呈双脉冲,Ap-Vp 间期 280 ms。所有的 Vp 均紧随心室激动波,Ap 紧随心房除极波。R7-Ap8 间期 1 000 ms。

分析和讨论 起搏时呈 DOO、VAT 工作状态且夺获心房心室,提示双腔起搏。起搏间期 1 000 ms,SAV 间期 160 ms,延长的 PAV、SAV 间期 280 ms。R1~R7 室性心动过速终止后,起搏以 DDD 模式工作且 AV 间期延长,时呈 DOO、VAT 起搏状态。至 R14 后,SAV 间期突然缩短至

160 ms,提示 R8~R13 起搏进入 AV 搜索且连续 6 个搜索周期中未见 Vs,AV 搜索终止,符合 Biotronik 的 AV 搜索功能的心电图特征。若在 AV 搜索中,无感知自身 R(Vs),连续 6 次(可程控)发放 Vp 后,终止 AV 搜索进程,AV 间期复原继续以 DDD 起搏模式工作。R14~R17 起搏呈 VAT 工作状态且呈短 SAV 间期,等待下次 AV 搜索的启动。本案例由室性心动过速启动 AV 搜索。

心电图诊断 窦性心律,DDD 起搏时呈 DOO、VAT 工作状态,起搏夺获、感知功能良好,AV 搜索功能开启,室性心动过速启动 AV 搜索。

案例 25 DOO 起搏状态，定时启动 AV 间期搜索进程且巧遇室性期前收缩（Medtronic）（图 9 - 25）。

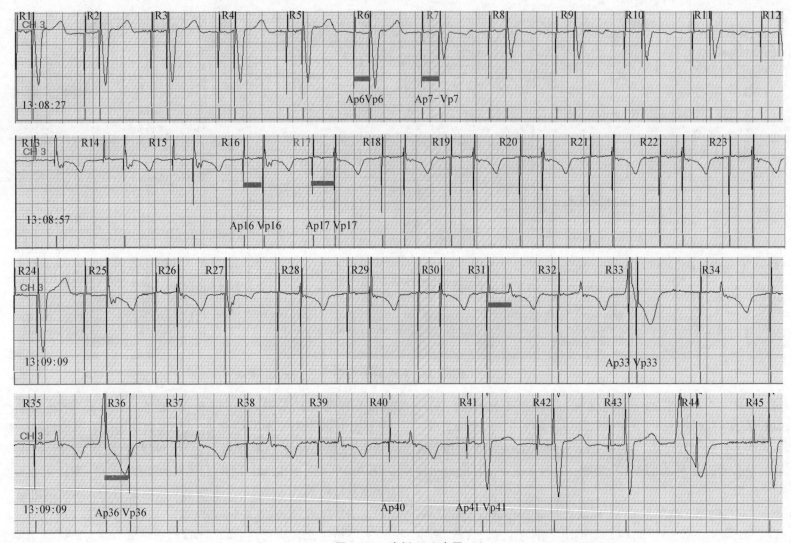

图 9 - 25 案例 25 心电图

心电图特征 同次动态心电图，非连续心电图纪录（时间见标记）。起搏均呈 DOO 工作状态；其中，R1～R17、R41～R45 的 Ap - Vp 间期 200 ms，R17～R30 的 Ap - Vp 间期 280 ms，R31～R40 的起搏时呈 Ap - Vp（间期 360 ms 或 110 ms）、Ap - R（间期 320 ms）。所有的 Vp 均紧随心室激动波时呈假性融合；Ap 均紧随心房激动波，Ap - Ap 间期 1 000 ms（其中，Ap40 - Ap41 间期 1 200 ms）。R33、R36、R44 提前呈宽大畸形。

分析和讨论 起搏时呈 DOO、AVI 工作状态且夺获心房、心室，提示双腔起搏。起搏下限间期 1 000 ms，PAV 间期不同分别为 200 ms、280 ms、360 ms。R17 起搏的 PAV 突然由前面起搏的 PAV 间期的 200 ms 延长至 280 ms（增量 82 ms），提示起搏定时启动 AV 搜索。延长 PAV 后，持续起搏 R18～R30（R23～R24 间有图省略）。间期未见 Vs，R31～R40（R34 - R35 间有图省略）起搏的 PAV 间期再次由 280 ms 延长至 360 ms（Ap36 - Vp36）；期间，受 R33、R36 室性期前收缩干扰，如期发放的 Ap33 与 R33 呈假性融合后，因在 Ap33 后的非生理不应期感知 R33 而发放心室安全起搏 Vp33（Ap33 - Vp33 间期 110 ms）；Ap36 与 R36 呈假性融合后，因未感知到 R36 而如期延长的 PAV 间期（360 ms）；其余心搏的起搏呈 VAI 工作状态且 Ap - R 间期小于 360 ms，心室得以自身下传。R41 起搏的 PAV 由之前的 360 ms 突然缩短至 200 ms（恢复原值）且 Ap40 - Ap41 间期延长（1 200 ms），AV 搜索进程终止，符合 Medtronic 的 AV 搜索功能的心电图特征。AV 搜索进程中，出现 2 次 AV 间期增量（82 ms）；若心室感知数量达到预期，则维持延长的 AV 间期，否则终止 AV 搜索。R41～R45 的起搏以 PAV 恢复原值继续工作，期待下一次的定时启动 AV 搜索。R44 的干扰等同于 R36，仅此时的 PAV 间期为 200 ms。

心电图诊断 起搏节律，DDD 起搏呈 DOO、AVI 工作状态，起搏夺获良好（时呈假性融合），心室感知功能良好，AV 搜索功能定时开启。

案例 26 ODO 起搏状态,定时启动 AV 间期搜索检测进程(Medtronic)(图 9 - 26)。

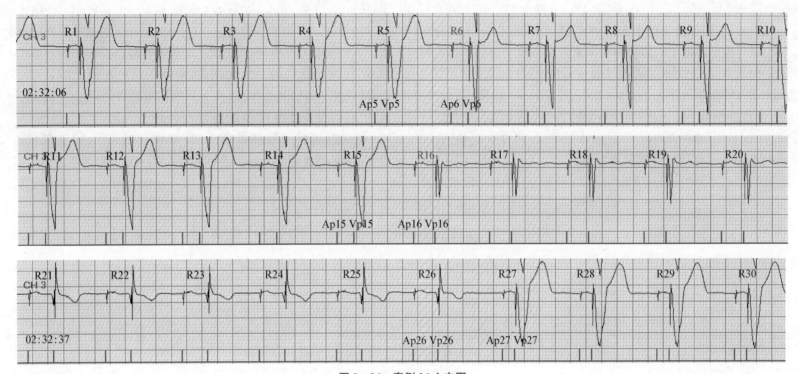

图 9 - 26 案例 26 心电图

心电图特征 同次动态心电图,非连续心电图纪录(时间见标记)。起搏均呈 DOO 工作状态;其中,R1～R5、R27～R30 的 Ap - Vp 间期 160 ms,R6～R15 的 Ap - Vp 间期 240 ms,R16～R26 的 Ap - Vp 间期 320 ms。所有的 Vp 均紧随心室激动波(R16～R26 呈假性融合);Ap 均紧随心房激动波,Ap - Ap 间期 1 000 ms(其中,Ap26 - Ap27 间期 1 200 ms)。

分析和讨论 起搏呈 DOO 工作状态且夺获心房、心室,提示双腔起搏。起搏下限间期 1 000 ms,PAV 间期不同分别为 160 ms、240 ms、320 ms。R6 起搏的 PAV 突然由 R5 的 PAV 间期的 160 ms 延长至 240 ms(增量 82 ms),提示起搏定时启动 AV 搜索。延长 PAV 后,持续起搏 R6～R15 (R10～R11 间有图省略),间期未见 Vs,PAV 间期再次由 240 ms 延长至

320 ms(增量 82 ms),并持续起搏 R66～R26(R20～R21 间有图省略)且呈假性融合,其间仍未见 Vs;起搏 R27 由 R26 的 PAV 间期的 320 ms 突然缩短(恢复原值)至 160 ms,且 Ap26 - Ap27 延长(1 200 ms),AV 搜索进程终止,符合 Medtronic 的 AV 搜索功能的心电图特征。若 AV 搜索进程,出现 2 次 AV 间期增量(82 ms);若心室感知数量达到预期,则维持延长的 AV 间期,否则终止 AV 搜索。R27 之后,起搏以 PAV 恢复原值,继续 DDD 起搏,期待下一次的定时启动 AV 搜索。

心电图诊断 起搏节律,DDD 起搏模式呈 DOO 工作状态,起搏夺获良好(时呈假性融合),AV 搜索功能开启定时触发。

案例 27 DOO 起搏状态,定时启动 AV 间期搜索进程(Medtronic)(图 9 - 27)。

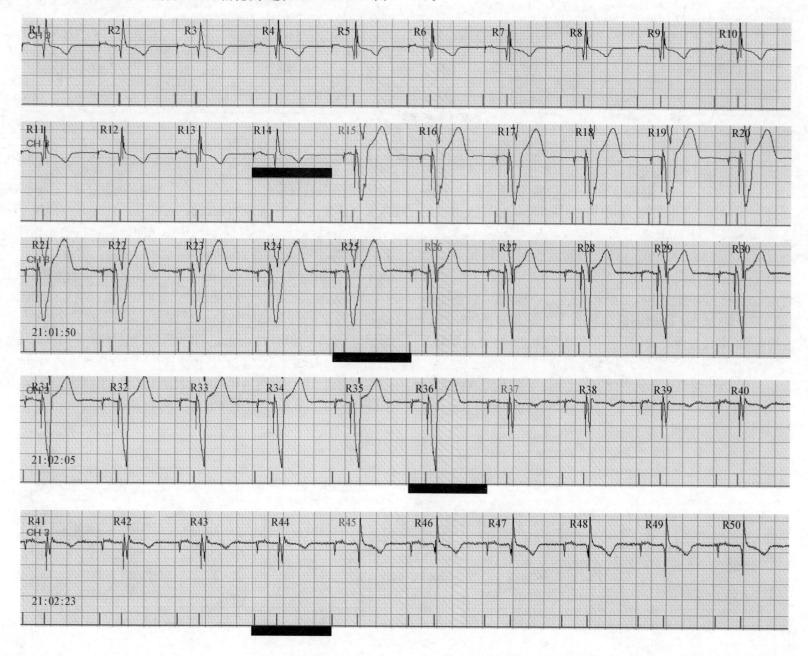

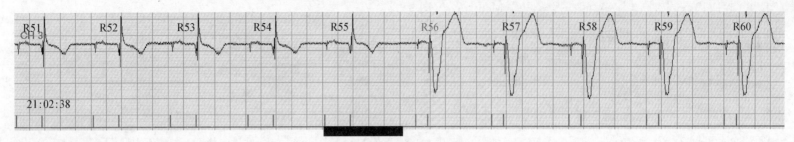

图 9 - 27 案例 27 心电图

心电图特征 同次动态心电图，非连续心电图纪录（时间见标记）。起搏均呈双脉冲；其中，R1～R14、R45～R55 的 Ap - Vp 间期 360 ms，R15～R25 的 Ap - Vp 间期 120 ms；R26～R36 的 Ap - Vp 间期 200 ms；R37～R44 的 Ap - Vp 间期 280 ms。R1～R14、R45～R55 呈假性融合，R37～R44 呈融合波，其余的 Vp 均紧随心室激动波。Ap 均紧随心房激动波。R15 的 Ap14 - Ap15、R56 的 Ap55 - Ap56 间期 1 200 ms，其余的 Ap - Ap 间期 1 000 ms。

分析和讨论 起搏呈 DOO 工作状态且夺获心房、心室，提示双腔起搏。起搏下限间期 1 000 ms，PAV 间期不同分别为 120 ms、200 ms、280 ms、360 ms。R15 的 PAV 由其前面心搏的长 PAV 间期（360 ms）突然缩短至 120 ms 且 Ap14 - Ap15 间期延长至 1 200 ms，提示 AV 搜索进程终止。DDD 起搏以 Ap - Ap、AV 间期的原值继续工作，等待下次启动 AV 搜索。至 R26（R20～R21 期间图略）时，未见自身 R 波，Ap26 - Vp26 也由其前面心搏的短 PAV 间期延长至 200 ms 且 Ap25 - Ap26 间期不变，提示进入 AV 间期搜索进程，且为首次 AV 延长。持续起搏至 R37（R30～R31 期间图略）时，未见自身 R 波，PAV 间期再次延长至 280 ms 且 Ap36 - Ap37 间期不变，Vp 呈融合。继续起搏至 R45（R40～R41 期间图略）时，仍未感知自身 R 波，PAV 间期第三次延长至 360 ms，Vp 呈假性融合。继续起搏至 R56（R50～R51 期间图略）时，再现 R15 的情景，其长 PAV 间期缩短（恢复原值）至 120 ms 且 Ap55 - Ap56 间期延长至 1 200 ms，提示 AV 搜索进程终止。后续起搏的 Ap - Ap、AV 间期恢复原值，等待下次启动 AV 搜索。符合 Medtronic AV 搜索功能的心电图特征。案例呈现一个完整的 AV 间期搜索启动和终止的过程，有 3 次的 PAV 间期的延长，每次增量 82 ms。

心电图诊断 起搏节律，DDD 起搏模式呈 DOO 工作状态，起搏夺获良好，AV 搜索功能开启，呈现定时启动及进程的全程。

案例 28 DOO 起搏状态,定时启动 AV 间期搜索的进程(Medtronic)(图 9-28)。

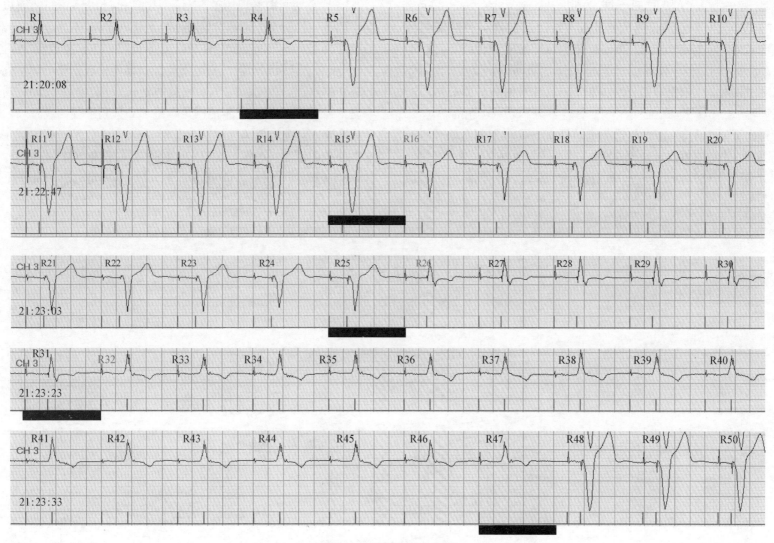

图 9-28 案例 28 心电图

心电图特征 同次动态心电图,非连续心电图记录(时间见标记)。起搏均呈双脉冲(除 R46、R47);其中,R1~R4、R32~R45 的 Ap-Vp 间期 360 ms,R5~R15 的 Ap-Vp 间期 160 ms;R16~R25 的 Ap-Vp 间期 240 ms;R26~R31 的 Ap-Vp 间期 300 ms;R32~R45 的 Ap-Vp 间期 360 ms。所有的 Vp 均紧随心室激动波,Ap 均紧随心房激动波。R5、R48 的 Ap4-Ap5、Ap47-Ap48 间期 1 200 ms,其余的 Ap-Ap 间期 1 000 ms。

分析和讨论 起搏呈 DOO 工作状态且夺获心房、心室，提示双腔起搏。起搏下限间期 1 000 ms，PAV 间期不同分别为 200 ms、240 ms、300 ms、360 ms。R5 的 PAV 由其前面心搏的长 PAV 间期（360 ms）突然缩短至 160 ms 且 Ap4 - Ap5 间期延长至 1 200 ms，提示 AV 搜索进程终止。DDD 起搏以 Ap - Ap、AV 间期的原值继续工作，等待下次启动 AV 搜索。至 R16（R10～R11 期间图略）时，未见自身 R 波，Ap16 - Vp16 由其前面心搏的短 PAV 间期延长至 240 ms，提示进入 AV 间期搜索进程，且 R16 的 Ap16 - Vp16 间期为首次 PAV 延长。持续起搏至 R26（R20～R21 期间图略）时，未见自身 R 波，其 PAV 间期再次延长至 300 ms，Vp 呈假性融合。继续起搏至 R32（R30～R31 期间图略）时，仍未感知自身 R 波，其 PAV 间期第三次延长至 360 ms，Vp 呈假性融合（R46、R47 呈 AVI 起搏状态）。继续起搏至 R48（R40～R41 期间图略）时，重现 R5 的情景，其长 PAV 间期缩短（恢复原值）至 160 ms 且 Ap47 - Ap48 间期延长至 1 200 ms，提示 AV 搜索进程终止。后续起搏的 Ap - Ap、AV 间期恢复原值，等待下次启动 AV 搜索。符合 Medtronic AV 搜索功能的心电图特征。案例呈现完整的 AV 间期搜索启动和终止的过程，有 3 次的 PAV 间期的延长，每次增量 82 ms，其间虽有自身心室下传（R46、R47），但不能满足维持 AV 搜索进程的条件；若 16 个心搏搜索到 8 个 Vs，则维持 AV 间期。

心电图诊断 起搏节律，DDD 起搏模式呈 DOO 工作状态，起搏夺获良好，心室感知功能良好，AV 搜索功能开启，呈现定时启动及进程的全程。

第十章　快速房性心律失常时自动模式转换特殊功能的心电图表现

DDD 起搏呈 VAT 工作状态，Vp 具有跟踪心房的能力。因此，在快速房性心律失常时，心室起搏随之加快。在双腔起搏器的传统功能中，通过设置总心房不应期及最大心室起搏频率，使得 DDD(R) 起搏出现文氏或 2：1 阻滞(参见本书第五章)以降低心室跟踪起搏频率。而在双腔起搏器的现代化功能中，起搏器可自动起搏模式转换，由 DDD(R) 的心房跟踪的起搏模式转换为非心房跟踪的 DDI(R) 或 VVI(R) 起搏工作模式。快速房性心律失常终止后，起搏器再由 DDI(R) 或 VVI(R) 自动转换为 DDD(R)，尽可能避免过快的心室跟踪起搏所造成的弊端，最大限度地维持 DDD(R) 起搏的益处。本章主要讨论在快速房性心律失常时，起搏模式自动转换的心电图表现。

一、快速房性心律失常起搏模式自动转换的心电图特征

(一) Vitatron 系列起搏模式转换的心电图特征

1. 起搏模式逐跳转换　其算法基于其特有的生理性频率带，当起搏器感知的心房率高于生理性频带上限时，起搏器瞬时识别和反应，心室起搏不再跟踪，DDD 起搏模式自动转换成 DDI 起搏模式(或呈 VVI)，转换时间平均为 0.7 s，保持心室率稳定，心室或为自身下传或按心室起搏间期发放。

2. 起搏模式逐跳反转　当快速房性心律失常终止后，心房的单次激动变化落在生理频带中，即刻恢复心室起搏跟踪。由 DDI(或 VVI) 起搏模式自动反转成 DDD 起搏模式，且发放心房同步起搏(也称心房同步脉冲，Asp)。主动改善心输出量并防止室房逆传，尽可能保证心室率恒定，避免心房相对不应期内心房起搏引发的房性心律失常。Asp 在心房感知(TS)ASPI(300 ms)后，预期心室起搏下限前的一个 PAV 间期发放 Asp 发放，维持 Vp - Vp 间期不变。具体分三种情况：

(1) (TS - Vp)＞(ASPI＋PAV)：Asp 在预期发放 Vp 前一 PAV 处发放，V - Vp 间期不变。

(2) (TS - Vp)＜(ASPI＋PAV)：Asp 在 ASPI 末处发放(Asp 间期＝300 ms)，PAV 可缩短，最短至 80 ms。

(3) (TS - Vp)＜ASPI：Asp 在 ASPI 末处发放。短于 80 ms，Vp 可延迟(最大 65 ms)发放。

(二) Medtronic 系列起搏模式转换的心电图特征

1. 起搏模式转换条件　4/7 规则：在连续 7 个心房(PP)期间，有任何 4 个 AA 间期短于程控的模式转换频率间期，起搏由 DDD(R) 自动转换为 DDI(R)。

2. 起搏模式反转条件　在连续 7 个心房(PP)期间都长于模式转换频率间期，或在连续 7 个 AA 中有 5 个连续的心房起搏间期，起搏由 DDI(R) 自动转换为 DDD(R)。

(三) Biotronik 系列起搏模式转换的心电图特征

1. 起搏模式转换条件　X/8 规则：在连续 8 个心动周期中，感知到 X(1～8，可程控)个心房激动，且心房率超过模式转换频率(100～200 次/min)，起搏由 DDD 转变呈 DVI 起搏工作模式。

2. 起搏模式反转条件　X/8 规则：在连续 8 个心动周期中，感知到 X(1～8，可程控)个心房激动，且心房率低于模式转换频率，起搏由 DVI 反转呈 DDD 起搏工作模式。

(四) St. Jude 系列起搏模式转换的心电图特征

1. 起搏模式转换条件　心房率超过起搏器模式转换频率即快于模式转换的平均心房率，起搏由 DDD 转变呈 DDI 起搏工作模式且转换基本起搏频率(AMSBR，通常 80 次/min)。

2. 起搏模式反转条件　快速心房心律失常终止后，起搏由 DDI(R) 自动转换为 DDD(R)。

二、自动模式转换的心电图案例分析

案例1 DOO起搏状态，房性期前收缩诱发心房扑动，起搏模式自动转换（Vitatron）（图10-1）。

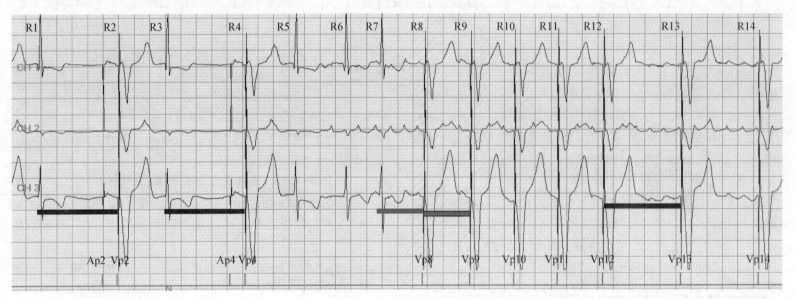

图10-1 案例1心电图

心电图特征 R2、R4起搏呈双脉冲，Ap-Vp间期200 ms。R8～R14起搏呈单脉冲；其中，R8～R12的Vp-Vp间期、R7-Vp间期600 ms，Vp12-Vp13、Vp13-Vp14间期1 000 ms。R6～R14心房扑动；R1、R3、R5心房提前激动且心室自身下传。所有的Ap后均紧随P波，所有的Vp后均紧随宽大畸形的R波。

分析和讨论 起搏时呈ODO、VVI工作状态，且夺获心房、心室，提示双腔起搏。起搏间期1 000 ms，PAV间期200 ms。房性期前收缩P6诱发心房扑动，触发起搏模式自动转换。由感知的DDD起搏模式转换为DDI起搏模式。R8～R12起搏呈VVI工作模式，且起搏间期缩短至600 ms（即起搏频率加快至100次/min）。R6-R7间期小于600 ms且被感知，抑制Vp的发放。5次快速起搏过渡后，Vp-Vp间期降至起搏下限间期（1 000 ms）。起搏处于非跟踪模式直到心房扑动后，再由DDI起搏模式自动反转至DDD起搏模式。

心电图诊断 DDD起搏模式时呈VVI起搏模式，起搏夺获、感知功能良好，房性期前收缩诱发心房扑动触发起搏模式自动转换呈非跟踪模式。

案例2　心房扑动终止后，VVI起搏模式自动反转换呈 DDD 起搏模式（Vitatron）（图 10-2）。

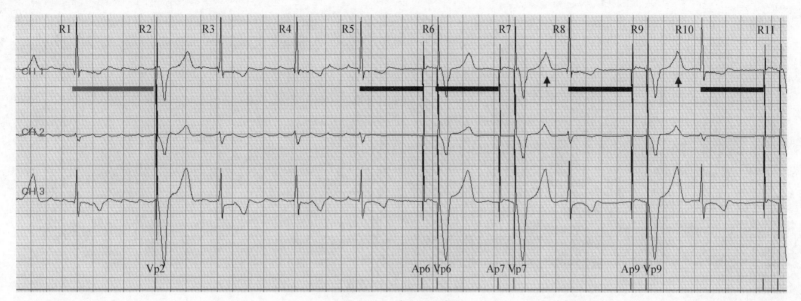

图 10-2　案例 2 心电图

心电图特征　起搏 R2 呈单脉冲，R1-Vp2 间期 1 000 ms。R6、R7、R9、R11 起搏呈双脉冲，Ap-Vp 间期 200 ms。R1～R5 短阵心房扑动，R8、R10 自身心搏，P-R 间期 320 ms。Vp6-Ap7、R5-Ap6、R8-Ap9 间期 800 ms。所有的 Ap 后均紧随 P 波，所有的 Vp 后均紧随宽大畸形的 R 波。

分析和讨论　起搏时呈 ODO、VVI 起搏，且夺获心房、心室，提示双腔起搏。起搏间期 1 000 ms，PAV 间期 200 ms。R1～R5 心房扑动，R2 起搏呈 VVI 起搏模式且逸搏间期 1 000 ms，其余 R-R 间期短于逸搏间期呈自身 R 波。R5 后心房扑动终止，起搏由非心房跟踪的 VVI 起搏模式自动反转呈 DDD 起搏模式。DDD 起搏后，以心室通道计时，R5 重整 VAI 起搏间期并触

发 Vp6，R6 起搏呈 ODO 工作状态。后续起搏时呈 DOO 工作状态（R6、R7、R9、R11），起搏间期 1 000 ms、PAV 间期 200 ms；时呈 ODO 工作状态（R8、R10），其前有 P 波（箭头所示）且 P-R 间期大于 320 ms。若被感知，理应发放心室起搏 Vp，除非 SAV 间期大于 P-R 间期。SAV 间期设置显著大于 PAV 间期，可能性不大。因此，P 波很可能处于起搏器的心房不应期，不被感知且 Vp7-R 间期大于 VAI 间期（Vp6-Ap7），R8、R10 得以下传。后续均以 DDD 起搏模式工作。

心电图诊断　起搏模式时呈 VVI 工作模式、DDD 工作模式，心房扑动终止后触发起搏模式自动反转。

案例3　心房扑动 DDD 起搏模式自动转换呈 DDI(Vitatron)(图 10-3)。

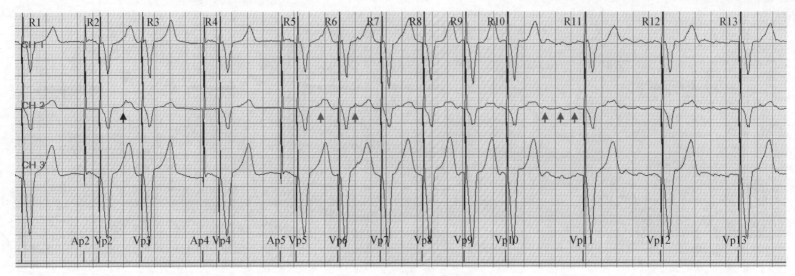

图 10-3　案例 3 心电图

心电图特征　R2、R4、R5 起搏呈双脉冲,Ap-Vp 间期 200 ms,Ap4-Ap5 间期 1 000 ms。R6~R13 心房扑动,其间的起搏呈单脉冲;其中,R6~R10 的 Vp-Vp 间期 600 ms,R11~R13 的 Vp-Vp 间期 1 000 ms。R3 起搏呈单脉冲,其前有 P 波,P-Vp 间期 240 ms。所有的 Ap 后均紧随 P 波,所有的 Vp 后均紧随宽大畸形的 R 波。

分析和讨论　起搏时呈 ODO、VVI 起搏,且夺获心房、心室,提示双腔起搏。起搏间期 1 000 ms,PAV、SAV 间期 200 ms、240 ms。因 P6 落在生理频率带外且诱发心房扑动,触发起搏模式自动转换,由 R1~R5 DDD 起搏转换呈非跟踪模式 VVI 起搏模式。R6~R13 起搏呈 VVI 工作模式。R6~R10 起搏间期缩短至 600 ms(即起搏频率加快至 100 次/min)。连续 5 次快速起搏过渡后,Vp-Vp 间期降至起搏下限间期(1 000 ms)(R11~R13)。起搏处于非跟踪模式直到心房扑动后,再由 VVI 非跟踪起搏模式自动反转至 DDD 起搏模式。

心电图诊断　起搏节律,起搏时呈 DDD、VVI 工作模式,起搏夺获、感知良好,房性期前收缩诱发心房扑动且触发 DDD 起搏模式自动转换转呈 VVI 起搏模式。

案例4 心房扑动中的起搏模式转换呈DDI工作模式(Vitatron)(图10-4)。

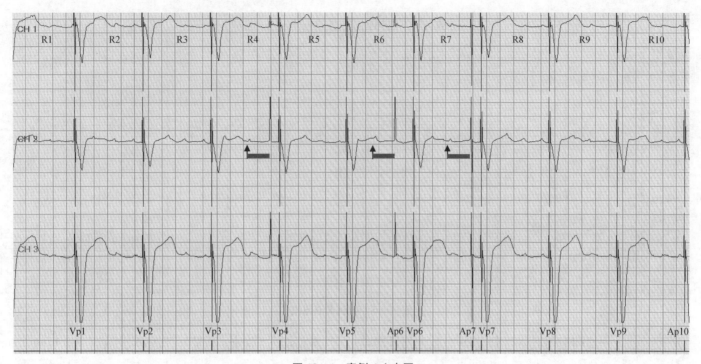

图 10-4 案例 4 心电图

心电图特征 心房扑动,F-F波间期290 ms。R4、R6~R7呈双起搏脉冲,Ap-Vp间期分别为120 ms、280 ms、140 ms,其Ap前均有F波(箭头所示)且间期F-Ap 300 ms。R1~R3、R5、R8~R10呈单起搏脉冲Vp,F波与Vp无关。所有的心房起搏Ap后均紧随P波,所有的心室起搏Vp后均紧随宽大畸形的R波,Vp-Vp间期1 000 ms。

分析和讨论 起搏时呈VVI、双脉冲起搏状态,且夺获心房、心室,提示双腔起搏。起搏间期1 000 ms,PAV间期280 ms。心房扑动,起搏处于非跟踪的DDI起搏模式。Ap可因F波被感知且F-Vp间期均<ASPI(300 ms)而抑制心房同步起搏(Asp)的发放(R1~R3、R5、R8~R10),Vp以起搏下限间期发放呈VVI起搏状态。如F-Vp间期均>ASPI(300 ms),则可发放Asp(R4、R6、R7),起搏呈双脉冲且Ap-Vp间期不等。R4前的F(箭头所示)被感知(TS),其TS-Vp(预期)间期>ASPI(300 ms),<580 ms(ASPI+

PAV),则在其TS后的300 ms,发放Asp且以Vp-Vp 1 000 ms为限发放Vp。R4心搏呈双脉冲,Ap-Vp间期120 ms。R6前的F(箭头所示)被感知(TS),其P-Vp(预期)间期>(ASPI+PAV),在维持Vp5-Vp6间期1 000 ms不变情况下,以Vp6为准提前一个PAV间期,发放Asp,R6心搏呈双脉冲,Ap-Vp间期280 ms。R7前的F(箭头所示)被感知(TS),其P-Vp(预期)间期>(ASPI+PAV),在维持Vp6-Vp7间期1 000 ms不变。如以Vp7为准提前一个PAV间期,发放Ap7(Asp),则ASPI小于300 ms,不符合要求。因此,R7的Ap7-Vp7间期缩短至140 ms呈双脉冲起搏。因此,DDI起搏模式时呈VVI工作状态,时呈双脉冲且Ap-Vp不等。

心电图诊断 心房扑动,起搏节律,DDD起搏呈DDI工作模式,起搏夺获、感知功能良好。

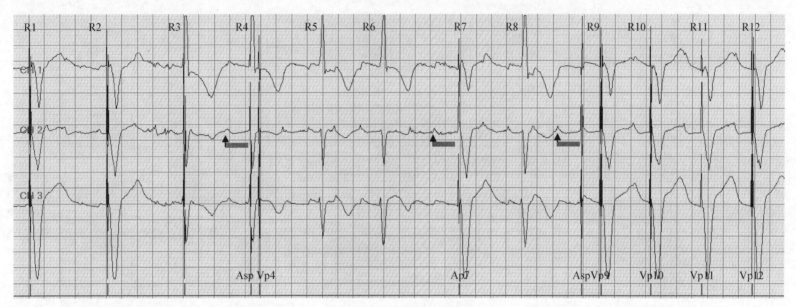

图 10 - 5　案例 5 心电图

心电图特征　心房扑动,F - F 波间期 290 ms。R4、R9 呈双起搏脉冲,Ap - Vp 间期分别为 110 ms、280 ms,F - Ap4、F - Ap9 间期 300 ms。R1～R3、R7、R10～R12 呈单起搏脉冲 Vp,F 波与 Vp 无关;其中,R1～R3 的 Vp - Vp 间期,R6 - Vp7 间期 1 000 ms,R10～R12 的 Vp - Vp 间期 680 ms 略有不等,其前有自身 P 波,P - Vp 间期 240 ms。Vp3、Vp4 分别落入 R3 的起始部、其余的 Vp 后均紧随宽大畸形的 QRS 波。R3～R6、R8 为心室自身心搏,R - R 间期 880 ms 略有不等。

分析和讨论　起搏时呈 VVI、双脉冲工作状态,且夺获心房、心室,提示双腔起搏。起搏间期 1 000 ms,PAV 间期 280 ms(Ap9 - Vp9 间期 280 ms)。心房扑动,起搏处于非跟踪的 DDI 起搏模式。Ap 可因 F 波被感知(TS)且 TS - Vp 间期均<ASPI(300 ms)而抑制 Asp 的发放(R1～R3、R7),Vp 以起搏下限间期发放呈 VVI 起搏状态,避免 Vp 跟踪快速的心房扑动(F 波与 Vp 无关)。R4 前的 F(箭头所示)被感知(TS),其 TS - Vp(预期)间期>ASPI

(300 ms),<580 ms(ASPI＋PAV),则在其 TS 后的 300 ms,发放 Asp 且以 Vp - Vp 1 000 ms 为限发放 Vp4 呈短 Asp - Vp4 间期 110 ms,需与心室安全起搏鉴别。因此时的双腔起搏已转换成非跟踪的 DDI 起搏模式,Ap 与 Vp 之间无关。R9 前的 F(箭头所示)被感知(TS),其 TS - Vp(预期)间期>(ASPI＋PAV),在维持 R8 - Vp9 间期 1 000 ms 不变情况下,以 Vp9 为准提前一个 PAV 间期,发放 Asp 及 Vp9,Aps - Vp 间期 280 ms。之后,心房扑动终止呈快速心房率。R10～R12 的 Vp - Vp 间期<起搏下限间期且其前有 P 波,提示起搏处于 DDD 的 VAT 起搏工作模式。提示 R9 的 Asp 已完成逐搏起搏模式反转,DDI 反转呈 DDD 起搏模式。

心电图诊断　阵发性心房扑动,起搏节律,DDD 起搏呈 DDI 工作模式,起搏夺获、感知功能良好,心房扑动终止后心房同步脉冲逐跳完成起搏模式的反转呈 DDD 起搏模式。

案例6 DOO起搏状态,阵发性心房扑动触发自动模式转换,由DDD起搏模式转换呈VVI起搏模式(Vitatron)(图10-6)。

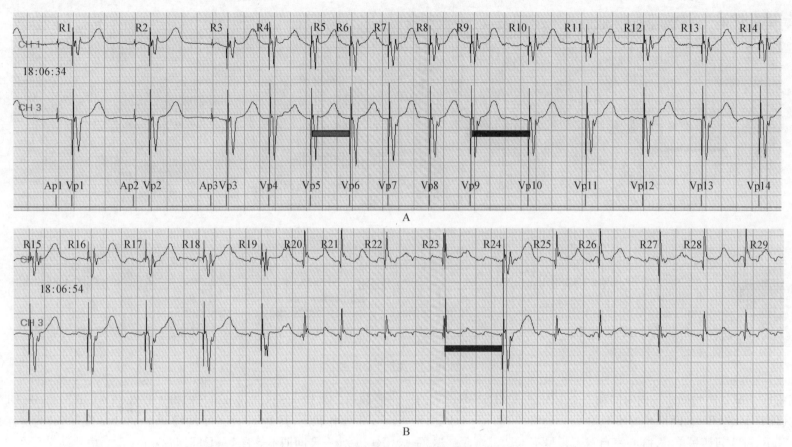

图10-6 案例6心电图

心电图特征 A、B图同次不同时间心电图记录。R1-R3起搏呈双脉冲,Ap-Vp 200 ms,Ap-Ap间期1 000 ms。R4～R29心房扑动,起搏呈单脉冲;其中R4～R9的Vp-Vp间期560 ms;R10后Vp-Vp间期780 ms;R20～R23的R-R间期不规则短于780 ms。除Vp23呈假性融合外,其他Vp均紧随心室除极波。所有的Ap均紧随心房除极波。

分析与讨论 起搏时呈DDD、VVI工作模式,且夺获心房、心室,提示双腔起搏,起搏下限间期1 000 ms,PAV间期200 ms。R4的P波提前,落在生理频率带外且诱发心房扑动,触发起搏模式自动转换。R4后的起搏由R1～

R3的DDD自动模式转换为DDI起搏模式呈VVI起搏状态,连续6次(R5～R9)Vp-Vp起搏频率加速至103次/min(560 ms)后;其后起搏的Vp-Vp间期下降至起搏器驱动频率80次/min(780 ms),避免心室起搏快速跟踪。R20～R23的R-R短于起搏启动频率间期(780 ms)呈R-R不规则。

心电图结论 起搏节律时呈DDD、VVI工作模式,夺获起搏、感知功能良好,阵发性心房扑动触发自动模式转换,由DDD起搏模式转换呈VVI起搏模式。

案例7　AVI 起搏状态,阵发性心房扑动触发起搏模式的转换呈 VVI(Vitatron)(图 10 - 7)。

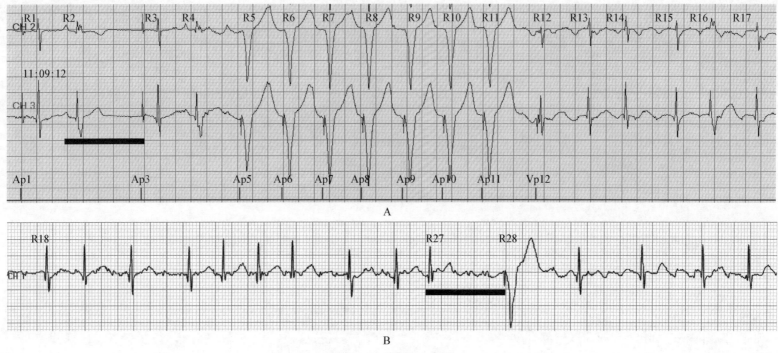

图 10 - 7　案例7心电图

心电图特征　A、B图为同次不同时间动态心电图记录。R5~R12 起搏呈单脉冲,其前有 P 波,P-P 间期略有不等约 560 ms(107 次/min),P-Vp 间期 220 ms。R1、R3 起搏呈单脉冲,心室自身下传呈窄 QRS 波,Ap-R 间期 200 ms,P2-Ap3 间期 1 000 ms。R2、R4 窦性夺获,QRS 波呈右束支传导阻滞型。R12 后呈心房扑动,F-F 间期 280 ms(215 次/min),RR 间期不等 500~800 ms(75~120 次/min)时伴差传(R16)。B图中 R28 起搏呈单脉冲,R27-Vp28 间期 1 000 ms。所有的 Ap 后均紧随 P 波,所有的 Vp 后均紧随宽大畸形的 QRS 波。

分析与讨论　起搏时呈 DDD、VVI 起搏模式,且夺获心房、心室,提示双腔起搏。起搏间期 1 000 ms,SAV 间期 220 ms。R5~R12 DDD 起搏呈 VAT 工作状态,其 P-P 不等平均约 560 ms(107 次/min)为房性心动过速。R12 后 R-R 间期不等且 F-F 间期 280 ms 呈心房扑动。直到 B 图 R28 可见起搏呈 VVI 且逸搏间期 1 000 ms;提示起搏在 R12 心房扑动发生后,已由 DDD 起搏模式自动转换呈 DDI 非心房跟踪模式呈 VVI 起搏状态,且因 R-R 间期>起搏间期(除 R28 外)均未见起搏脉冲。

心电图诊断　起搏时呈 DDD、VVI 起搏工作模式,起搏夺获、感知功能良好,阵发性心房扑动触发 DDD 起搏自动模式自动转换为 DDI 起搏模式呈 VVI 工作状态。

案例 8　快速房性心动过速、阵发性心房颤动触发自动起搏模式转换(St. Jude)(图 10 - 8)。

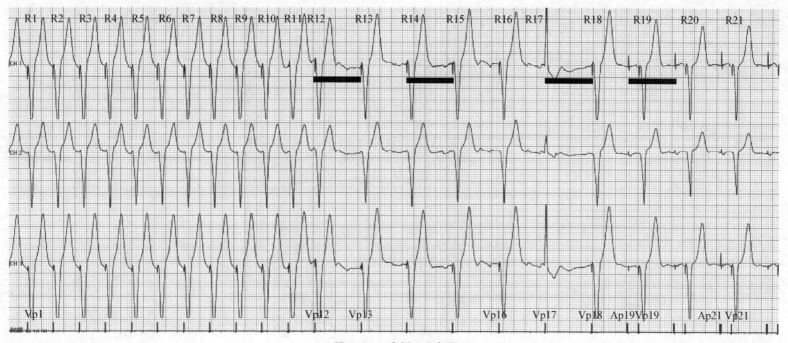

图 10 - 8　案例 8 心电图

心电图特征　R1～R17 起搏呈单脉冲,起搏频率平均约 130 次/min。R13～R21 心房颤动,起搏呈单脉冲,Vp - Vp 间期 760 ms(80 次/min)。R19～R12 起搏呈双脉冲,Ap - Vp 间期 200 ms,Ap - Ap 间期 760 ms。所有的 Ap 后均紧随 P 波,所有的 Vp 后均紧随宽大畸形的 R 波(R17 呈假性融合)。

分析和讨论　起搏时呈 DDD、VVI 起搏模式,且夺获心房、心室,提示双腔起搏。起搏间期 700 ms,PAV 间期 200 ms。R1～R12 起搏呈 VAT 工作状态(起搏 130 次/min),跟踪快速房性心律。R13 后心房扑动且被感知,并超过模式转换的平均心率,起搏由跟踪的 VAT 起搏模式自动转换成非心房跟踪的 DDI 起搏模式。R13～R18 起搏呈 VVI 起搏状态(R17 呈假性融合),转换基础起搏间期 760 ms(80 次/min)。R19～R21 因其前无心房感知,起搏呈 ODO 起搏状态。

心电图诊断　起搏节律,起搏呈 DDD、DDI 工作模式,快速房性心动过速、阵发性心房颤动触发自动起搏模式转换。

案例9 阵发性快速房性心动过速、心房颤动触发起搏模式自动转换(St. Jude)(图10-9)。

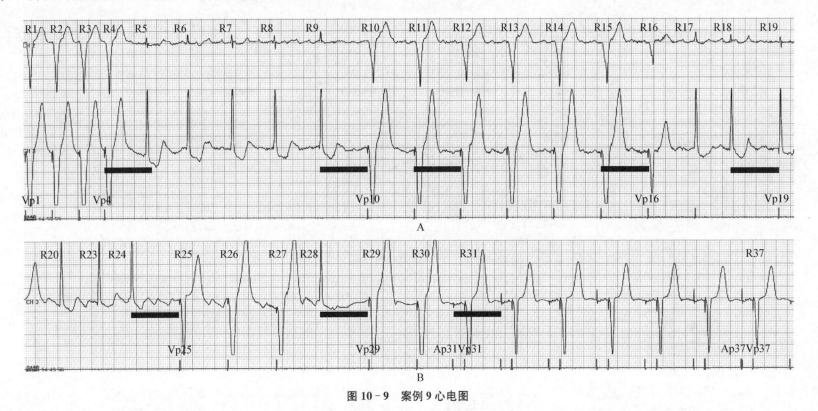

图10-9 案例9心电图

心电图特征 A、B图为同次不同时间动态心电图记录。其中,R1~R4起搏呈单脉冲,起搏频率平均约130次/min。R4后呈心房颤动;R10~R16、R25、R29~R30起搏呈单脉冲,Vp-Vp、R9-Vp10、R24-Vp25间期760 ms(80次/min)。R31~R37起搏呈双脉冲,Ap-Vp间期200 ms,Ap-Ap间期760 ms。所有的Ap后均紧随P波,所有的Vp后均紧随宽大畸形的QRS波(R16、R19呈融合波)。

分析和讨论 起搏时呈DDD工作模式且夺获心房、心室,提示双腔起搏。起搏间期760 ms,SAV间期200 ms。R1-R4呈VAT快速房性跟踪起搏(频率130次/min)。R4后心房颤动且被感知,并超过模式转换的平均心房率,起搏由跟踪的VAT起搏模式自动转换成DDI的非心房跟踪起搏模式,并以基本转换频率760 ms(80次/min)工作。R5~R9、R17~R24的R-R间期<基本转换频率间期呈自身R波;R10~R16、R25~R30因(除外R28)自身的R-R间期>基本转换频率间期,起搏呈VVI起搏状态。R31~R37未感知F波,起搏呈ODO工作状态。

心电图诊断 起搏节律,DDD起搏时呈VAT工作状态和DDI工作模式,快速房性心动过速、阵发性心房颤动触发DDD起搏模式自动转换呈DDI起搏模式。

第十一章 预防心房颤动的起搏特殊功能的心电图表现

房性期前收缩常常是诱发心房颤动的常见原因。因此,在现代起搏器功能中具有预防心房颤动的起搏功能。通过房性期前收缩后,起搏器采用不同反应的算法,避免心房颤动的诱发。不同品牌的起搏器,工作方式有所不同,但通过心电图的特征可判断其抗心房颤动功能开启。

一、抗心房颤动起搏功能的心电图特征

(一) 持续动态的超速心房起搏

持续超速心房起搏可抑制房性期前收缩的发生,从而减少房性期前收缩诱发心房颤动的可能性。弊端是心肌氧耗量增减、耗电、患者心悸不适及可能出现心动过速心肌病。

1. St. Jude 系列的动态超速心房起搏(dynamic atrial overdrive,DAO)的心电图特征

(1) 触发因素(2/16 法则):16 个心动周期中感知 2 个自身 P 波,心房起搏频率增快:① P 波频率<60 次/min,每步增加 10 次/min;② P 波频率 60~150 次/min,每步增加 5~10 次/min;③ P 波频率>150 次/min,每步增加 5 次/min,增加的频率受上限频率或最高感受器驱动频率限制。

(2) 超速起搏次数 15 次(默认,20 次、30 次、35 次、40 次,可控)后逐渐恢复,其间如感知 2 个 P 波,再次启动超速起搏。

(3) 超速驱动起搏频率的恢复(8/12 法则):① 起搏频率>100 次/min 时,每个心动周期增加 8 ms;② 起搏频率<100 次/min 时,每个心动周期增加 12 ms,逐渐延长直到休息或基础或传感器频率。

2. Medtronic 系列的心房优先起搏(atrial preference pacing,APP)的心电图特征

(1) 每一个非不应期的心房感知后,缩短心房起搏间期(缩短值 30~

150 ms,可控)。

(2) 超速起搏次数 10 次(默认,5~50 次,可控)后逐渐恢复,其间如再感知 P 波,重复上述启动超速起搏。

(3) 超速驱动起搏频率间期延长 20 ms,逐渐直到基础或传感器频率的恢复。

3. Vitatron 系列的起搏调控(pace conditioning)的心电图特征表现 与上述的方法不同,有一次感知 As 后,心房起搏频率在潜在生理性频率上增加 3 次/min、10 次/min、15 次/min,维持心房起搏。频率修正功能与起搏调控功能基本一致,仅是心房起搏频率在潜在生理性频率上增加 3 次/min 固定非动态变化。

4. Biotronik 系列的预防性超速起搏(overdrive pacing)的心电图特征与上述的 DAO 方法相同。

(二) 触发的超速心房起搏

快速房性心律失常是心房颤动最重要的触发因素之一。通过改变心房起搏反应,可抑制心房颤动的常见因素,从而达到减少诱发心房颤动的可能性。

1. Medtronic 系列的起搏模式转换后超速起搏(post mode switch overdrive pacing,PMOP)的心电图表现

(1) PMOP 在 AMS 后触发:逐渐增加的心房起搏频率(以每搏 15 次/min 增加),平滑地调整到 PMOP 频率(必须高于下限,低于上限起搏频率)。

(2) 超速起搏调整(干预)时间 持续时间 10~20 分钟,频率 80~90 次/min(均可控),其间保持 DDIR 起搏工作模式。

(3) 干预后逐渐减慢起搏频率(39 ms/搏)直到起搏下限或起搏感知驱动频率,最后转回心房跟踪工作模式。

PMOP 与 DAO 功能的不同之处：① PMOP 触发在快速房性心律失常终止后，主要预防 ERAF；DAO 则触发工作在房性心律失常的起始段，避免发生快速房性心律失常。② PMOP 干预起搏时间短于 DAO 功能，避免了持续高频率心房起搏的弊端。

2. Vitatron 系列的颤后反应（post AF response）的心电图特征　类似 PMOP，避免 ERAF。

（1）心房颤动事件后触发，提高心房起搏频率至干预频率（可程控）。

（2）干预起搏时间持续 600 个心动周期。

（3）干预后逐渐减慢起搏频率直到感知窦性心律（5 个连续的窦性 P 波）或起搏下限。当感知到房性快速性心律失常（>10 个心动周期）时，心房颤动后反应治疗提前结束。

3. St. Jude 系列的自动模式转换基本频率（auto mode switch base rate，AMSBR）　类似 PMOP，避免 ERAF。

（三）房性期前收缩后反应（post PAC response，PPR）

一个房性期前收缩后心房短长间期会引起的房性心动过速和心房颤动。通过控制房性期前收缩后的首次心房起搏，使房性期前收缩的联律间期向潜在的生理性频率平稳过渡，消除房性期前收缩后的长间歇，进而抑制房性心动过速发生的可能性。

1. Vitatron 系列的房性期前收缩后反应的心电图特征

（1）早发房性期前收缩未下传心室：① 早发房性期前收缩落入病理性频率且因自身房室不应期，未能下传至心室。起搏由 DDD 转换呈非心房跟踪的 DDI 工作模式；② 其后的首次 Ap 发放的间期频率（次/min）=（生理性频率＋房性期前收缩频率）/2，Vp 在 Ap 后 110 ms 发放（Ap－Vp 间期 110 ms）；③ 第二个心房起搏频率不变且 PAV 间期恢复原值。

（2）早发房性期前收缩下传：① 房性期前收缩可能经过自身房室结下传心室，且其 R 波至下一次心室脉冲发放之间的频率（R－Vp）不能高于生理性频率＋30 次/分，② 在预期 Vp 发放的间期前 110 ms 发放心房起搏脉冲 Ap，有利于消除房性期前收缩后的代偿间歇；③ 第二个心房起搏频率不变且 PAV 间期恢复原值。

（3）晚发房性期前收缩：房性期前收缩出现较晚且被心室跟踪：① 被跟踪的 Vp 频率（R－Vp）不能高于生理性频率＋30 次/min；② 此时 AV 间期＝SAV（100 次/min）；③ 最大 AV 间期＝SAV（100 次/min）＋20%MTR（上限跟踪频率）。

2. Medtronic 系列的心房频率稳定（atrial rate stabilization，ASB）的心电图特征

（1）心房感知后触发，其逸搏间期＝ AA 间期（前一心动周期）＋25%（ARS 增量，12%、25%、50%，可控且受限于最大起搏频率）。

（2）发放 Ap 后按当前的 AA 间期重新计算 ARS 间期，稳定了房性期前收缩后的心房频率，使其逐渐降低到自身频率或低限或起搏驱动频率。

（四）抑制房性期前收缩（PAC suppression）

通过抑制房性期前收缩，减少因房性期前收缩诱发房性心动过速事件发生的可能性。

1. Vitatron 系列的抑制房性期前收缩的心电图特征

（1）感知房性期前收缩后，增加心房起搏频率＝房性期前收缩频率（联律间期）＋15 次/min。

（2）并维持 600 次心动周期。

2. Biotronik 系列的房性期前收缩后起搏（Post－AES pacing）的心电图特征

（1）感知房性期前收缩后，增加基础心房起搏频率。

（2）然后逐渐降低起搏至自身或下限或起搏驱动频率。

（五）运动后响应（post-exercise response）

运动后心房率下降太快会导致不应期离散度增加，对于容易引起心房颤动事件的患者，运动后响应功能能限制心房频率突降，从而抑制与此相关的房性心动过速的作用。

（六）心房反应性心动过速起搏治疗（atrial reactive）

Medtronic 系列的起搏心电图特征如下。

（1）心房间期中位数短于房性心动过速/心房扑动间期，且房性心动过速/心房扑动计算器≥3 触发模式工作转换，同触发房速/房扑事件记录。

（2）心房扑动计算器≥32 且心房间期中位数短于程控的检测区触发第一个 ATP 治疗且计算器归零，继续（1）状态进行判断和检测。

（3）房性心动过速/心房扑动终止：① 5 个连续的窦性节律；② 满足 FFRW（远场 R 波）标准的窦性节律；③ 心房间期中位数大于房性心动过速/

心房扑动间期或房扑计算器≤27;④ 再识别未达标且持续 3 min。

（4）ATP 方案：猝发（burst）以 AOO 起搏工作模式发一串加 2 个早发脉冲（起搏间期、脉冲个数可程控），第二次 ATP 起搏间期缩短后再发（scan＋burst）。频率递增起搏（ramp）以 AOO 起搏工作模式发一串频率递增的起搏脉冲（起搏间期、脉冲个数可程控）第二次 ATP 起搏间期缩短后再发（scan＋burst）。

（七）非竞争性心房起搏（non competitive atrial pacing,NCAP）

NCAP 的目的是避免发生在心房相对不应期中的心房起搏，减少因心房起搏可能引起的快速房性心律失常。方法是在 PVARP 内感知心房事件后设置一个 300 ms 的 NCAP 间期，其间不发心房起搏脉冲；NCAP（300 ms）结束时发放 Ap 且 PAV 间期缩短（Ap－Vp 间期 100 ms），维持稳定的心室率。

二、抗心房颤动起搏功能的心电图案例分析

案例 1 ODO 状态,抗心房颤动功能开启,房性期前收缩触发抑制房性期前收缩(PAC suppression)功能(图 11-1)。

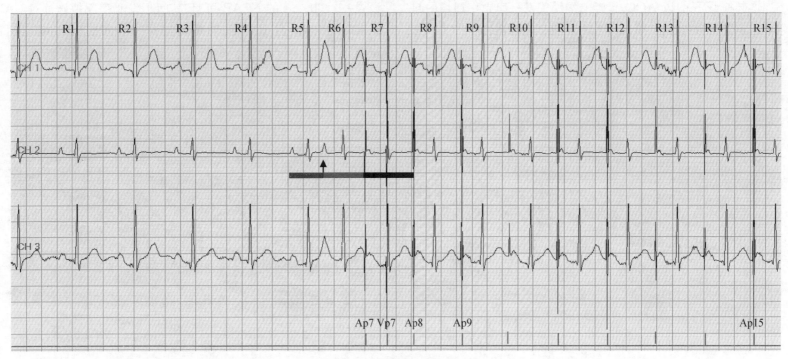

图 11-1 案例 1 心电图

心电图特征 R7 起搏呈双脉冲,Ap-Vp 间期 300 ms 且 Vp7 与自身 R 假性融合,P6-Ap7 间期等于 520 ms;R8~R15 起搏呈单脉冲,心室自身下传,Ap-R 间期 280 ms。Ap-Ap 间期 640 ms(93 次/min),所有的 Ap 后紧随 P 波。R1~R5 自身心搏,P-P 间期 780 ms(77 次/min),心室自身下传呈窄 QRS 波,P-R 间期 200 ms。R6 提前,其前有 P(箭头所示),P6-R6 间期 220 ms,P5-P6 联律间期 440 ms(136 次/min)。

分析和讨论 起搏呈 DDD 起搏工作模式且夺获心房、心室,提示双腔起搏。PAV 间期 300 ms。P6 房性期前收缩后,Ap7 提前发放(P6-Ap7 间期 520 ms<780 ms)且之后 Ap 起搏频率加快至 93 次/min(Ap-Ap 间期

640 ms),比自身 P-P 间期频率 77 次/min 快 15 次/min,提示房性期前收缩 P6 触发起搏特殊功能。起搏器在感知房性期前收缩 P6 后,触发了后续的心房起搏(Ap)增快,起搏频率且比房性前的窦性心律增快 15 次/min,并持续 600 个心搏(图略),为抑制房性期前收缩(PAC suppression)功能。从而阻止了因房性期前收缩诱发快速房性心律失常(如心房颤动)发生的可能。然后心房起搏频率逐渐降至下限频率或传感器频率。R7 后起搏呈 DDD 工作模式。后续的 R8~R15 起搏呈 AVI 工作状态。

心电图诊断 窦性心律,DDD 起搏模式,起搏夺获、感知功能良好,抗心房颤动功能开启,房性期前收缩触发抑制房性期前收缩功能。

案例2 ODO 起搏状态,抗心房颤动功能开启,房性期前收缩触发抑制房性期前收缩(PAC suppression)功能(图 11 - 2)。

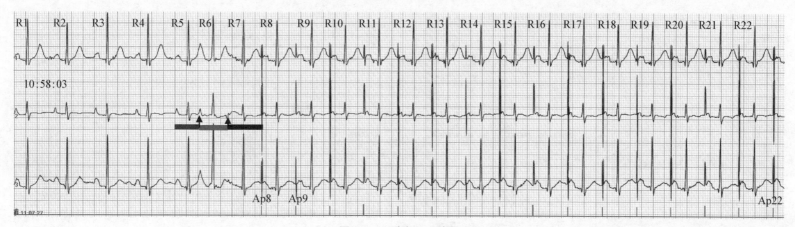

图 11 - 2 案例 2 心电图

心电图特征 R1~R5 自身心搏,P - P 间期 710 ms(85 次/min),心室自身下传呈窄 QRS 波,P - R 间期 200 ms。R6、R7 提前其前有 P(箭头所示),P - R 间期 240 ms、260 ms;P5 - P6、P6 - P7 间期联律间期 400 ms、480 ms。R8~R22 起搏呈单脉冲,心室自身下传,Ap - R 间期 280 ms。所有的 Ap 后紧随 P 波,P7 - Ap8、Ap - Ap 间期 600 ms(100 次/min)。

分析和讨论 起搏呈 AVI 工作状态且夺获心房、心室,提示双腔起搏。P6、P7 房性期前收缩后,Ap8 提前发放(P6 - Ap7 间期分别为 400 ms、480 ms)且之后 Ap 起搏频率加快至 100 次/min(Ap - Ap 间期 600 ms),比自身 P - P 间期频率 85 次/min 快 15 次/min,提示房性期前收缩 P6 触发了

抑制房性期前收缩的抗心房颤动的起搏特殊功能。但因房性期前收缩 P7 的干扰,P7 触发了后续快速的心房起搏(Ap),起搏频率比房性期前收缩前的窦性心律(85 次/min)增快 15 次/min,并持续 600 个心搏(图略)。从而阻止了因房性期前收缩诱发快速房性心律失常(如心房颤动)发生的可能。然后心房起搏频率逐渐降至下限频率或传感器频率起搏器。DDD 起搏模式呈 AVI 工作状态(R8~R22)。

心电图诊断 窦性心律,DDD 起搏模式呈 AVI 工作状态,起搏夺获、感知功能良好,抗心房颤动功能开启,房性期前收缩触发抑制房性期前收缩功能。

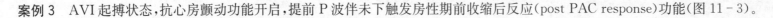

案例3 AVI 起搏状态,抗心房颤动功能开启,提前 P 波伴未下触发房性期前收缩后反应(post PAC response)功能(图 11-3)。

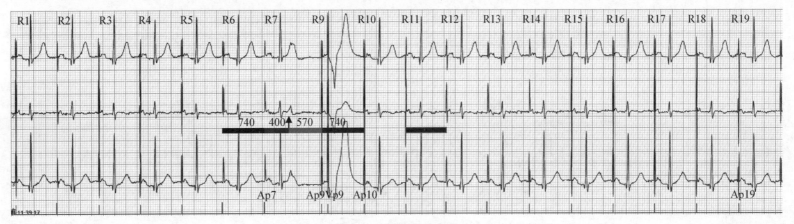

图 11-3 案例 3 心电图

心电图特征 除 R9 起搏呈双脉冲,Ap-Vp 间期 110 ms 外,其余起搏均呈单脉冲,心室自身下传呈窄 QRS 波,Ap-R 间期 260 ms。P8 提前且心室未下传(箭头所示),Ap7-P8 间期 400 ms,P8-Ap9 间期 570 ms。所有的 Ap 后紧随 P 波,Ap-Ap 间期 740 ms。

分析和讨论 起搏时呈 AVI、双脉冲工作状态且夺获心房、心室,提示双腔起搏且起搏夺获功能良好。P8 提前且心室未下传,后续首个 Ap9 提前发放(P8-Ap9 间期 570 ms<740 ms)且 Ap-Vp 间期 110 ms,提示提前的 P8 触发了起搏器的特殊功能即房性期前收缩后反应(post PAC response)功能。房性期前收缩后反应功能开启,发生早发的房性期前收缩且未下传心室时,其后首个 Ap9 在 P8 后 570 ms 发放,即 P8-Ap9 间期等于[Ap6-Ap7 间期(740 ms)+Ap7-P8 间期(400 ms)]/2,且 Vp9 须在 Ap9 后 110 ms 发放;后续起搏间期不变。从而阻止因房性期前收缩诱发快速房性心律失常发生的可能。

心电图诊断 起搏节律,DDD 起搏呈 AVI 工作状态,起搏夺获、感知功能良好,抗心房颤动功能开启,提前的 P 波未下传触发房性期前收缩后反应功能。

案例4 ODO 起搏状态呈完全右束支传导阻滞,抗心房颤动功能开启,房性期前收缩触发抑制房性期前收缩功能(图 11-4)。

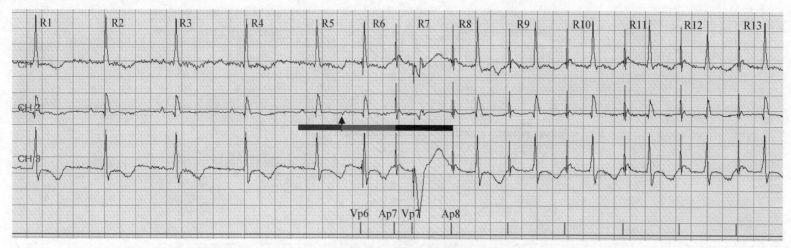

图 11-4 案例4心电图

心电图特征 R7 起搏呈双脉冲,Ap-Vp 间期 240 ms 且 Vp7 后紧随宽大畸形的 R 波,P6-Ap7 间期等于 700 ms,R6-Vp7 间期 680 ms(88 次/min)。R8~R13 起搏呈单脉冲,心室自身下传呈右束支传导阻滞,Ap-R 间期 300 ms。Ap-Ap 间期 750 ms(80 次/min),所有的 Ap 后紧随心房除极波。R1~R5 自身心搏,P-P 间期 920 ms(65 次/min);心室自身下传,P-R 间期 200 ms。R6 提前,其前有 P(箭头所示),P5-P6 联律间期 540 ms(111 次/min),P6-R6 间期 280 ms 且 Vp6 落入 R6 中(P6-Vp6 间期 280 ms)。

分析和讨论 起搏呈 DDD 起搏模式且夺获心房、心室,提示双腔起搏且起搏功能良好,起搏驱动间期 750 ms,PAV 间期 240 ms。P6 房性期前收缩后,Ap7 提前发放且之后起搏的频率加快至 80 次/min,比自身 P-P 间期频率 65 次/min 快 15 次/min,提示房性期前收缩 P6 触发抑制房性期前收缩的抗心房颤动的起搏特殊功能。之后起搏间期不变并持续 600 个心搏(图略)。从而阻止因房性期前收缩诱发快速房性心律失常(如心房颤动)发生的可能。R8~R13 起搏呈 AVI 工作状态,Ap-R 间期 300 ms 且大于 PAV 间期,提示此时起搏可能处于 AV 搜索维持状态。

心电图诊断 窦性心律,DDD 起搏模式,起搏夺获、感知功能良好,抗心房颤动功能开启,房性期前收缩触发房性期前收缩抑制功能,完全右束支传导阻滞。

案例5 AVI起搏状态,早发房性期前收缩未下传触发房性期前收缩后反应功能(图11-5)。

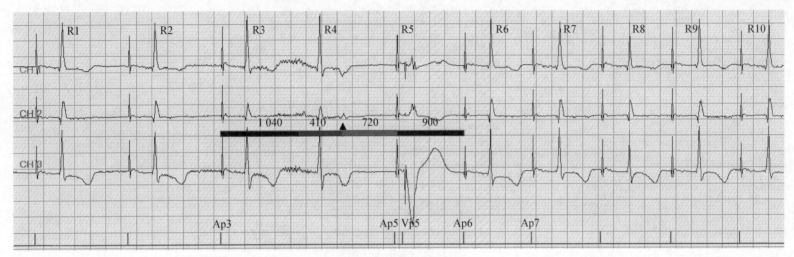

图 11-5 案例5心电图

心电图特征 R5起搏呈双脉冲,Ap-Vp起搏间期110 ms且Vp5紧随宽大畸形的R波。R1～R3、R6～R10起搏呈单脉冲,心室自身下传呈右束支传导阻滞,Ap-R间期300 ms;其中R1～R3的Ap-Ap间期1 200 ms(50次/min),R6～R10的Ap-Ap间期为900 ms。R4为自身心搏,Ap3-P4间期1 040 ms。P5波提前(箭头所示),P4-P5的间期500 ms(120次/min),P5-Ap5间期700 ms(85次/min)。所有的心房起搏脉冲Ap后均紧随P波。

分析和讨论 起搏时呈AVI、双脉冲工作状态且夺获心房、心室,提示双腔起搏且夺获功能良好,起搏下限间期1 200 ms,起搏驱动间期900 ms。房性期前收缩P5(箭头所示)且未下传心室,心室起搏也未予以跟踪;后续首个

Ap5提前发放(P5-Ap5间期700 ms＜1 200 ms)且Ap5-Vp5间期110 ms,提示房性期前收缩P5触发抗心房颤动的房性期前收缩后反应起搏特殊功能。房性期前收缩后反应功能开启,发生早发的房性期前收缩且未下传心室时,其后首个Ap5在P5后720 ms发放,即P5-Ap5间期等于[Ap3-Ap4间期(1 040 ms)＋P4-P5间期(410 ms)]/2,且Vp5须在Ap5后110 ms发放。后续起搏间期900 ms(R6～R10)。从而阻止因房性期前收缩诱发快速房性心律失常发生的可能。

心电图诊断 DDD起搏呈AAI起搏工作模式,起搏夺获、感知功能良好,抗心房颤动功能开启,房性期前收缩未下传触发房性期前收缩后反应功能。

案例6 AVI 起搏状态,房性期前收缩触发晚发房性期前收缩后反应功能(图 11 - 6)。

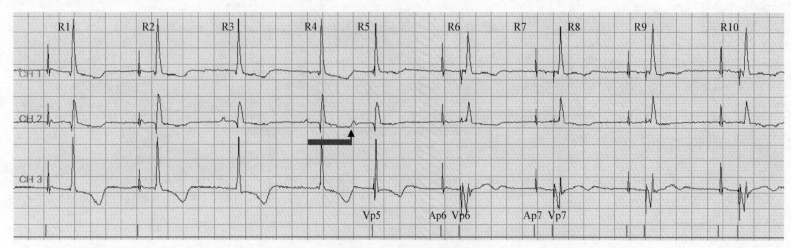

图 11 - 6 案例 6 心电图

心电图特征 R6～R10 起搏呈双脉冲,Ap - Vp 间期 240 ms,P5 - Ap6、Ap - Ap 间期 1 200 ms(50 次/min)。R1～R2 呈单脉冲,心室自身下传呈完全性右束支传导阻滞,Ap - R 间期 220 ms;R5 单脉冲起搏与 R5 呈假性融合,前有 P5 波(箭头所示),P5 - Vp5 间期 280 ms,P4 - P5 间期 600 ms。所有心房起搏脉冲 Ap 后紧随 P 波,所有心室起搏脉冲 Vp 后紧宽大畸形的 R 波。R3～R4 自身心搏,P3～P4 间期 1 040 ms(56 次/min),心室自身下传,P - R 间期 200 ms。

分析和讨论 DDD 起搏模式且夺获心房、心室,提示双腔起搏且起搏功能良好,起搏下限间期 1 200 ms,PAV 间期 240 ms,SAV 间期 280 ms。房性期前收缩 P5 被感知且跟踪呈 VAT 起搏工作状态,R4 - Vp5 的间期频率(83 次/min)≤生理频率带(56 次/min)+(30 次/min),Vp5 与 R5 呈假性融合。房性期前收缩 P5 后起搏间期频率不变,R6～R10 起搏呈 ODO 起搏状态,提示房性期前收缩触发了抗心房颤动的晚发房性期前收缩后的起搏特殊功能。

心电图诊断 窦性过缓,起搏呈 DDD 起搏模式,起搏夺获、感知功能良好,抗心房颤动功能开启,房性期前收缩触发晚发房性期前收缩后反应功能。

案例7　AAI起搏状态,逆行P波触发房性期前收缩抑制功能(图11-7)。

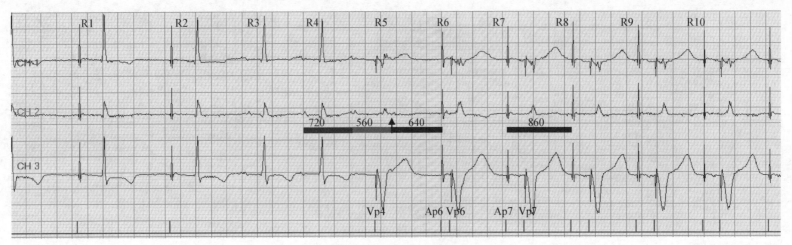

图11-7　案例7心电图

心电图特征　R6~R10起搏呈双脉冲;其中,Ap6-Vp6间期110 ms,其余Ap-Vp间期240 ms,Ap-Ap间期840 ms。R5起搏呈单脉冲,其前有P波,P5-Vp5间期320 ms,Vp5可见逆行P6(箭头所示),P5-P6间期520 ms,P6-Ap6间期640 ms。R1、R2起搏呈单脉冲,心室自身下传呈完全性右束支传导阻滞,Ap-R间期260 ms,Ap1-Ap2间期1 200 ms。所有心房起搏脉冲Ap后紧随P波,所有心室起搏脉冲Vp后紧随宽大畸形的R波。R3~R5自身心搏,P3-P4、P4-P5间期740 ms、720 ms,心室自身下传呈完全性右束支传导阻滞,P-R间期320 ms。

分析和讨论　起搏呈DDD工作模式且夺获心房、心室,提示双腔起搏且起搏夺获良好,起搏下限间期1 200 ms,起搏驱动间期860 ms,PAV间期240 ms,SAV 320 ms。逆行P6(箭头所示)且未下传心室,心室起搏未予以

跟踪;后续首个Ap6提前发放(P6-Ap6间期640 ms<1 200 ms)且Ap6-Vp6间期缩短至110 ms,提示逆传P6触发抗心房颤动的房性期前收缩后反应的起搏特殊功能。本案例可见,当抗心房颤动的房性期前收缩后反应起搏特殊功能开启时,Vp的逆行P波可被起搏器误认为房性期前收缩,并触发此特殊功能。逆传P6后,首个Ap6在P6后640 ms发放,P6-Ap6间期等于[P4-P5间期(720 ms)+P5-P6间期(560 ms)]/2,且Vp6须在Ap6后110 ms发放。后续起搏间期860 ms(R7~R10)呈DOO起搏状态,从而阻止因房性期前收缩诱发的快速房性心律失常的发生。

心电图诊断　起搏呈DDD起搏工作模式,起搏夺获、感知功能良好,抗心房颤动功能开启,心室起搏夺获后逆行P波触发早发房性期前收缩后反应功能。

案例8 AVI起搏状态,房性期前收缩触发抑制房性期前收缩的功能(图11-8)。

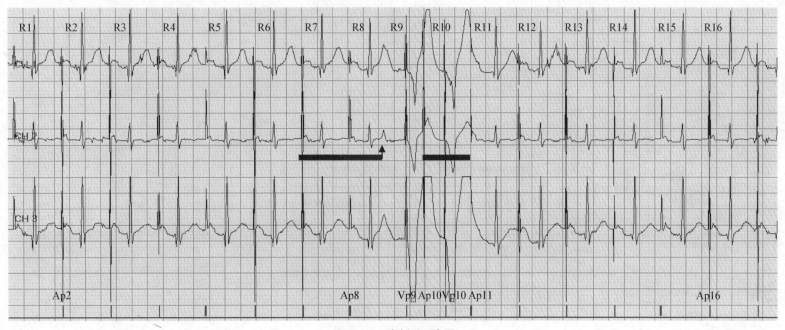

图11-8 案例8心电图

心电图特征 R10起搏呈双脉冲,Ap-Vp间期280 ms。R1~R8、R11~R16起搏呈单脉冲,心室自身下传呈窄QRS波,Ap-R间期240 ms,Ap-Ap间期640 ms(95次/min)。R9起搏呈单脉冲,其前有提前的P9(箭头所示),P9-Vp9间期320 ms;Ap8-P9间期420 ms,R8-Vp9间期480 ms(125次/min)。所有心房起搏脉冲Ap后紧随P波,所有心室起搏脉冲Vp后紧随宽大畸形的R波。

分析和讨论 起搏呈DDD工作模式且夺获心房和心室,提示双腔起搏

且起搏功能良好。起搏驱动间期640 ms,PAV、SAV间期280 ms、320 ms。P9提前被感知且跟踪呈VAT起搏工作状态,R8-Vp9的间期缩短,频率(125次/min)≤生理频率带(95次/min)+(30次/min)。之后的起搏间期不变,与R9前的起搏间期相同(R11~R16)呈AVI起搏状态,提示晚发的期前收缩触发了抗心房颤动的晚发房性期前收缩功能。

心电图诊断 起搏呈DDD起搏工作模式,夺获、感知功能良好,抗心房颤动功能开启,房性期前收缩触发晚发房性期前收缩后反应的功能。

案例9 AVI 起搏状态,房性期前收缩触发晚发房性期前收缩后反应的功能(图11-9)。

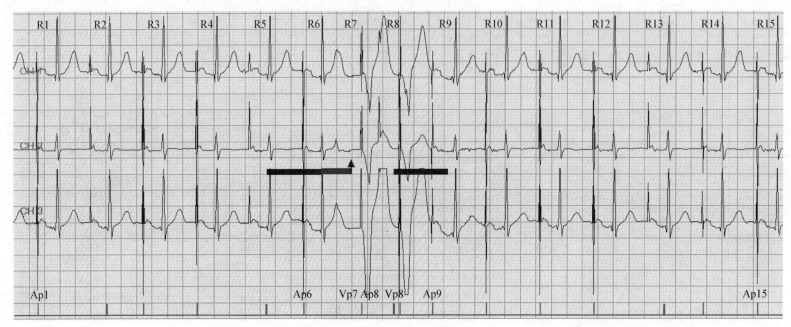

图 11-9 案例 9 心电图

心电图特征 R8 起搏呈双脉冲,Ap-Vp 间期 280 ms。R7 起搏呈单脉冲,其前有 P 波,P7-Vp7 间期 320 ms,P7-Ap8 间期 600 ms;Ap6-P7 间期 400 ms,R6-Vp7 间期 520 ms(115 次/min)。R1~R6、R9~R15 起搏呈单脉冲,心室自身下传呈窄 QRS 波,Ap-R 间期 240 ms,Ap-Ap 间期 720 ms(83 次/min)。所有心房起搏脉冲 Ap 后紧随 P 波,所有心室起搏脉冲 Vp 后紧随宽大畸形的 QRS 波。

分析和讨论 起搏呈 DDD 工作模式且夺获心房和心室,提示双腔起搏且起搏功能良好,起搏驱动间期 720 ms,PAV、SAV 间期 280 ms、320 ms。提前 P7 被感知且跟踪呈 VAT 起搏工作模式,R6-Vp7 的间期缩短,频率(115 次/min)≤生理频率带(83 次/min)+(30 次/min)。之后的起搏间期不变,与 R7 前的起搏间期相同(R9~R15)呈 AVI 起搏状态,提示晚发的期前收缩触发了抗心房颤动的晚发房性期前收缩功能。

心电图诊断 起搏呈 DDD 起搏工作模式,夺获、感知功能良好,抗心房颤动功能开启,房性期前收缩触发晚发房性期前收缩后反应的功能。

案例 10　ODO 状态,成对房性期前收缩且未下传触发抑制房性期前收缩功能的变异(图 11 - 10)。

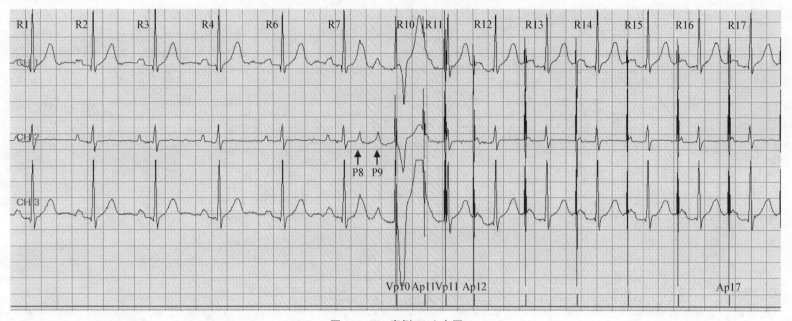

图 11 - 10　案例 10 心电图

心电图特征　R11 呈双起搏脉冲,Ap11 - Vp11 间期 280 ms 且 Vp11 呈假性融合。R10 起搏呈单脉冲,其前有 P 波(箭头所示)、Vp10 紧随宽大畸形的 QRS 波。P8、P9(箭头所示)提前且未见自身 R 波及跟随的 Vp,P7 - P8 的间期 400 ms(150 次/min),P8 - Vp10 间期 500 ms,P9 - Vp10 间期 240 ms,R7 - R10 间期 680 ms。R12～R17 起搏呈单脉冲,心室自身下传呈窄 QRS 波,Ap - R 间期 240 ms,Ap - Ap 间期 680 ms(88 次/min)。所有的心房起搏脉冲 Ap 后均紧随 P 波。R1～R7 呈窦性心律,P - P 间期 820 ms(73 次/min),心室自身下传呈窄 QRS 波,P - R 间期 200 ms。

分析和讨论　DDD 起搏模式且夺获心房、心室,提示双腔起搏且夺获功能良好,起搏驱动间期 680 ms。成对提前的 P8、P9,未下传心室,心室起搏也未予以跟踪。其后第一个起搏为心室 Vp10 且跟踪 P9 呈 VAT 起搏模式;其后的心房起搏频率增快,提示房性期前收缩触发了抗心房颤动的起搏特殊功能。P8 被感知,其后理应提前发放 Ap8 且之后起搏频率加快至 88 次/min(Ap - Ap 间期 680 ms),比自身 P - P 间期频率 73 次/min 快了 15 次/min,符合房性期前收缩触发的抑制房性期前收缩功能,但因 P8 后感知 P9 而抑制 Ap8 的发放,产生变异。之后起搏间期频率维持在 88 次/min 呈 DDD 起搏模式(R10～R17),并可持续 600 个心搏(图略)。

心电图诊断　起搏节律呈 DDD 起搏模式,起搏夺获、感知功能良好,抗心房颤动功能开启,成对房性期前收缩未下传触发抑制房性期前收缩的功能。

案例 11 AVI 起搏状态,成对房性期前收缩未下传触发房性期前收缩后反应功能的心电图变异(图 11-11)。

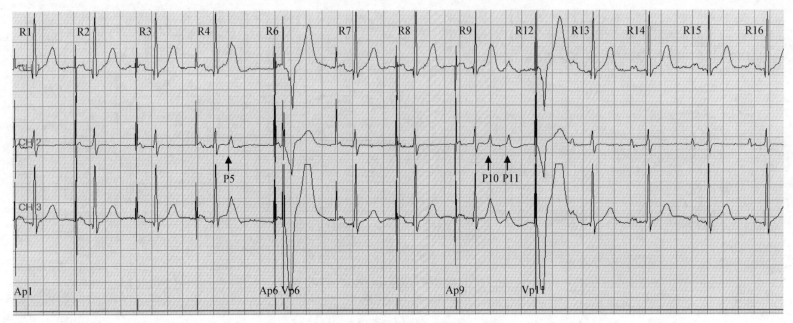

图 11-11 案例 11 心电图

心电图特征 R6 起搏呈双脉冲,Ap-Vp 间期 110 ms 且 Vp6 紧随宽大畸形的 QRS 波。R11 起搏呈单脉冲且 Vp 紧随宽大畸形的 R 波。R1~R4、R7~R9 起搏均呈单脉冲,心室自身下传呈窄 QRS 波,Ap-R 间期 240 ms,Ap-Ap 间期 800 ms(75 次/min)。P5、P10、P11(箭头所示)且未见自身 R 波;其中,P5 后无 Vp,Ap4-P5 的间期 480 ms,P5-Ap6 间期 600 ms;Ap9-P10 间期 460 ms(130 次/min)、Ap9-P11 间期 680 ms、P10-Vp11 间期 580 ms(103 次/min),P11-Vp11 间期 380 ms。所有的心房起搏脉冲 Ap 后均紧随 P 波。R13~R16 呈窦性心律,P-P 间期 760 ms,P-R 间期 200 ms。

分析和讨论 起搏节律呈 DDD 工作模式且夺获心房、心室,提示双腔起搏且夺获功能良好,起搏驱动间期 780 ms。P5 提前未下传心室后,心室起搏

未予以跟踪;其后发放 Ap6,P-Ap6 间期 580 ms,即[600 ms(Ap3-Ap4 间期)+480 ms(Ap4-P5 间期)]/2,且 Ap6-Vp6 间期自动缩短为 110 ms;其后的心房起搏间期不变,提示房性期前收缩触发了房性期前收缩后反应功能。P10 提前未下传心室,本应触发房性期前收缩后反应的功能(类同 P5),其后第一个起搏的 Ap-Vp 间期且也未出现心房起搏加快。推测可能因在 P10-Ap11 间感知 P11,抑制 Ap11 的发放,而发放 Vp11。心电图呈房性期前收缩未下传触发房性期前收缩后反应功能的变异表现。

心电图诊断 起搏节律呈 DDD 工作模式,起搏夺获、感知良好,抗心房颤动功能开启,成对房性期前收缩未下传触发房性期前收缩后反应功能的心电图变异。

第十二章　室性期前收缩后特殊反应功能的心电图表现

由于 DDD 起搏器的植入,人为地植入了一条房室通道,形成了快速心室起搏的必要条件,易诱发起搏器介导性心动过速。如 VAT 起搏状态时,快速心房率或心房误感知导致快速的心室起搏;心室起搏夺获除极后,逆传 P 波被起搏器感知触发 AV 间期,再次发放心室起搏,构成周而复始的起搏介导性环形运动性心动过速(PMT)。文献显示,约有 60% 的 SSS 和 40% 的 AVB 存在室房逆传,因此,约 50% 的 DDD 患者可能会产生 PMT。室房逆传是产生 PMT 的主要原因,任何产生室房逆传的因素(如室性期前收缩、心房起搏夺获不良及心房过感知)都会引发 PMT。因此,预防 PMT 的方法,除了控制减少室性异位激动外,还需设置有效的参数,避免过感知,如 PVARP >自身室房间期(50~75 ms)、增加 AV 间期、增加 TARP 等。现代起搏器具有应对室性期前收缩的特殊功能和自动处理方法。因此,用常规的起搏时间间期分析时常会误解。尽管导致了心电图的复杂化,但其心电图的特征有助于对起搏器功能的分析。

一、室性期前收缩后特殊反应功能的心电图特征

虽然各品牌起搏器均有此功能,但处理方法不同。有的仅通过延长 PVARP 避免对 P 波的感知,心电图表现不明显(如 Medronic、Biotronik 系列起搏器);而有的改变了后一心搏的起搏状态,具有心电图特征表现。

(一) St. Jude 系列的室性期前收缩后特殊反应功能的心电图特征

1. ＋PVARP on PVC　判断 PVC 后,PVARP 自动长至 480 ms 且紧接 330 ms 的心房警觉期。警觉期内无 As 且 VA 间期≥810(480＋330)ms,则 810 ms 处发放 Ap;若在 VA 间期<810 ms,在 VA 间期末发放 Ap。

2. a pace on PVC　判断 PVC 后,PVARP 自动长至 480 ms[150 ms(绝对不应期)＋330 ms(相对不应期)]。在 330 ms 相对不应期内,若有心房感知(AR),则 AR 后 330 ms 发放 Ap。

(二) Vitatron 系列的室性期前收缩后反应的心电图特征

室性期前收缩后同步心房脉冲(PVC synchronous atrial stimulation)。判断 PVC 后触发心房脉冲(Vs-Ap<40 ms),抢先夺获心房产生心房不应期,避免室房逆传,从而预防 PMT 发生的可能。在室性异位激动的 QRS 波上可见有 Ap 呈假性融合,此 Ap 不触发 Vp 的发放。

二、室性期前收缩后特殊反应功能的心电图案例分析

案例 1 AVI 起搏状态,心室期前收缩触发的 a pace on PVC 功能(St. Jude)(图 12-1)。

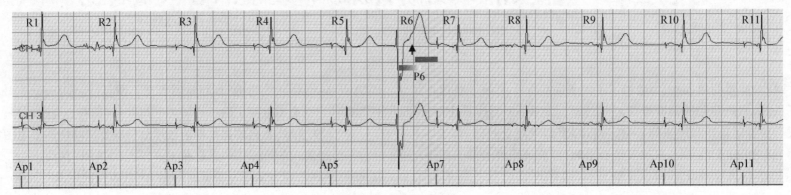

图 12-1 案例 1 心电图

心电图特征 R6 提前呈宽大畸形 QRS 波,其前无 P 波;R6 后可见自身 P6 波(箭头所示),R6-P 间期 200 ms,P6-Ap7 间期 330 ms。R1~R11(除外 R6)起搏呈单脉冲,心室自身下传呈窄 QRS 波,Ap-R 间期 240 ms。所有的心房起搏 Ap 均紧随 P 波,Ap-Ap 间期 1 000 ms。

分析和讨论 起搏呈 AAI 起搏且夺获心房,起搏下限间期 1 000 ms。室性期前收缩 R6 后见自身 P 波(箭头所示)或为逆传 P6;Ap5-Ap7 间期>起搏下限间期,提示起搏器或感知 R6 或感知 P6。若为单腔 AAI 起搏,R6 不会被感知而重整 Ap-Ap 间期;若感知 R6 后的 P6,但 P-Ap7 间期显著小于 Ap-Ap,似乎又未被感知。因此,起搏应为 DDD 工作模式呈 AVI 工作状态,并提示室性期前收缩后触发了特殊功能。室性期前收缩 R6 被感知后,心房通道的 PVARP 自动延长至 480 ms(前 150 ms 绝对不应期,后 330 ms 相对不应期);R6 后的 P 波被感知(AR)且处于相对不应期(R6-P 间期 200 ms>150 ms);起搏器在 AR 后 330 ms 处发放 Ap7(P-Ap7 间期 330 ms),致使 R6-Ap7 间期<VAI(如 R4-Ap5)。符合 a pace on PVC 功能(St. Jude)开启的心电图表现。避免了因室性期前收缩通过房室结或旁道逆传至心房形成的心房激动 P 波,诱发起搏器介导性心动过速(PMT)或自身心室折返的可能。

心电图诊断 起搏节律,DDD 起搏呈 AVI 起搏工作状态,感知功能良好、心房起搏夺获良好,室性期前收缩后反应功能开启,室性期前收缩触发 a pace on PVC 功能。

案例 2 AVI 起搏状态,室性期前收缩后反应功能开启(St. Jude)(图 12 - 2)。

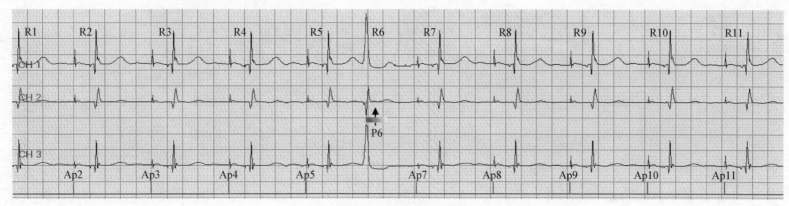

图 12 - 2 案例 2 心电图

心电图特征 R6 提前呈宽大畸形 QRS 波,其前无 P 波;R6 后可见自身 P6 波(箭头所示),R6 - P6 间期 140 ms,P6 - Ap7 间期 560 ms,R6 - Ap7、R - Ap 间期 720 ms。R1~R11(除外 R6)起搏呈单脉冲,心室自身下传呈窄 QRS 波群,Ap - R 间期 240 ms。所有的心房起搏 Ap 均紧随 P 波。Ap - Ap 间期 1 000 ms。

分析和讨论 起搏呈 AAI 起搏且夺获心房,起搏下限间期 1 000 ms。室性期前收缩 R6 后见自身 P6 波(箭头所示)或为逆传 P 波;Ap5 - Ap7 间期>起搏下限间期,提示起搏器或感知 R6 或被感知 P6 波。若为单腔 AAI 起搏,R6 不会被感知而重整 Ap - Ap 间期;若感知 P6,但 P6 - Ap7 间期显著小于 Ap - Ap,似乎又未被感知。因此,起搏应为 DDD 工作模式呈 AVI 工作状态,并提示室性期前收缩后触发了特殊功能。室性期前收缩 R6 被感知后,心房通道的 PVARP 自动延长至 480 ms(前 150 ms 绝对不应期,后 330 ms 相对不应期);R6 后的 P6 被感知且处于绝对或相对不应期(R6 - P6 间期 140 ms<150 ms),R6 - Ap7 间期等于 VAI。符合 a pace on PVC 功能开启的心电图表现。

心电图诊断 起搏节律,DDD 起搏呈 AVI 工作状态,感知功能良好、心房起搏夺获良好,室性期前收缩,室性期前收缩后反应功能开启。

案例 3 ODO 起搏状态,室性期前收缩后反应功能开启(St. Jude)(图 12 - 3)。

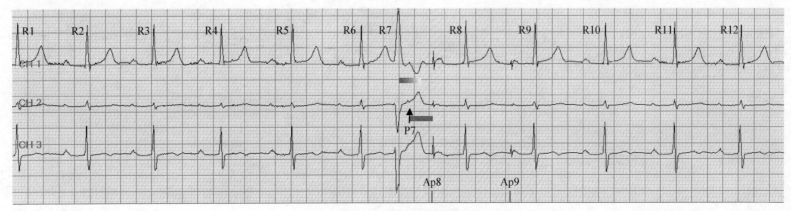

图 12 - 3 案例 3 心电图

心电图特征 R7 提前呈宽大畸形的 QRS 波群,其前无 P 波,其后可见 P7 波(箭头所示),P6 - P7 间期 920 ms,R7 - P7 间期 200 ms,P7 - Ap8 间期 330 ms,R7 - Ap8 间期 520 ms。R8、R9 起搏呈单脉冲,心室自身下传呈窄 QRS 波群,Ap8 - R、Ap9 - R 间期分别 280 ms、400 ms,Ap8 - Ap9 间期 1 000 ms。Ap 后均紧随 P 波。R1~R12(除外 R7~R9)呈窦性心律,P - P 间期 920 ms,P - R 间期 260 ms。

分析和讨论 起搏时呈 AVI、ODO 工作状态且夺获心房,起搏下限间期 1 000 ms。室性期前收缩 R7 后见自身 P7 波(箭头所示),P6 - P7 间期等于 P - P 间期,提示 R7 为插入性室性期前收缩。P7 后的 Ap8 疑为 Vp 且未夺 获心室,Ap8 后除极心房实为心房起搏。且 P7 - Ap8 间期显著延长,提示 R7 隐匿传导,P7 干扰性阻滞。P6 - Ap8 间期 1 200 ms 显著大于 P - P 间

期,提示 R7 被感知,且 R7 - Ap8 间期<VAI(R8 - Ap9 间期),起搏应为 DDD 工作模式呈 AVI 工作状态,并提示室性期前收缩后触发了特殊功能。 室性期前收缩 R7 被感知后,PVARP 自动延长至 480 ms(前 150 ms 绝对不 应期,后 330 ms 相对不应期)。P7 波被感知(AR)且处于相对不应期(R7 - P7 间期 200 ms>150 ms),起搏器在 AR 后 330 ms 处发放 Ap8(P7 - Ap8 间 期 330 ms),致使 R7 - Ap8 间期<VAI。符合 a pace on PVC 功能(St. Jude) 开启的心电图表现。室性期前收缩后反应功能的开启,可导致心电图复杂化 且用常规的起搏时间间期不能完全解释,易误判感知功能不良。

心电图诊断 窦性节律,DDD 呈 AVI 工作状态,感知功能良好、心房起 搏夺获良好,室性期前收缩后反应功能开启,室性期前收缩触发 a pace on PVC 功能。

案例 4 ODO 起搏状态,室性期前收缩后起搏反应功能开启(St. Jude)(图 12-4)。

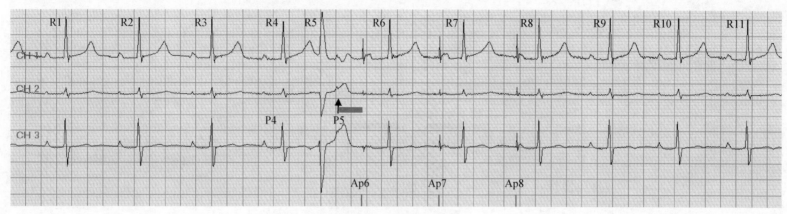

图 12-4 案例 4 心电图

心电图特征 R5 提前呈宽大畸形的 QRS 波群,其前无 P 波,其后可见 P5 波(箭头所示),P4-P5 间期 920 ms,R5-P5 间期 200 ms,P5-Ap6 间期 330 ms,R5-Ap6 间期 600 ms。Ap 后均紧随 P 波,Ap-Ap 间期 1 000 ms。R6~R8 起搏呈单脉冲,心室自身下传呈窄 QRS 波群,Ap-R 间期 320 ms。R1~R11(除外 R6~R8)呈窦性心律,P-P 间期 920 ms,P-R 280 ms。

分析和讨论 起搏时呈 AAI 工作状态且夺获心房,起搏下限间期 1 000 ms。室性期前收缩 R5 后见自身 P5 波(箭头所示),P4-P5 间期等于 P-P 间期,提示 R5 为插入性室性期前收缩。P5 后的 Ap6 疑为 Vp 且未夺获心室。起搏夺获心房实为心房起搏 Ap。P5-Ap6 间期显著延长,提示 P5 波干扰性阻滞。P4-Ap6 间期 1 080 ms 显著大于 P-P 间期,提示 R5 被感知,提示起搏为 DDD 模式呈 ODO、AVI 工作状态。R5-Ap6 间

期<VAI(R7-Ap8 间期),提示其 Ap6 的发放存在特殊功能(室性期前收缩后反应)。室性期前 R5 被感知后,PVARP 自动延长至 480 ms(前 150 ms 绝对不应期,后 330 ms 相对不应期);R5 后的 P5 波被感知(AR)且处于相对不应期(R5-P5 间期 200 ms>150 ms),起搏器在 AR 后 330 ms 处发放 Ap6(P5-Ap6 间期 330 ms),致使 R5-Ap6 间期<VAI。符合 a pace on PVC 功能(St. Jude)开启的心电图表现。室性期前收缩后反应功能的开启,可导致心电图复杂化且用常规的起搏时间间期不能完全解释,易误判感知功能不良。

心电图诊断 窦性节律,DDD 呈 ODO、AVI 工作状态,感知功能良好、心房起搏夺获良好,室性期前收缩后反应的特殊功能开启,室性期前收缩触发 a pace on PVC 功能。

案例 5 ODO 起搏状态,室性期前收缩后反应功能开启(St. Jude)(图 12 - 5)

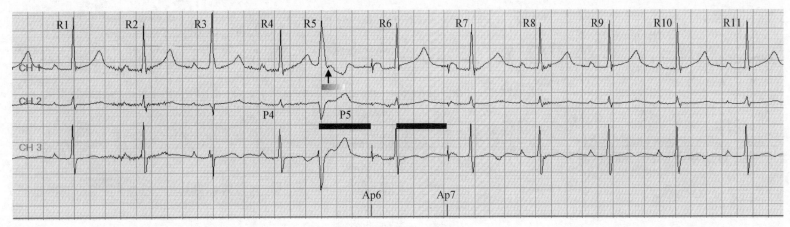

图 12 - 5 案例 5 心电图

心电图特征 R5 提前呈宽大畸形的 QRS 波群,其前无 P 波,其后可见 P5 波(箭头所示),R5 - P5 间期 140 ms,P5 - Ap6 间期 560 ms,R6 - Ap 间期 680 ms。Ap 后均紧随 P 波。R6~R7 起搏呈单脉冲,心室自身下传呈窄 QRS 波群,Ap - R 间期 280 ms,Ap6 - Ap7 间期 1 000 ms。R1~R11(除外 R6~R7)呈窦性心律,P - P 间期 920 ms,P - R 间期 260 ms。

分析和讨论 起搏呈 AAI 起搏且夺获心房,起搏下限间期 1 000 ms。室性期前收缩 R5 后见自身 P5 波(箭头所示)。P4 - Ap6 间期>起搏下限间期,提示起搏器或 R5 被感知或 P5 被感知。若为单腔 AAI 起搏,R5 不会被感知而重整 Ap - Ap 间期;若感知 P6,但 P5 - Ap6 间期显著小于 Ap - Ap,

似乎又未被感知。因此,起搏应为 DDD 工作模式呈 AVI 工作状态,并提示室性期前收缩后触发了特殊功能。室性期前收缩 R5 被感知后,心房通道的 PVARP 自动延长至 480 ms(前 150 ms 绝对不应期,后 330 ms 相对不应期);R5 后的 P5 被感知且处于绝对相对不应期(R5 - P5 间期 140 ms< 150 ms),R5 - Ap6 间期等于 VAI 间期。符合 a pace on PVC 功能开启的心电图表现。

心电图诊断 起搏节律,DDD 起搏呈 ODO、AVI 工作状态,感知功能良好、心房起搏夺获良好,室性期前收缩,室性期前收缩后反应功能开启。

案例 6　AV 起搏状态,室性期前收缩后起搏反应(St. Jude)(图 12-6)。

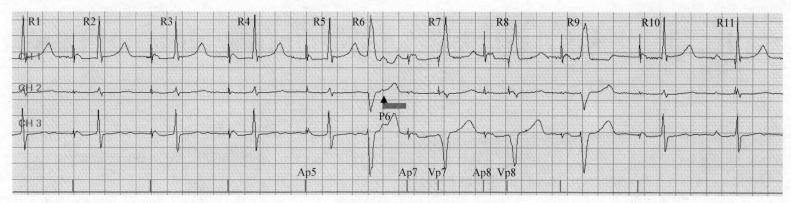

图 12-6　案例 6 心电图

心电图特征　R6 提前呈宽大畸形的 QRS 波群,其前无 P 波,其后可见 P6 波(箭头所示),R6-P6 间期 200 ms、P6-P7 间期 330 ms。R7、R8 起搏呈双脉冲,Ap7-Vp8、Ap8-Vp8 间期分别为 400 ms、320 ms。R1~R11(除外 R7、R8)起搏呈单脉冲,心室自身下传呈窄 QRS 波群(除外 R9),Ap-R 间期 300 ms(Ap9-R9 间期 280 ms)。所有 Ap 后均紧随 P 波,Ap-Ap 期间 1 000 ms。

分析和讨论　起搏时呈 AVI、DOO 工作状态且夺获心房、心室,提示双腔起搏器且夺获功能良好,起搏下限间期 1 000 ms,PAV 间期 320 ms,延长的 PAV 间期 400 ms。室性期前收缩 R6 后见自身 P 波 P6(箭头所示);Ap5-Ap7 间期＞起搏下限间期,起搏器或感知 R6 或被感知 P6 波。P5-Ap7 间期＞起搏下限间期,提示起搏器或感知 R6 或被感知 P 波。若为单腔 AAI 起搏,R6 不会被感知而重整 Ap-Ap 间期;若感知 R6 后的 P 波,但 P6-Ap7 间期显著小于 Ap-Ap,似乎又未被感知。因此,起搏应为 DDD 工作模式呈 AVI、DDD 工作状态,并提示室性期前收缩后触发了特殊功能。室性期前收缩 R6 被感知后,PVARP 自动延长至 480 ms(前 150 ms 绝对不应期,后 330 ms 相对不应期)。R6 后的 P6 波被感知(AR)且处于相对不应期(R6-P6 间期 200 ms＞150 ms);起搏器在 AR 后 330 ms 后 330 ms 处发放 Ap7(P-Ap7 间期 330 ms),致使 R6-Ap7 间期＜VAI。符合 a pace on PVC 功能(St. Jude)开启的心电图表现。因 R6 的干扰,致 Ap7 夺获心房后,心室下传阻滞,Ap7-Vp7 间期 400 ms,显著延长;其后的 R8 PAV 间期缩短,提示 Vp7 可能终止 AV 间期搜索的进程。Ap9 后 R9 呈宽大畸形的 QRS 波群(同 R6)且 Ap9-R9 间期小于 Ap-R,提示 R9 为室性期前收缩且 Ap9 巧合。

心电图诊断　窦性节律,DDD 起搏时呈 DOO、AVI 工作状态,起搏夺获、感知功能良好,室性期前收缩后反应功能开启,AV 搜索功能开启,室性期前收缩。

第十三章　快速房性心律失常终止后心房同步起搏的心电图表现

当快速房性心律失常终止后,为主动改善心输出量并防止室房逆传,需尽可能保证心室率恒定,避免心房相对不应期内心房起搏引发的房性心律失常。因此,在非跟踪起搏DDI(或VVI)逐跳自动反转成DDD起搏模式时,发放心房同步起搏(也称为心房同步脉冲,Asp)。

一、心房同步起搏发放的心电图特征

快速房性心律失常终止后,在心房感知(TS)ASPI(300 ms)后,预期的心室起搏下限前的一个PAV间期发放Asp,维持Vp-Vp间期不变,规则如下:

（1）TS-Vp>ASPI+PAV：Asp在预期发放Vp前PAV处发放,PAV不变。

（2）TS-Vp<ASPI+PAV：Asp在ASPI末处发放（Asp间期=300 ms）,PAV可缩短。

（3）TS-Vp<ASPI：Asp在ASPI末处发放,Vp可延迟（最大65 ms）发放；或Asp抑制发放Vp-Vp等于起搏间期。

二、心房同步起搏发放的心电图案例分析

案例 1 阵发性心房扑动终止触发心房同步脉冲发放且起搏模式自动反转(图 13-1)。

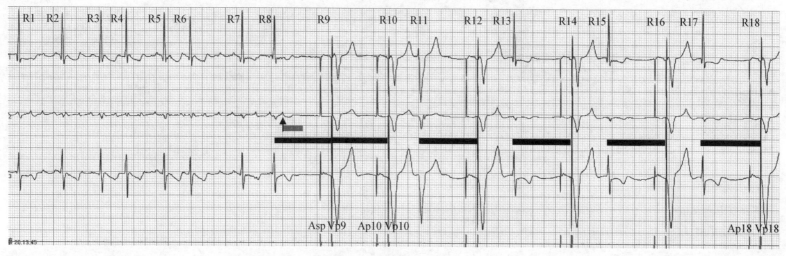

图 13-1 案例 1 心电图

心电图特征 R9~R10,R12,R14,R16,R18 起搏呈双脉冲,Ap-Vp 间期 200 ms,Ap9-Ap10 间期 1 000 ms。R13、R15、R17 呈窄 QRS 波,其前有 P 波落入 T 波,P-R 间期 240 ms;R11 呈宽大畸形 QRS 波。所有的心房起搏 Ap 后均紧随 P 波。所有的心室起搏 Vp 后均紧随宽大畸形的 R 波,R-Vp 及 Vp9-Vp10 间期 1 000 ms。R1~R8 自身心搏,心房扑动,R-R 间期不等均小于 1 000 ms。

分析和讨论 起搏时呈 DOO 工作状态且夺获心房、心室,提示双腔起搏且起搏夺获功能良好,起搏间期 1 000 ms,VAI 间期 800 ms,PAV 间期 200 ms。R1~R8 心房扑动终止后,后续起搏呈 DDD 起搏模式,提示心房扑动触发了起搏模式自动转换,由 DDD 起搏模式转换呈非跟踪

的 DDI 起搏模式。R1~R8 的 R-R 间期均小于 1 000 ms 且感知,未出现心室起搏。R8 后房扑终止,F 波(箭头所示)被感知(TS);其 TS-Vp(预期)间期 > 500 ms[ASPI(300 ms)+PAV(200 ms)],在维持 R8-Vp9 间期 1 000 ms 不变情况下,以 Vp9 为准提前一个 PAV 间期,发放 Asp 及 Vp9,Asp-Vp 间期 200 ms,且起搏模式反转,由非跟踪的 DDI 呈 DDD 起搏模式。R10~R18 的 DDD 起搏时呈 DOO、VAT 工作状态,且以心室通道起搏计时。

心电图诊断 DDD 起搏模式,起搏夺获、感知功能良好,阵发性心房扑动终止后触发心房同步脉冲发放且起搏模式自动反转,由 DDI 反转呈 DDD 起搏模式。

案例2 心房扑动终止触发心房同步脉冲发放且起搏模式自动转换(图13-2)。

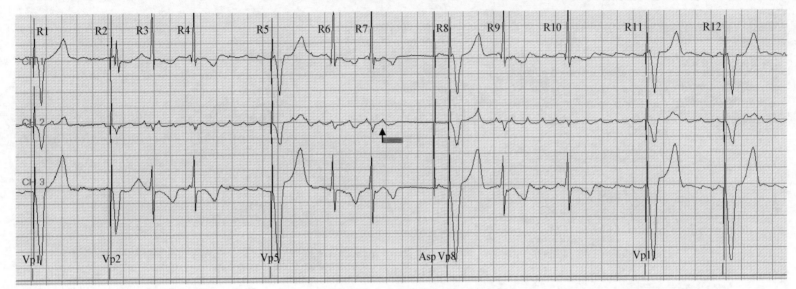

图13-2 案例2心电图

心电图特征 心房扑动。R8起搏呈双脉冲,Ap后紧随P波,Ap-Vp间期200 ms。R1~R2、R5、R11~R12起搏呈单脉冲,其后均紧随宽大畸形的QRS波,R-Vp及Vp-Vp间期1 000 ms。R3~R4、R6~R7、R9~R10自身心搏,R-R间期小于1 000 ms。

分析和讨论 起搏时呈DOO工作状态和VVI工作且夺获心房、心室,提示双腔起搏且起搏夺获功能良好,起搏间期1 000 ms,PAV间期200 ms。R7后心房扑动终止,F波(箭头所示)被感知(TS);其TS-Vp8(预期)间期>500 ms[ASPI(300 ms)+PAV(200 ms)],在维持R7-Vp8间期

1 000 ms不变情况下,以Vp8为准提前一个PAV间期,发放Asp及Vp8,Aps-Vp间期200 ms,且起搏模式反转,由非跟踪的DDI呈DDD起搏模式,且提示R8前的起搏处于非跟踪的VVI起搏模式。R8后再生心房扑动,又一次触发起搏模式转换,由DDD自动转换呈VVI起搏模式(R11~R12)。因R-R或Vp-R间期小于1 000 ms被感知而重整起搏节律,R3~R4、R6~R7、R9~R10呈自身心搏。

心电图诊断 起搏时呈DDD、VVI起搏模式,起搏夺获、感知功能良好,心房扑动终止触发心房同步脉冲发放且起搏模式自动转换。

案例3 心房扑动终止触发心房同步脉冲发放变异且起搏模式自动反转(图13-3)。

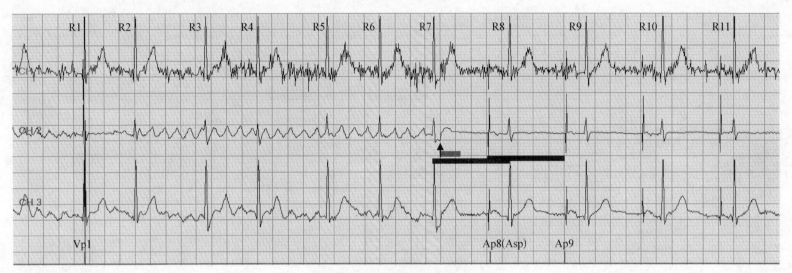

图13-3 案例3心电图

心电图特征 R8～R11起搏呈单脉冲,心室自身下传呈窄QRS波,Ap-R间期280 ms(除外R11),Ap-Ap间期1 000 ms。所有的心房起搏脉冲Ap后均紧随P波。R1～R7心房扑动-颤动,心室自身下传呈窄QRS波(其中Vp1与自身R1呈假性融合),R-R间期680～920 ms不等。

分析和讨论 起搏时呈VVI、AVI工作状态且夺获心房,起搏间期1 000 ms。R8后的起搏状态突然由其前起搏的VVI(Vp1与自身R1呈假性融合)呈AVI起搏工作状态,提示起搏器发生起搏模式自动转换,由非跟踪的VVI起搏模式转换DDD起搏模式呈AVI工作状态且R7后心房扑动终止,F波(箭头所示)被感知(TS);TS-Vp(预期)间期大于(ASPI+PAV)。Asp在预期发放Vp8前的PAV处发放Ap8(Asp)。本应在R7重整的起搏间期末发放Vp8,但在Aps-Vp8的间期内,感知了Asp夺获心房后下传的R8,抑制了Vp8的发放呈AVI起搏状态,并且VVI起搏模式自动反转成DDD起搏模式呈AVI工作状态(R8～R11)。Ap-R间期280 ms,推测PAV间期应大于280 ms。

心电图诊断 起搏时呈VVI、AVI工作状态,感知功能良好、心房起搏夺获良好,心房扑动终止触发心房同步脉冲发放且起搏模式自动反转。

案例4 心房扑动终止触发心房同步脉冲发放变异且起搏模式自动反转(图13-4)。

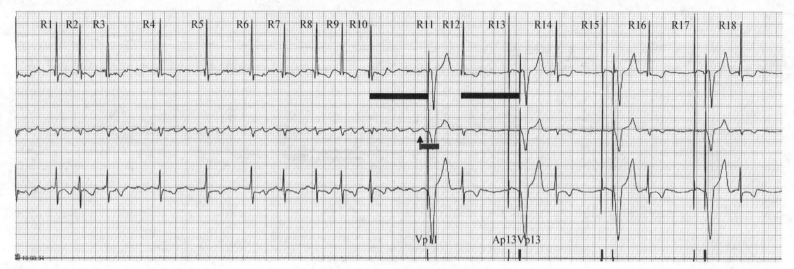

图13-4 案例4心电图

心电图特征 R13、R15、R17起搏呈双脉冲,Ap-Vp间期200 ms。R11起搏呈单脉冲,Vp后紧随宽大畸形的QSR波。所有的心房起搏Ap后均紧随P波。所有的心室起搏Vp后均紧随宽大畸形的R波,R10-Vp11间期1 000 ms。R1~R10心房扑动,R-R间期不等且小于1 000 ms。R12、R14、R16、R18呈窄QRS波,其前有P波落入T波,P-R间期240~320 ms。

分析和讨论 起搏时呈VVI、DOO、ODO工作状态且夺获心房、心室,提示双腔起搏且起搏夺获功能良好,起搏间期1 000 ms,PAV间期200 ms。R13后的起搏状态由R11前起搏的VVI起搏呈DDD起搏模式,提示起搏器发生起搏模式自动转换,由非跟踪的VVI起搏模式转换DDD起搏模式呈

AVI工作状态,且发放在R11后心房扑动终止后。F波(箭头所示)被感知(TS);TS-Vp间期小于ASPI(300 ms),Asp被抑制发放,仅在心室起搏预期末发放了Vp11(R10-Vp11间期1 000 ms)。起搏模式自动反转,由非跟踪的VVI呈DDD起搏模式。并且起始,提示在心房扑动间期起搏呈VVI工作模式,R1~R10的R-R间期小于1 000 ms,未见心室起搏。R11起搏呈DDD工作模式时呈VAT(R12、R14、R16、R18)。

心电图诊断 DDD起搏时呈DDI起搏模式,夺获、感知功能良好,心房扑动终止触发心房同步脉冲发放变异且起搏模式自动反转。

第十四章 磁铁频率、睡眠频率特殊功能的心电图表现

所谓起搏器频率,是指将磁铁置于起搏器上,所有的按需起搏器均暂呈固定频率起搏,DDD呈DOO、VVI呈VOO起搏状态。不同品牌起搏器对磁铁的反应和起搏频率有所不同。磁铁频率的主要目的是:通过起搏脉冲的发放和夺获情况,判断起搏器功能是否正常;通过磁铁频率的变化(下降10%)判断起搏器使用寿命;通过磁铁频率使VAT起搏的心动过速终止,判断或终止PMT。由此,也可通过体表心电图的特征表现来判断不同品牌的起搏器的磁铁频率。

一、磁铁频率的心电图特征

(一) Biotronik 系列的磁铁频率的心电图特征

连续发放10个心动周期的磁铁频率90次/min起搏,DDD呈DOO状态,且PAV间期自动缩短为100 ms。10个心动周期后,起搏恢复磁铁频率前的工作状态及间期、AV间期。若起搏器已达到ERI(择期更换指征),磁铁频率80次/min。

(二) St. Jude 系列的磁铁频率的心电图特征

连续发放16个心动周期的磁铁频率100次/min(输出电压4.5 V),确定电池有效状态。第17个起搏脉冲磁铁频率增至120次/min,且输出电压4.5 V开始下降,每次起搏下降0.3 V直至0.0 V,确定夺获阈值。16个心动周期完毕后,起搏恢复磁铁频率前的工作状态。移去磁铁后,起搏恢复起搏频率,DDD的PAV缩短为50 ms并启动心室阈值搜索;单腔则以起搏下限间期工作。若起搏器已达到ERI,磁铁频率86次/min;电源耗竭(EOL)状态时,磁铁频率降为68次/min。

(三) Medtronic 系列的磁铁频率的心电图

连续发放3个心动周期的起搏,磁铁频率100次/min,并进行阈值安全范围测试。① 单腔起搏器时,第三个起搏脉冲的宽度自动下降25%或电压下降20%;若能起搏夺获,提示具有阈值安全范围并以85次/min起搏直至磁铁移去。② 双腔起搏器时,PAV间期缩短至100 ms,第三个起搏脉冲的宽度自动下降25%或电压下降20%;若能起搏夺获,提示具有阈值安全范围,并以起搏频率85次/min,PAV间期恢复原值,持续起搏直至磁铁移去。若起搏器已达到ERI,第三个起搏脉冲的电压自动下降20%,磁铁频率为65次/min。

(四) Vitatron 系列的磁铁频率的心电图

磁铁频率100次/min,DDD的PAV间期自动缩短为100 ms;磁铁移去后起搏恢复磁铁频率前的工作状态。

二、睡眠频率、休息频率的心电图特征

起搏器植入后,频率应答型起搏器的起搏频率可随患者的生理需求(体动、呼吸频率、通气量、体温、血液酸碱等)状况、传感器参数设置等发生变化,且在下限起搏间期和最大传感器频率之间自动加速和减慢起搏频率,以满足生理需求。通常仅在滞后功能开启时,逸搏间期低于起搏下限间期,然而有时在睡眠或休息时,对心率要求不高,有些患者起搏会引起不适。因此,起搏器具有睡眠频率或休息频率,允许患者在没有活动时起搏频率自动降到低于起搏下限频率。休息频率是起搏器根据采集数据自动生成活动变化阈值,并据此予以判断:活动低于此阈值,起搏频率自动降低比起搏下限频率更低的预先设定的频率;活动高于此阈值。自动恢复起搏下限频率或传感器驱动频率。适用于生活不规律和跨时区旅行者。睡眠频率不同于休息频率,起搏器根据设定的睡眠时间而自动降低比起搏下限频率更低的预先设定的频率,适用于作息规律及不跨时区旅行者。

睡眠频率或休息频率的心电图特征表现如下。

1. 睡眠频率　在设置（bed time）后 30 min 内，起搏器的频率从下限频率向睡眠频率逐渐递减，并维持至清晨醒来时间（wake time）；在清晨醒来时间后 30 min 内，起搏器的频率从睡眠频率逐渐过渡到下限起搏频率。期间，逸搏间期可等于睡眠频率。

2. 休息频率　在心电图尤其动态心电图中，可出现起搏间期低于起搏下限间期且需要经过数个心动周期的调整；在休息频率，也可能因突然站立、走动等体力劳动造成起搏频率突然跟不上需求，甚至可出现症状。

三、磁铁频率、睡眠频率的心电图案例分析

案例 1 ODO 起搏状态，磁铁频率开启（Biotronik）（图 14-1）。

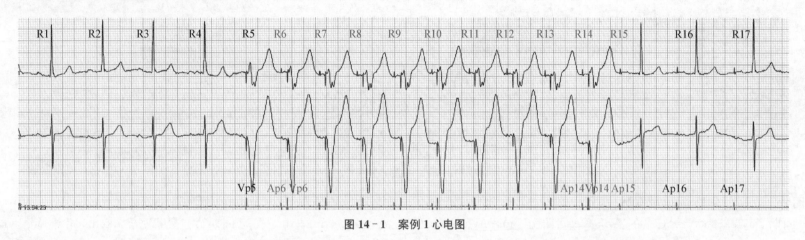

图 14-1 案例 1 心电图

心电图特征 R6～R14 起搏呈双脉冲，Ap-Vp 间期 100 ms，Ap-Ap 间期 660 ms（90 次/min）。R15～R17 起搏呈单脉冲，心室自身下传，Ap-R 间期 280 ms，Ap-Ap 间期 1 000 ms。R5 的起搏呈单脉冲，其前有 P 波，P-Vp 间期 160 ms。所有的 Vp 后紧随宽大畸形的 QRS 波，所有的 Ap 后紧随 P 波。R1～R4 自身心搏，P-P 间期 800 ms，P-R 间期 240 ms。

分析和讨论 DDD 起搏且夺获心房、心室，提示为双腔起搏，起搏间期 1 000 ms。R5 的 P-Vp 间期由其前的 P-R 间期 240 ms 突然缩短至 160 ms，且 P5-Ap6 间期由 P-P 间期 800 ms 缩短至 660 ms（90 次/min），

PAV 缩短至 100 ms，提示起搏进入磁铁频率。连续持续 10 个心动周期（R6～R15）后，以 R15 的起搏恢复启动磁铁频率前的工作状态终止，符合 Biotronik 磁铁频率功能的心电图特征表现。之后的起搏呈 DDD 起搏模式，且起搏间期、AV 间期复原原值。因自身 P-P 间期大于起搏下限及 Ap-R 间期小于 Ap-Vp，R15～R17 起搏呈 AVI 工作状态。起搏器的磁铁频率 90 次/min，提示起搏器电池能满足要求，不用更换。

心电图诊断 窦性心律，DDD 起搏模式呈 ODO、AVI 工作状态，磁铁频率开启。

案例2 AVI 起搏工作状态,磁铁频率开启(Biotronik)(图 14 - 2)。

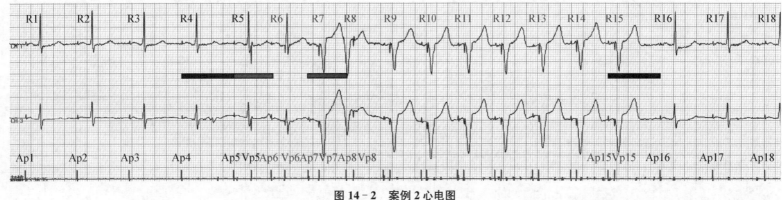

图 14 - 2 案例 2 心电图

心电图特征 R6～R15 起搏呈双脉冲,其中 Ap5 - Vp5 间期 300 ms、Ap6 - Vp6 间期 260 ms、200 ms、其余的 Ap - Vp 间期 100 ms;Ap5 - Ap6、Ap - Ap 间期 660 ms(90 次/min)。R1～R5、R16～R18 起搏呈单脉冲,心室自身下传,Ap - R 间期 280 ms,Ap - Ap 间期 920 ms。除 Vp8 外,所有的 Vp 后紧随宽大畸形的 R 波,所有的 Ap 后紧随 P 波。R8 自身 R 波,Ap8 与其巧合。

分析和讨论 起搏时呈 AVI、DOO 工作状态且夺获心房、心室,提示为双腔起搏,起搏间期 1 000 ms。R5 的起搏呈 DOO 工作状态,Ap 与 Vp 间有自身下传的 R5(落在心室感知不应期外)且不被感知,Vp5 功能性失夺获。R6 的 Ap - Vp 间期由 Ap5 - Vp 间期突然缩短至 260 ms,且 Ap5 - Ap6 间期由 Ap4 - Ap5 的 1 000 ms 缩短至 660 ms(90 次/min);Ap7 - Vp7 间期再次缩短至 200 ms;Ap8 - Vp8 间期第三次缩短至 100 ms,并维持至 R15,提示磁铁频率功能开启,符合 Biotronik 磁铁频率功能的心电图特征表现。其间,R8 为自身 R 波疑为心室反复且与 Ap8 呈假性融合、Vp8 功能性失夺获。磁铁频率功能终止后,Ap15 - Ap16 间期恢复至磁铁频率前的起搏状态,起搏间期、AV 间期恢复原值,R16～R18 起搏呈 AVI 工作状态。起搏器的磁铁频率 90 次/min,提示起搏器电池能满足要求,不用更换;若磁铁频率 80 次/min,提示可择期更换。

心电图诊断 DDD 起搏模式呈 AVI 工作状态,磁铁频率开启。

222

案例 3 ODO 状态,磁铁频率开启(Biotronik)(图 14-3)。

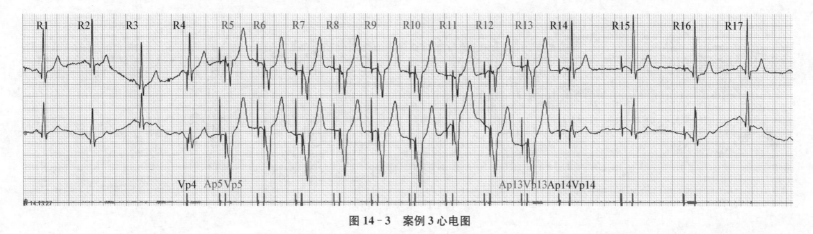

图 14-3 案例 3 心电图

心电图特征 R5~R16 起搏呈双脉冲;其中,R5~R13 的 Ap-Vp 间期 100 ms,R14~R17 的 Ap-Vp 间期 240 ms;R5~R13 的 Ap-Ap、P4-Ap5 间期 660 ms(90 次/min),Ap14-Ap15、Ap15-Ap16 的间期 1100 ms。R4 起搏呈单脉冲,P-Vp 间期 100 ms。所有的 Vp 后紧随宽大畸形的 R 波 (R4、R14 呈融合),所有的 Ap 后紧随 P 波。R1~R3、R17 自身心搏,心室自身下传,P-P 间期 800 ms,P-R 间期 240 ms。

分析和讨论 起搏呈 DDD 工作模式且夺获心房、心室,提示为双腔起搏,起搏间期 1000 ms,PAV。R4 的 P-Vp 间期由 P-R 间期 240 ms 突然缩短至 100 ms,且 P4-Ap5 间期由 P-P 间期 800 ms 缩短至 660 ms(次/min),提示起搏进入磁铁频率。连续持续 10 个心动周期(R5~R13),以 R14 的 PAV 间期恢复原值终止磁铁频率,符合 Biotronik 磁铁频率功能的心电图特征表现。之后起搏恢复呈 DDD 工作模式且起搏间期、AV 间期复原。R15~R16 起搏呈 AVI 工作状态,R17 呈自身心搏。起搏器的磁铁频率 90 次/min,提示起搏器电池能满足要求,不用更换;若磁铁频率 80 次/min,提示可择期更换。

心电图诊断 窦性心律,起搏呈 DDD 工作模式,磁铁频率开启。

案例 4　VAT 起搏状态，磁铁频率开启（Biotronik）（图 14 - 4）。

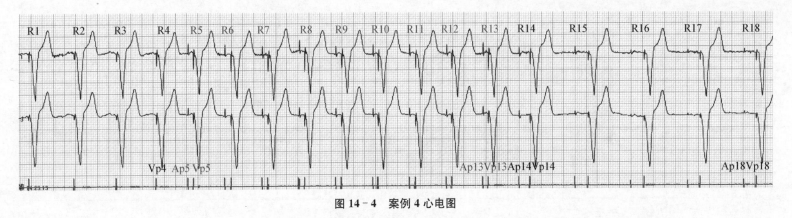

图 14 - 4　案例 4 心电图

心电图特征　R5～R18 起搏呈双脉冲；其中，R5～R14 的 Ap - Vp 间期 100 ms，R14 的 Ap - Vp 间期 200 ms，Ap - Ap、P4 - Ap5 间期 660 ms（90 次/min）；R15～R18 的 Ap - Vp 间期 240 ms，Ap - Ap、Ap14 - Ap15 间期 1 000 ms。R1～R4 起搏呈单脉冲，P - P 间期 800 ms，P - Vp 间期 160 ms。所有的 Vp 后紧随宽大畸形的 QRS 波。所有的 Ap 后紧随 P 波。

分析和讨论　起搏呈 DDD 工作模式且夺获心房、心室，提示为双腔起搏，起搏间期 1 000 ms，PAV 间期 240 ms，SAV 间期 200 ms。R5 的 P4 - Ap5 间期由 P - P 间期 800 ms 突然缩短至 660 ms（90 次/min），且 R5 的

PAV 缩短至 100 ms，提示起搏进入磁铁频率。连续持续 10 个心动周期（R5～R13），以 R14 的 PAV 间期延长至 200 ms 终止磁铁频率，符合 Biotronik 磁铁频率功能的心电图特征表现。之后，起搏恢复呈 DDD 工作模式且起搏间期、AV 间期恢复原值，R15～R18 起搏呈 DOO 起搏状态。起搏器的磁铁频率 90 次/min，提示起搏器电池能满足要求，不用更换；若磁铁频率 80 次/min，提示可择期更换。

心电图诊断　窦性心律，起搏呈 DDD 工作模式，磁铁频率开启。

案例5 VAT 起搏状态,磁铁频率开启(Biotronik)(图 14 - 5)。

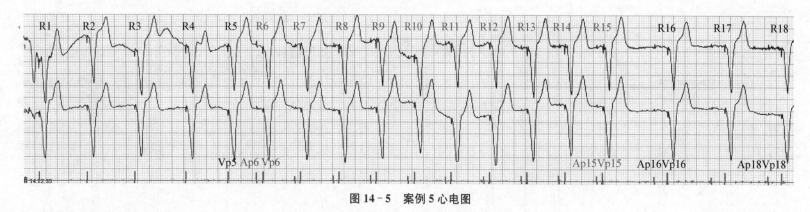

图 14 - 5 案例 5 心电图

心电图特征 R5~R18 起搏呈双脉冲。其中,R6~R16 的 Ap - Vp 间期 100 ms,Ap - Ap、P5 - Ap6 间期 660 ms(90 次/min);R16~R18 的 Ap - Vp 间期 240 ms,Ap - Ap、Ap15 - Ap16 间期 1 000 ms。R1~R5 起搏呈单脉冲,其前有 P 波,P - P 间期 840 ms;其中 P - Vp5 间期 50 ms,其余 P - Vp 间期 160 ms。所有的 Vp 后紧随宽大畸形的 R 波。所有的 Ap 后紧随 P 波,R6~R15、R14~R18 的 Ap - Ap 间期 1 000 ms。

分析和讨论 起搏呈 DDD 工作模式且夺获心房、心室,提示为双腔起搏,起搏间期 1 000 ms,PAV 间期 240 ms。R5 的 P5 - Vp5 间期由 P4 - Vp 间期 160 ms 突然缩短至 50 ms,R6 的 P5 - Ap6 间期有 P - P 间期的 840 ms 突然缩短至 660 ms(90 次/min)且 PAV 缩短至 100 ms,提示起搏进入磁铁频率。连续持续 10 个心动周期(R6~R15)。符合 Biotronik 磁铁频率功能的心电图特征表现。之后起搏恢复呈 DDD 工作模式且起搏间期、AV 间期复原,R16~R18 起搏呈 DOO 起搏状态。起搏器的磁铁频率 90 次/min,提示起搏器电池能满足要求,不用更换;若磁铁频率 80 次/min,提示可择期更换。

心电图诊断 窦性心律,起搏呈 DDD 工作模式,磁铁频率开启。

案例 6 VVI起搏,磁铁频率开启(St. Jude)(图 14 - 6)。

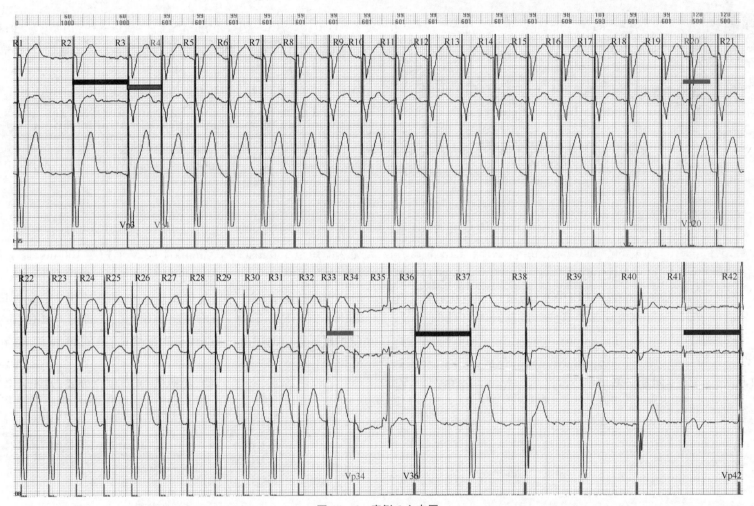

图 14 - 6 案例 6 心电图

心电图特征 心房颤动。R4~R20 的起搏呈单脉冲,Vp - Vp 及 Vp3 - Vp4 间期 600 ms(100 次/min),R21~R34 起搏呈单脉冲,Vp - Vp 间期 500 ms(120 次/min)。R1~R3,R36~R42 的 Vp~Vp 及 Vp34 - Vp36 间期 1 000 ms;其中,Vp34 - Vp36 间期 1 100 ms。所有的 Vp 后紧随宽大畸形的 QRS 波。

分析和讨论 起搏呈 VVI 工作模式且夺获心室,提示为单腔起搏,起搏间期 1 000 ms。R4 的 Vp3 - Vp4 间期由 Vp2 - Vp3 间期 1 000 ms 突然缩短至 600 ms(100 次/min),提示进入磁铁频率。持续 16 个心搏至 R20,R21 后的 Vp - Vp 间期再缩短至 500 ms(120 次/min),直至 Vp34 失夺获,符合 St. Jude 的磁铁频率功能的心电图特征表现。其间,输出电压从 4.5 V(Vp21)开始下降,每次起搏下降 0.3 V(体表心电图不可表现)直至 Vp 失夺获(Vp34,可见),确定了夺获阈值。以 Vp34－Vp36 间期 1 100 ms 结束磁铁频率,因呈 VOO 起搏,R35 不被感知。之后起搏恢复 VVI 起搏模式(R36～R42),并以起搏下限间期工作。

心电图诊断 心房颤动,VVI 起搏,磁铁频率开启。

案例7 DDD 起搏，磁铁频率开启（Medtronic）（图 14 - 7）。

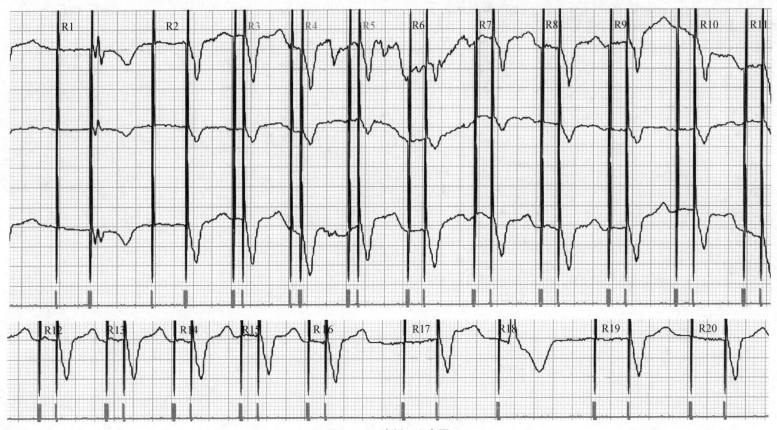

图 14 - 7 案例 7 心电图

心电图特征 起搏呈双脉冲，其中，R1～R2、R17～R20（R18 室性期前收缩）的 Ap - Vp 间期 360 ms，Ap - Ap、Ap16 - Ap17 间期 1 000 ms；R3～R5 的 Ap - Vp 间期 100 ms，Ap - Vp 间期 600 ms（100 次/min）；R6～R16 的 Ap - Vp 间期 200 ms，Ap - Ap 间期 700 ms（85 次/min）。所有的 Ap 后紧随 P 波，所有的 Vp 后紧随宽大畸形的 QRS 波。

分析和讨论 起搏呈 DOO 工作状态且夺获心房、心室，提示双腔起搏。起搏间期 1 000 ms，PAV 间期 200 ms。R3～R5 的 Ap - Vp 间期由其前长

的 Ap - Vp 间期 360 ms 突然缩短至 100 ms，且起搏间期缩短至 600 ms（100 次/min），提示进入磁铁频率。连续 3 个后至 R6，起搏间期维持不变 600 ms（100 次/min），但 PAV 间期恢复设置原值 200 ms，直到 R16，磁铁除去，符合 Medtronic 的磁铁频率。R17 后，起搏状态恢复磁铁频率前的起搏状态呈长 PAV 间期（同 R1～R2）。R8 为室性期前收缩与其前的 Ap 呈假性 VAT 起搏状态。

心电图诊断 心房颤动，VVI 起搏，磁铁频率开启。

案例8 AVI 起搏状态,睡眠频率间期(图 14 - 8)。

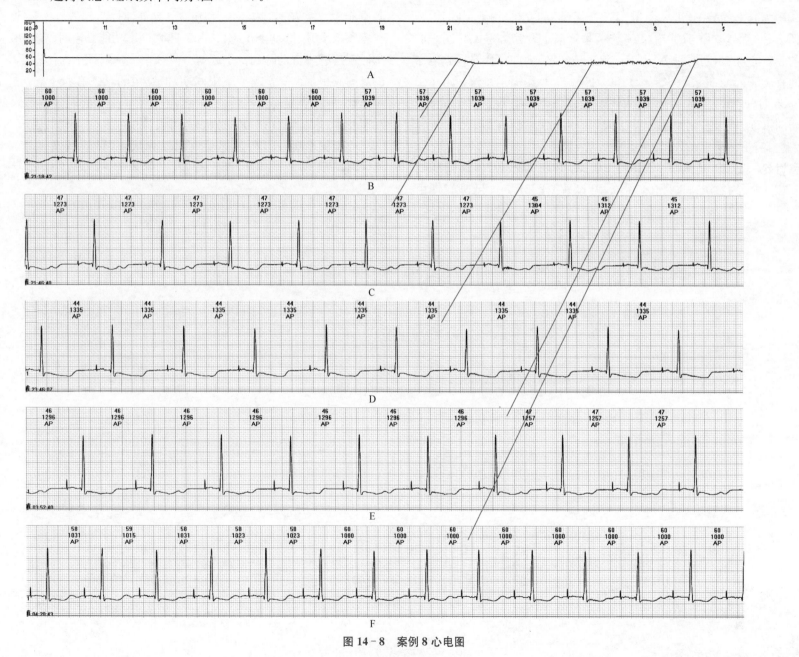

图 14 - 8 案例 8 心电图

心电图特征 DDD 起搏器植入。6 幅图均为同次动态心电图检查，非连续记录。A 图为心率趋势图，可见夜间 21:20～21:50 心率呈逐渐下降趋势，然后维持低水平心率；凌晨 4:00～4:20 心率呈逐渐上升趋势。B、E 图是心率转折点的起搏心电图，起搏呈 AVI 工作状态。在 21:20 时（B 图），心电图的起搏间期有 1 000 ms，逐渐延长至 21:50 时（C 图），起搏间期至 1 040 ms。约在凌晨 3:55 时（E 图），起搏间期开始缩短（1 257 ms）；约在凌晨 4:20 时（F 图），起搏间期再逐渐缩短，恢复到起搏下限（1 000 ms）。所有的 Ap 后均紧随 P 波，心室自身下传呈窄 QRS 波伴 ST-T 改变。

分析和讨论 DDD 起搏呈 AVI 工作状态，夺获感知良好，起搏间期 1 000 ms。A 图中，约在 21:20（bed time，可设置）至 21:50，起搏间期由 1 000 ms（60 次/min）逐渐延长至 1 040 ms（57 次/min，可降至设置的最低的睡眠频率）。约在 4:20（wake time，可设置）时起，起搏频率逐渐上升由睡眠频率逐渐上升，恢复至 60 次/min。睡眠频率功能开启时，允许患者在夜间睡眠时起搏频率自动降到低于起搏下限频率。睡眠频率与休息频率，虽然两者的起搏频率都可降至起搏下限间期，但发生的状态有所不同。睡眠频率，固定启动，取决于起搏器的时钟，因此，不适用不同的时间区域。休息频率则为动态发生，取决于自身的休息状态，可覆盖夜间。

心电图诊断 DDD 起搏呈 AVI 工作状态，夺获、感知功能良好，睡眠频率开启。

第十五章　双心室同步起搏心电图表现

心脏再同步化治疗(cardiac resynchronization therapy,CRT)是指起搏器的电极导线分别植入左、右心室,并使左、右心室恢复同步收缩。CRT 已被公认为心力衰竭的有效治疗手段之一。左束支传导阻滞时,CRT 的左心室电极导线应植入在左心室除极最晚的部位。最常用的方法是经冠状静脉窦送至靶静脉,可选择的部位有选择侧静脉、侧后静脉以及后静脉起搏,也可经房间隔穿刺到左室心内膜起搏以及外科手术开心途径。

无论左心室电极导线选择何种途径植入,CRT 起搏工作模式除保留前面所讨论的 DDD、VVI 特性外,还要尽可能保持左、右心室同步收缩。心室的起搏尤为关键,如先左后右起搏,还是先右后左或左右同步起搏。CRT 可通过调节房室(AV 间期)及室间(VV)间期,使心脏房室、室间收缩达到电-机械同步,从而改善左心室充盈压和充盈时间,增加左心室收缩期压力上升速率,减少二尖瓣反流,提高左心室射血分数和心输出量,缓解心力衰竭症状,逆转心肌重塑,从而减少心力衰竭患者的住院率和死亡率。因此,对植入 CRT 的患者,保证双心室在多种生理、病理状态下都能同步协调确保 CRT 达到有效治疗的关键。CRT 起搏器有 CRT-P 和 CRT-D 之分,前者仅有起搏功能,后者则兼有起搏和除颤功能。CRT 起搏可同时夺获左右心室、心房以及传导引起一系列的心电图变化。因此,通过心电图分析,可判断 CRT 起搏器的工作状态和心脏电活动的变化。

一、双心室起搏夺获心室 QRS 波群的心电图特征

除了不同程度与自身心室激动融合,QRS 波群形态变化外波,主要与植入心室的部位有关。通过同步 12 导联心电图可判断其电极导线植入的部位。双心室同步起搏 QRS 波群形态的心电图表现受左、右心室的起搏部位及 V-V 间期的影响,夺获后初始波形可反映起搏领先心室的除极的位。而

且领先越大,融合波中起搏领先心室的除极比例也越大。

(1) 右心室先于左心室起搏夺获的心电图表现为 V1 导联的 QRS 波群呈类左束支传导阻滞型。

(2) 左心室先于右心室起搏夺获的心电图表现为 V1 导联的 QRS 波群呈类右束支传导阻滞型,Ⅰ 导联呈 Qr/qR/QS 型(R/S≤1 常提示左心室夺获);V1 导联初始向量为正向,R/S≥1 常提示左心室夺获。

(3) 双心室同步夺获 QRS 波群的间期比单纯以左、右心室起搏夺获心室及植入前 QRS 波群的间期更窄。因此,QRS 波群的间期的变化可作为电学再同步化的指标。在临床随访中,常用于判断双心室是否同步起搏夺获,但非 CRT 治疗后疗效评价的唯一标准。

二、双心室起搏器的计时间期

(一) 起搏间期和不应期

CRT 起搏间期和不应期同前面篇章所述相同,不再累述。

(二) 确保双心室同步的时间间期

1. 心室间不应期(interventricular refractory period,IVRP)　当感知设置为 RV tip/LV tip 时,V_{Rp} - V_{Lp} 间期参数有效(120～250 ms,默认 170 ms),防止不应期内自身感知,避免重新再次触发心房空白期和 PVARP,从而防止由于感知两个心室的信号而丧失左、右心室同步。

2. 心室感知后反应(ventricular sense response,VSR)　感知室性自主 R 波后触发双心室起搏 $V_{P_{Biv}}$ 发放,Vs - $V_{P_{Biv}}$ 间期 8 ms 固定,且 V_{Lp} 早于 V_{Rp} 4 ms 发放。尽可能对自身心室感知事件进行双心室同步,其心室最高反应频率<150 次/min(可程控)。

3. 心房跟踪恢复(atrial tracking recovery,ATR)　P 波落在 PVARP

内,仅被感知(A_R)不触发 SAV 间期,心搏呈 A_R- Vs 现象而丧失左、右心室同步。ART 功能:连续 8 个 A_R- Vs 事件且 A－A 间期低于上限跟踪频率间期>5 ms;每个 A－A 间期之差<50 ms;SAV＋PVARP<A－A 间期;最后一个 Vs－A_R间期>PVAB(150 ms),起搏器缩短 PVARP 间期[最后一个(Vs－A_R)间期－50 ms];之后不断缩短 PVARP,直到 As－Vp 短到 SAV 间期或 PVARP 的最小值(程控)。

4. 心房颤动传导反应(CARR)　同心室反应性起搏(VRP)。

5. 负向 AV 滞后的功能　逐步缩短 AV 间期,确保心室起搏。

6. DDT 起搏工作模式　在右心室感知事件后 8~12 ms 且按默认的 PVV 间期发放 Vp_{Biv}。St. Jude 系列,在右心室感知自身 R 波或 PVC 后,13 ms 发放 Vp_{Biv},左心室优先 10 ms;Medtronic 系列,在右心室感知自身 R 波(或 PVC 和 VT 不触发)后,8 ms 发放 Vp_{Biv},左心室优先 4 ms;Biotronik 系列,在右心室感知自身 R 波(或 PVC 和 VT 不触发)后,8 ms 发放双心室脉冲。

(三) CRT 起搏器不触发心室起搏致双心室失同步的因数

为能获得 CRT 植入后的左右心室同步效应,必须使心室起搏,不同于前面所讨论,尽可能减少心室起搏。CRT 起搏器在 DDD 起搏模式时,在 PAV 或 SAV 间期如有心室感知(Vs),起搏器将抑制 Vp_{Biv} 的发放,从而失去双心室起搏的作用。CRT 起搏器不触发心室起搏的主要原因是各种原因的 P 波未被感知且经房室传导系统下传心室或异位心室激动,造成不能触发心室起搏致使双心室失同步。如有落入心房不应期的 P 波未被感知、自身 P－R 间期缩短、室性期前收缩、上限跟踪频率设置偏低等,均经自身房室传导先下传心室,被感知而抑制心室起搏,失去双心室起搏的作用。

三、双心室同步起搏的心电图案例分析

案例 1 CRT 起搏呈 DDD 工作模式,左心室起搏优先(图 15-1)。

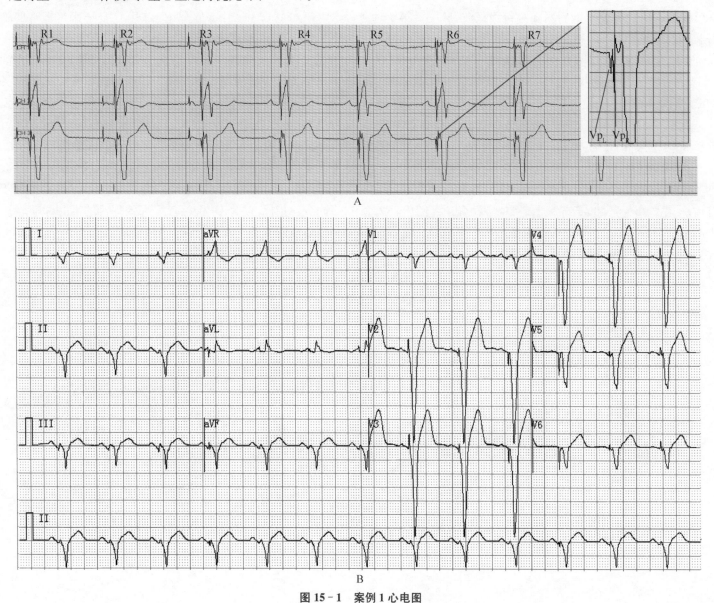

图 15-1 案例 1 心电图

心电图特征 A 图为动态心电图记录,B 图为 12 导联同步心电图记录。A 图中,R1～R2 起搏呈双脉冲,Ap－Vp 间期 160 ms,Ap－Ap 间期 1 000 ms。R4～R9 起搏呈单脉冲,其前有 P 波,P－Vp 间期 140 ms,P－P 间期 900 ms。Ap 后紧随心房除极波,Vp 后紧随心室除极波,V5模拟(第 1 通道)呈 QSr 型、V1模拟(第 2 通道)呈 Rs 型。R3、R6、R8 可见心室双"起搏冲钉"(见放大图)。B 图中,起搏呈单脉冲,其前有 P 波,P－Vp 间期 160 ms,P－P 间期 780 ms。Vp 后紧随心室除极波,QRS 波宽度 140 ms,Ⅰ 导联呈 QS 型、V1 导联呈 Rs 型;电轴在无人区。

分析和讨论 起搏时呈 DOO、VAT 工作状态且夺获心房和心室除极,提示 DDD 起搏模式,起搏下限间期 1 000 ms,PAV 间期 160 ms,SAV 间期 140 ms。起搏功能正常,B 图(12 导联同步心电图)中,Vp 夺获的 QRS 波,Ⅰ 导联呈 QS 型、V1 导联呈 Rs 型且电轴在无人区,提示心室起搏为双心室同步起搏 VpBiv,且 VpBiv 先除极左心室,后除极右心室,呈融合。A 图中,R3、R6、R8 的 Vp 可见心室双脉冲,且左侧导联 V5模拟 呈 qrs 型、右侧 V1模拟 导联呈 Rs 型,提示心室起搏与 B 图一致呈 VpBiv,且先激动左心室(VpL)。DDD 起搏模式的工作状态,依据 P－P 与 Ap－Ap 及 P－R 与 AV 间期而变。R1～R3 因 P－P 间期＞起搏下限,起搏呈 DOO 工作状态;R4～R9 的 P－P 间期＜起搏下限,起搏呈 VAT 工作状态。CRT 起搏不应工作在 AAI 或 AVI 工作状态,心室自身下传,意味着心室失同步(通常呈左束支传导阻滞),CRT 植入治疗失去意义。因此,房室的起搏的工作状态与 DDD 起搏参数设置,而双心室同步起搏(VpBiv)夺获的 QRS 形态与 VpL、VpR 起搏电极植入部位及与 VV 间期设置有关。初始的波形常提示起搏领先心室的除极,且领先越大融合波中起搏领先心室的除极比例越大。VpL 先夺获除极,Ⅰ 导联可呈 Qr/qR/QS 型(或 R/S≤1 常提示左心室夺获);V1 导联初始向量为正向,R/S≥1 常提示左心室夺获。VpR 先夺获除极,V1 导联的 QRS 波群呈类左束支传导阻滞型,Ⅰ 导联 R/S＞1。VpBiv 夺获的 QRS 波群的间期比单纯 VpL、VpR 夺获心室的 QRS 波间期更窄。QRS 波群的间期的变化作为电学再同步化指标,但非 CRT 治疗后疗效评价的唯一标准。

心电图诊断 窦性心律,CRT 起搏时呈 DOO、VAT 工作状态,起搏夺获良好,心房感知功能良好。

案例 2 CRT 起搏呈 VAT 工作状态，间歇性左心室起搏夺获滞后（图 15-2）。

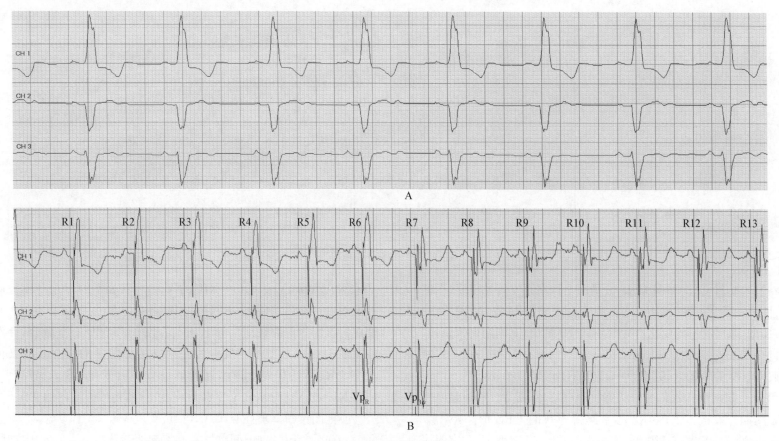

图 15-2 案例 2 心电图

心电图特征 A 图为植入起搏器前，B 图为起搏器后动态心电图。窦性心律，A 图心电图呈完全性左束支传导阻滞，QRS 波宽度 160 ms。B 图起搏呈单脉冲，SAV 间期 120 ms，Vp 后紧随心室除极波。R1～R6 的 Vp 夺获的 QRS 波宽度 120 ms，V5模拟呈 R 型，V1模拟 Rs。R7～R13 的 Vp 夺获的 QRS 波宽度 110 ms，V5模拟呈 qRs 型、V1模拟呈 rS 型。

分析和讨论 起搏呈 VAT 工作状态且夺获心室，提示 DDD 起搏且夺获心室，SAV 间期 120 ms。R7～R13 心室起搏夺获的 QRS 形态，V1模拟呈 Rs，V5模拟呈 qRs 型，QRS 宽度 110 ms 比植入前的 QRS 宽度窄，心室起搏为

Vp_{Biv} 且先 Vp_{L}、Vp_{R}。R1～R6 的 Vp_{Biv} 夺获心室的 V5模拟 QRS 波呈 R 型，Vp_{Biv} 夺获心室的初始向量发生变化。推测 Vp_{L} 存在滞后夺获再与 Vp_{R} 的夺获呈心室融合，夺获心室的 R 波宽度 120 ms 明显小于完全性左束支传导阻滞的 160 ms。在同次心电记录中，CRT Vp_{L} 优先于 Vp_{R} 起搏的设置不会变化（除非程控）。因此，R1～R6 与 R7～R13 的 Vp_{Biv} 夺获心室的 QRS 不同，可能与 Vp_{L} 夺获左心室时机有关。

心电图诊断 窦性心律，CRT 起搏呈 VAT 工作状态，心室起搏夺获，心房感知功能良好，间歇性左心室起搏夺获滞后。

案例3 CRT 起搏呈 VAT 工作模式，间歇性左心室起搏夺获滞后 QRS 波呈文氏现象(图 15 - 3)。

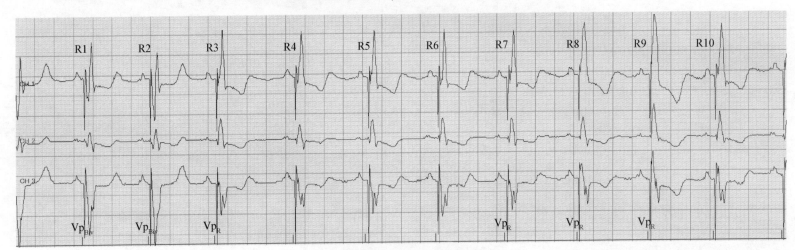

图 15 - 3 案例 3 心电图

心电图特征 窦性心律，自身 QRS 波呈完全性左束支传导阻滞(图略)，起搏呈单脉冲，P - Vp 间期 120 ms，Vp 后紧随心室除极波，MV1 导联的 QRS 波形态 R 型，幅度有不同变化。其中，R1～R2 的 P - P 间期 700 ms，MV5 导联(第一通道)呈 QR 型、宽度 110 ms；R3～R10 的 P - P 间期 760 ms，MV5 导联呈 Rs 型；R8、R9、R10 的 R 波幅度明显增高且增宽至 120 ms。

分析和讨论 起搏呈 VAT 工作状态且夺获心室，提示 DDD 起搏且夺获心室，SAV 间期 120 ms。R1～R2 心室起搏夺获的 QRS 形态，V1模拟呈 Rs，V5模拟呈 qRs 型，QRS 宽度 110 ms 比植入前的 QRS 宽度窄，心室起搏为 VpBiv且先 VpL、VpR。R3～R10 的 VpBiv夺获心室的 V5模拟QRS 波呈 R 型，R 波的幅度逐渐递增(其中 R8、R9 幅度显著)，VpBiv夺获心室的初始向量发生变化。推测 VpL存在滞后夺获再与 VpR的夺获呈心室融合，夺获心室的 R 波宽度 120 ms 明显小于完全性左束支传导阻滞的 160 ms。在同次心电记录中，CRT VpL优先于 VpR起搏的设置不会变化(除非程控)。因此，推测 R3～R10 的 VpL夺获左心室滞后程度不一，构成心室内的文氏现象。

心电图诊断 窦性心律，CRT 起搏呈 VAT 工作状态，心房感知功能良好，心室起搏夺获良好，间歇性左心室起搏夺获滞后致心室内文氏现象。

案例4 CRT起搏呈VAT、ODO工作状态，Vp_Biv夺获心室呈正向和逆向的文氏现象及心室失同步(图15-4)。

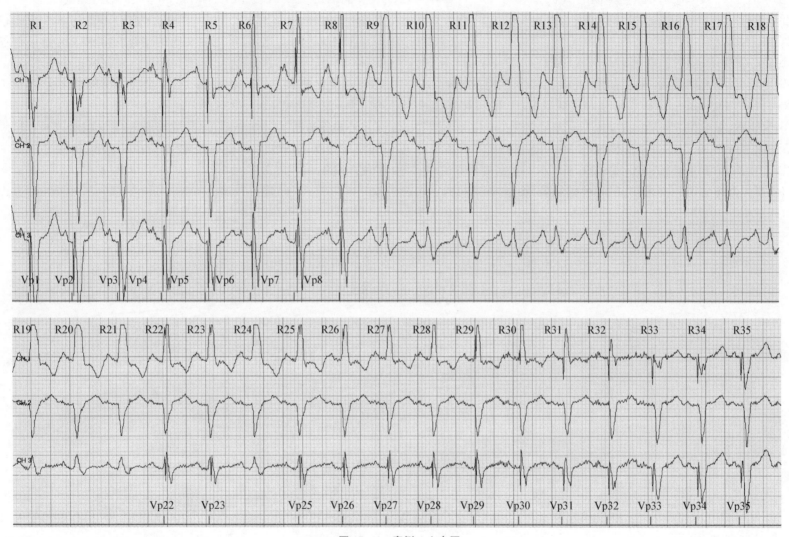

图 15 - 4 案例 4 心电图

心电图特征 连续记录。窦性心律，P-P间期平均约480 ms(125次/min)。R1~R8、R22~R23、R25~R35起搏呈单脉冲，P-Vp间期160 ms。Vp紧随心室除极波。R1~R8的Vp夺获的QRS波形态(MV5导联，第一通道)从QS型(R1~R2)变为rs型(R3)；R4~R8的R波逐渐增高、S波逐渐减少；QRS波宽度由120 ms(R1)逐渐变窄至100 ms(R4)，再逐渐变宽至120 ms(R8)；R7、R8上升支见Vp。R9~R24的P-P略短(频率略快)，

QRS 波呈完全性左束支传导阻滞(除外 R22～R23),QRS 波宽度 140 ms。R25～R35 的 Vp 夺获的 QRS 波形态,由单向的 R 波且宽度 120 ms 逐渐呈 rs 型,且宽度变窄至 100 ms(R32);然后的 QRS 波逐渐变为 QS 型,宽度逐渐增宽为 120 ms(R35)。

分析和讨论 窦性心动过速,起搏时呈 VAT 工作状态且夺获心室(时呈假性融合),提示 DDD 起搏模式,SAV 间期 160 ms。Vp 夺获心室的 QRS 波形态不同融合(MV5);由 QS 型演变 rs 型再逐渐呈 R 型(R1～R8),宽度由宽变窄再由窄变宽,提示 Vp 为 Vp_{Biv} 的,且 Vp_L 先与夺获左心室呈不同程度心室融合。R22～R35 的 QRS 波变化出现与 R1～R8 相反的不同程度心室融合;QRS 波形态由 R 波由变低呈 QS 型,且 QRS 由宽变窄再变宽。R9～R21 的 P-P 间期略短即心率增快,R 波被感知后,抑制 Vp_{Biv} 起搏。心电图表现为完全性左束支传导阻滞。QRS 波处于不断的变化,推测此时的 P-P 间期处于临界的上限 Vp 跟踪频率,加快的自身 QRS 波被起搏器感知,抑制心室起搏 Vp_{Biv} 的发放。Vp_{Biv} 夺获心室的 QRS 波呈不同程度心室融合,时呈正向文氏的变化,时呈逆向文氏的变化。推测 Vp_L 夺获心室不同的滞后,即 Vp_L 先于 Vp_R 夺获左心室的提前量由大逐渐缩小呈不同程度的融合,QRS 波变化见 R1～R8 的表现。或提前量由小逐渐增大呈不同程度的融合,QRS 波变化见 R22～R35 的表现。

心电图诊断 窦性心动过速,完全性左束支阻滞,CRT 起搏呈 VAT、ODO 工作状态,感知功能良好,起搏夺获良好,Vp_{Biv} 夺获心室呈正向和逆向的文氏现象。

案例5 CRT 起搏器,左心室起搏阈值检测(Medtronic)(图 15 - 5)。

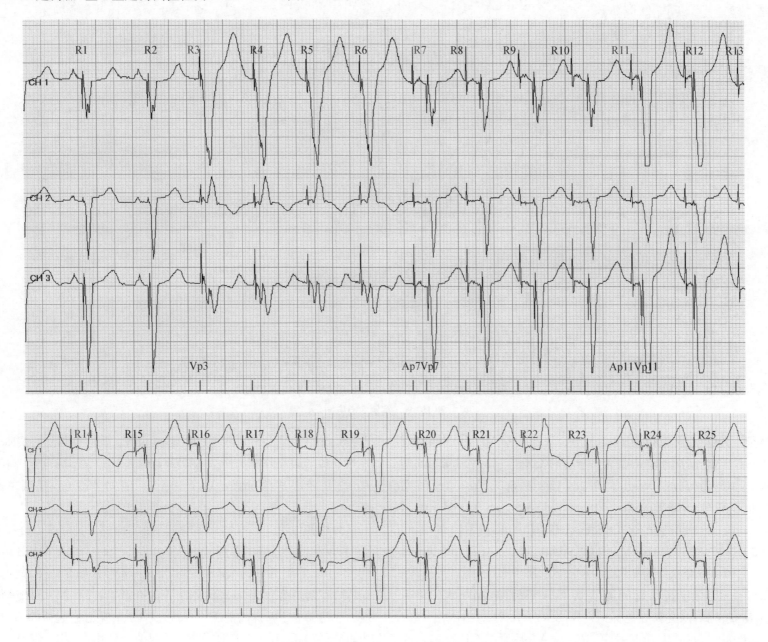

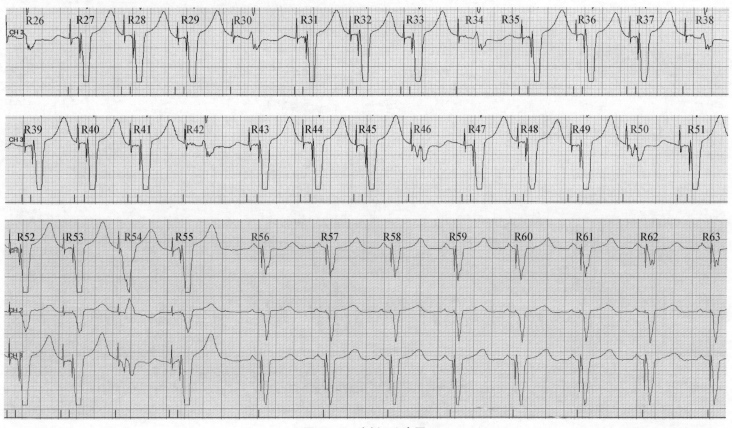

图 15-5 案例 5 心电图

心电图特征 连续记录。R1～R2、R56～R63 起搏呈 VAT 工作状态，P-P间期 700 ms，SAV 间期 140 ms。Vp 夺获的 QRS 波（MV5）窄 QS 型（100 ms）。R3～R6 起搏呈 VVI 工作模式，Vp2 - Vp3、Vp - Vp 间期 600 ms，Vp 夺获心室的 QRS 波增宽达 200 ms，MV5 呈 QS 型、MV1 呈 R 型。R7～R10、R11～R13 起搏呈 DOO 工作状态；其中，R7～R10 的 Ap - Vp 间期 160 ms，R11～R13 的 Ap - Vp 间期 100 ms，Vp6 - Ap7、Ap - Ap 间期 600 ms；R7～R10，Vp 夺获的 QRS 波同 R1～R2，R11～R13 形态类似，但幅度增大。R14～R55 中，其间每间隔 3 次双脉冲起搏，Ap - Vp 间期 100 ms，发放一次呈单脉冲起搏（红色标记）（R14、R18、R22、R26、R30、R34、R38、R42、R46、R50、R54）；其中，R46、R50、R54 的 Vp 后紧随 QRS 波，宽达

210 ms，MV5 呈 QS 型、MV1 R 型，其余 Vp 后均有自身的 QRS 波呈完全性左束支传导阻滞且 Vp - R 间期 200 ms；其 Vp_n - Ap_{n+1} 间期 700 ms。所有的 Ap 均紧随心房激动波，Ap10 - Ap11 期间 660 ms，其余 Ap - Ap 间期 600 ms。所有的 R - Vp、Vp - Vp 间期 600 ms。

分析和讨论 起搏呈 DDD 和 VVI 工作模式且夺获心房和心室除极，提示 DDD 起搏模式，R - Vp、Vp - Vp 间期 600 ms，PAV 间期 160 ms，SAV 间期 140 ms。Vp 夺获的 QRS 波呈 QS 形（MV5）（如 R1～R2）且宽度 100 ms，提示心室起搏为 Vp_{Biv} 且 Vp_L 先于 Vp_R 夺获。连续的心电图呈规律性变化，提示起搏器处于特殊功能工作状况，为 CRT 左心室起搏阈值自动搜索检测功能（原理见图 15-6）。R3～R6 的起搏突然由 VAT 转呈 VVI 起搏状态，

Vp 频率增快(Vp-Vp 间期 600 ms);Vp 夺获的 QRS 波宽达 200 ms 呈完全性左束支传导阻滞型,提示 Vp_{Biv} 仅为 Vp_R 夺获,建立 Vp_{Biv} 的 Vp_R 起搏夺获模板。R7～R10 起搏呈 DOO 工作状态,PAV 间期等于原值。R11 的 Ap10-Ap11 间期突然延长至 660 ms,进入 Vp_{Biv} 的 Vp_L 的左心室阈值的自动检测进程[方法同心室起搏阈值自动搜索检测(参见第六章)];每间隔 3 个支持心搏后发放一次 Vp_L 检测脉冲。若 Vp_L 夺获左心室,其后紧随的 R 波呈完全性右束支传导阻滞,QRS 波宽达 210 ms(R46、R50、R54),且 Vp_{Ln}-

Ap_{n+1} 间期等于 Vp-Vp 间期;若 Vp_L 失夺获左心室,心室自身下传完全性左束支传导阻滞且 Vp_L-R 间期 200 ms(R14、R18、R22、R26、R30、R34、R38、R42)且 Vp_{Ln}-Ap_{n+1} 间期延长。以 3 个 Vp_L 检测脉冲为一组,判断 Vp_L 夺获情况,调整输出最佳电压。R55 确定起搏最佳输出电压后,结束阈值检测进程,恢复 CRT 起搏阈值检测前的状态,R56 后起搏呈 VAT 与 R1～R2 相同。

心电图诊断 窦性心律,CRT 起搏呈 VAT 工作状态,CRT 的左心室起搏阈值自动搜索检测。

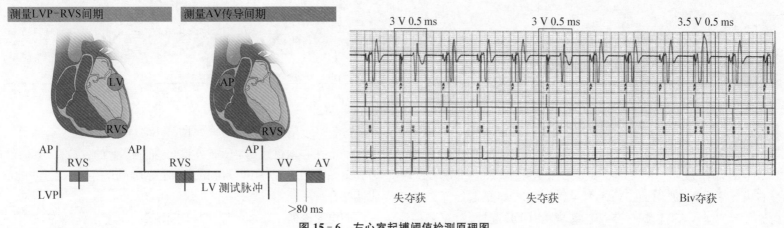

图 15-6 左心室起搏阈值检测原理图

案例6 CRT 起搏呈 VAT 工作状态,室性心动过速致双心室失同步(图 15-7)。

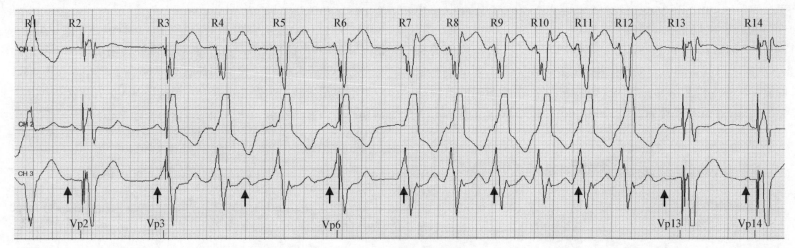

图 15-7 案例 6 心电图

心电图特征 自身 P 波(箭头所示),P-P 间期 880 ms;R2、R3、R6、R13~R14 起搏呈单脉冲,P-Vp 间期 140 ms;Vp(除 Vp3、Vp6 外)后紧随 QRS 波宽 140 ms,MV5 导联呈 rSr 型、MV1 导联呈 Rs 型。R3~R12 QRS 波宽大畸形呈右束支型,与 P 波无关。Vp3、Vp6 落入 R3、R6 的起始部。

分析和讨论 起搏呈 VAT 模式且夺获心室,提示 DDD 起搏,SAV 间期 140 ms。R2、R13、R14 可见心室双脉"起搏冲钉"且心室夺获的 QRS 波,左侧导联 MV5 呈 rSr 型,右侧导联 MV1 呈 Rs 型,提示心室起搏为 Vp_{Biv},且 Vp_L 先于 Vp_R 夺获呈心室融合。R3~R12 QRS 波宽大畸形且与 P 波无关,为短阵室性心动过速;其 R 波被感知,抑制 Vp 的发放。Vp3、Vp6 的发放是因其感知 P 波且在 SAV 140 ms 限值发放 Vp,落入 R3、R6 的起始部,构成假性融合。

心电图诊断 窦性心律,CRT 起搏呈 VAT 工作状态,心室夺获良好,心房、心室感知良好,室性心动过速致双心室失同步。

案例7 CRT 起搏呈 VAT 工作状态,房性心动过速超过上限跟踪频率致 CRT 失同步(图 15 - 8)。

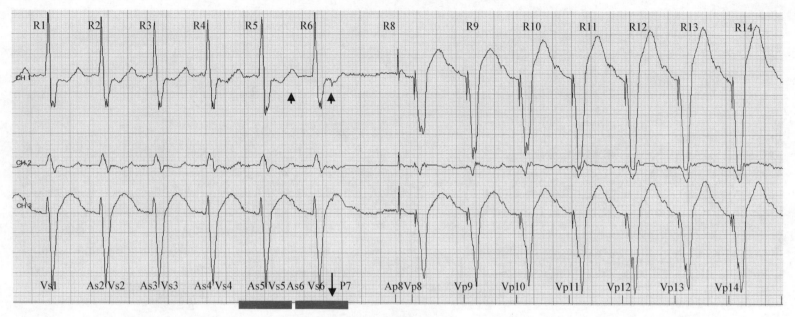

图 15 - 8 案例 7 心电图

■■■■:上限频率

心电图特征 窦性心律,P - P 间期约 560 ms。R1~R6 心室自身下传 QRS 波呈右束支传导阻滞,P - R 间期约 220 ms。R9~R14 心搏呈单脉冲,P - Vp 间期 160 ms。R8 起搏呈双脉冲,Ap - Vp 间期 160 ms,P6 - Ap8 1 080 ms, Ap 后紧随 P 波。P7 提前的心房激动波,其后无自身下传的 R 波和 Vp 脉冲。 所有的 Vp 后紧随 QRS 波宽度 140 ms,V5模拟呈 QS 型、V1模拟呈 Qr 型。

分析和讨论 起搏时呈 DOO、VAT 工作状态且夺获心房、心室,提示 DDD 起搏模式,逸搏间期 1 080 ms,PAV/SAV 间期 160 ms。R8~R14 Vp 夺获的 QRS 波形态,左侧导联 V5模拟联呈 QS 型,右侧导联 V1模拟呈 Qr 型, 提示心室起搏为 Vp$_{Biv}$且 Vp$_L$先 Vp$_R$夺获呈心室融合,同步除极心室。R1~ R6 自身心搏,P - R 间期 220 ms>SAV 间期且未见心室起搏 Vp。其原因是 窦性心动过速(560 ms,115 次/min)且 P 波感知。起搏本应呈 VAT(SAV

160 ms)工作状态,跟踪发放 Vp,Vp - Vp 间期 520 ms(115 次/min),但未发 Vp。推测 Vp 的跟踪下限频率低于 115 次/min,SAV 需延长至跟踪下限频 率限值发放。此时,R 波自身下传呈完全性呈右束支传导阻滞,R - R 间期 (560 ms,107 次/min);提示 Vp 跟踪下限频率应高于 107 次/min。因此,植 入 CRT 起搏器后,P - P 间期过短即频率加快时,SVAT 的 Vp 跟踪超过上 限频率时,出现自身下传的 R 波,CRT 可失去心室同步。房性期前 P7 落在 PVARP 不被感知且干扰性房室,Ap8 如期发放,R8 起搏呈 DOO 工作状态、 R9~R14 起搏 VAT 工作状态。

心电图诊断 窦性心动过速,CRT 起搏时呈 VAT、DOO 工作状态,起 搏夺获良好,感知良好,窦性心动过速致 CRT 失同步。Ⅰ度房室传导阻滞, 完全性右束支传导阻滞。

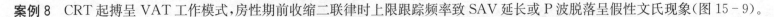

案例 8　CRT 起搏呈 VAT 工作模式,房性期前收缩二联律时上限跟踪频率致 SAV 延长或 P 波脱落呈假性文氏现象(图 15 - 9)。

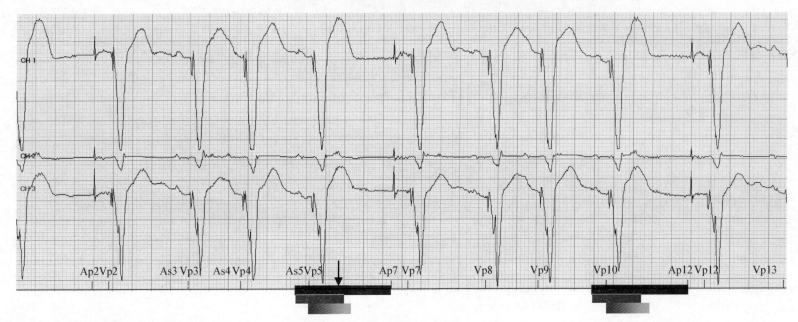

图 15 - 9　案例 8 心电图

心电图特征　R2、R7、R12 起搏呈双脉冲,Ap - Vp 间期 160 ms。其余起搏均呈单脉冲,P - Vp 间期 160 ms(其中 R4、R9 的 P - Vp 间期 220 ms)。P4、P6、P9、P11 均提前,其中 P6、P11 后无自身心室下传的 R 波及 Vp。P5 - Ap7、P10 - Ap12 间期 1 000 ms,R10 - P 间期约 560 ms。Vp 后紧随 QRS 波宽度 140 ms,V5模拟呈 QS 型、V1模拟呈 Qr 型。Ap 后紧随 P 波,Ap7 - Ap8、P5 - Ap7、P10 - Ap11 间期 1 000 ms。

分析和讨论　起搏时呈 DOO、VAT 工作状态,且夺获心房、心室,提示 DDD 起搏模式,起搏间期、逸搏间期 1 000 ms,PAV、SAV 160 ms。Vp 夺获的 QRS,左侧导联 V5模拟联呈 QS 型、右侧导联 V1模拟呈 Qr 型,提示心室起搏

为 VpBiv 的 VpL 先 VpR 夺获且呈心室融合。房性期前收缩 P4、P9 呈 VAT 起搏,SAV 间期 220 ms>160 ms,提示受 Vp 的跟踪下限频率限制,SAV 需延长至跟踪限值发放 Vp,构成其 SAV 间期延长。房性期前收缩 P6、P11 因落入 PVARP 不被感知,因受其前 Vp 夺获心室后的干扰发生,房室传导阻滞且未见跟踪的 Vp,构成 2 组类似不典型起搏文氏现象。

心电图诊断　窦性心律,CRT 起搏时呈 VAT、DOO 工作状态,起搏夺获良好,心房感知功能良好,房性期前收缩二联律(时呈未下传)致起搏呈类似文氏现象。

案例9 CRT 起搏呈 VVI 工作模式,起搏失夺获(图 15-10)。

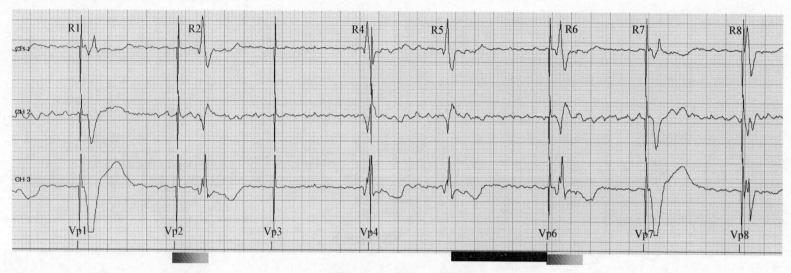

图 15-10 案例 9 心电图

心电图特征 心房颤动。起搏呈单脉冲,Vp-Vp 间期 1 000 ms;其中,Vp3 后未见 R 波,Vp1、Vp7、Vp8 后紧随 QRS 波宽度 200 ms,V5模拟呈 QR 型、V1模拟呈 QS 型。Vp2、Vp6 远离其后的 R 波、Vp4 落入 R4 中。R2、R4、R5 自身下传波呈完全性右束支传导阻滞,QRS 宽度 160 ms,R2-Vp3、R6-Vp7 间期分别 720 ms、880 ms,Vp2-R2、Vp6-R6 间期分别为 240 ms、120 ms。

分析和讨论 心房颤动,起搏呈 VVI 工作模式,提示单腔心室起搏模式,起搏间期、逸搏间期 1 000 ms。自身心室激动的 QRS 波呈完全性右束支

型,Vp 夺获的 QRS 波的形态,左侧导联 V5模拟联呈 QR 型,提示心室起搏为 VpBiv且 VpL先于 VpR,且夺获心室融和,同步除极心室。Vp3 后无 QRS 波,Vp2、Vp6 与 R2、R6 分离(两者无关),且 Vp-Vp 间期为起搏下限,提示 Vp3、Vp2、Vp6 失夺获心室。Vp2-R2、Vp6-R6 间期<起搏下限且处于心室不应期,不被感知,未重整起搏间期呈功能性感知不良。R4 因激动延迟传导至感知电极与如期发放的 Vp4 构成假性融合。

心电图诊断 心房颤动,CRT 起搏呈 VVI 工作模式,感知功能良好,心室起搏时呈夺获不良。

案例 10 CRT 起搏呈 VVT 工作模式,心室感知反应(VSR)功能开启(图 15-11)。

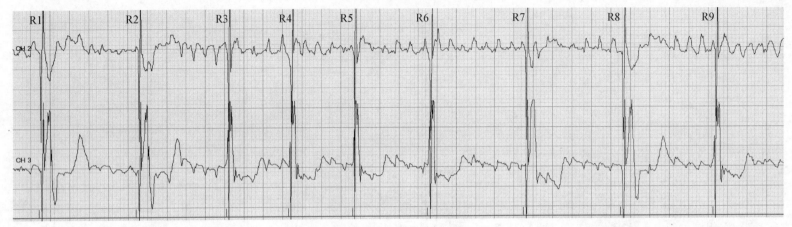

图 15-11 案例 10 心电图

心电图特征 起搏呈 VVI 工作模式,Vp-Vp 间期不等：660～1 000 ms。Vp 后紧随 QRS 波,其中,R1、R2、R8 的 QRS 波,V5模拟 导联呈 QR 型、V1模拟 导联呈 QS 型且宽度 200 ms。其余 Vp 后的 QRS 波间期 100 ms。

分析和讨论 心房颤动,起搏呈 VVI 工作模式且夺获心室,Vp-Vp 间期不等。起搏下限间期 1 000 ms,提示起搏为单心室起搏。Vp1、Vp2、Vp8 夺获的 QRS,左侧导联 V5模拟 呈 QR、右侧导联 V1模拟 导联呈 QS 形,提示心室起搏为 CRT 的 VpBiv,且 VpL 先于 VpR 夺获呈心室融合。Vp-Vp 间期不等,Vp 随 R-R 间期变化而变化,且 R-R 间期大于起搏下限间期,即跟随 R 波的频率而变(Vp3～Vp6、Vp9),提示 CRT 开启 VSR 功能。保持起搏器有

R 波感知后,强制发放 VpBiv。通常起搏器会在感知 R 波后 8 ms 触发 VpBiv,且 VpL 先于 VpR 起搏,VpL 与自身完全性右束支传导阻滞融合,其 QRS 波间期变窄(100 ms)。心房颤动时,DDD 的 CRT 的 VpBiv 起搏,尽管有自动起搏模式转换功能呈 VVI 起搏,但也常常不能保证双心室同步起搏。尤其当自身 R-R 间期短于起搏间期下限呈自身 QRS 波时,造成双心室失同步,降低 CRT 的治疗效果。如开启 VSR 功能,则能在感知自身 QRS 波时触发 VpBiv。尤其在心房颤动 R-R 间期不同的情况下,能保持良好的左、右心室同步。开启 VSR 功能时,CRT 起搏如同 VVT 起搏工作模式。

心电图诊断 心房颤动,CRT 起搏呈 VVT 工作模式,起搏夺获、感知功能良好,VSR 功能开启。

第十六章　埋藏式心脏复律除颤器(ICD)治疗工作时的心电图表现

室性心动过速和心室颤动是引起猝死的重要因素,其时常发生。埋藏式心脏复律除颤器(implantable cardioverter defibrillator,ICD)是恶性室性快速心律失常的一种有效治疗方法,集起搏、感知、除颤功能于一体的植入装置。ICD起搏器,平时可以工作在DDD、VVI或CRT的起搏模式。一旦ICD起搏器判断有室性心动过速且符合触发ATP发放或除颤的条件,体表心电图上可见其工作的特征表现。

一、ICD治疗工作时的心电图特征

1. ICD术中诱发心室传导　在以往的ICD术中,为测试和评估ICD的除颤效果,常常需要人为诱发心室颤动,并行ICD放电予以终止。诱发心室颤动的发放有以下几种。

(1) T-shock法(最常用):S1S2程控扫描,S2 on T(心室易颤期,心电图T波峰值20～30 ms):S1起搏间期150～600 ms(通常400 ms),参数2～12次(通常8次);S2:S1-S2间期20～600 ms(通常300 ms)起;输出能量7.5 V/1.0 ms。

(2) 猝发起搏法:50 Hz直流,频率3 000次/min起搏心室,起搏时间8～10 s,引起心室肌强直收缩诱发室性心动过速。

(3) DC直流起搏法:高压直流(电压8～12 V,脉宽0.5～5 s)持续起搏2 s;诱发时间短、成功率高、程控简单、副作用小。

2. 抗心动过速起搏(anti-tachycardia pacing,ATP)　意在侵入并终止折返引起的心动过速。ATP的治疗可产生三种情况:终止心动过速、心动过速不终止或发生拖带、引发另一种类型的心动过速或恶化原有的心动过速。ATP治疗,以起搏频率超过心动过速频率发放一系列起搏脉冲(第一个脉冲同步,体表心电图示QRS起始后的40～80 ms,其余起搏呈VOO起搏模式)。可设置的各种参数:① 阵数(1～15);② 脉冲数(2～20个);③ 刺激脉冲周长(200～570 ms);④ 最小短阵脉冲周长(148～400 ms);⑤ 每阵增加一个脉冲(可控);⑥ ATP的治疗模式:猝发式(burst,短阵快速刺激)、扫描式(scanning burst)、起搏间期递减式(ramp)、复合式(ramp+scanning)。

3. 电复律治疗

(1) 低能量转复(cardioversion),用于ATP治疗不能终止或血流动力学不稳定的室性心动过速,能量5 J且R同步。

(2) 高能量除颤(defibrillation):心室颤动确认后,直接予以非同步电击除颤,能量30～35 J。

4. 抗心动过缓起搏　通常ICD的下限起搏频率40～50次/min,但电击除颤后,其起搏频率常为60次/min;避免快速室性心动过速终止后频率骤降。

二、ICD 终止室性心动过速的心电图案例分析

案例 1　ICD 呈 DDD 起搏模式，室性心动过速，以 ATP 猝发式治疗（图 16-1）。

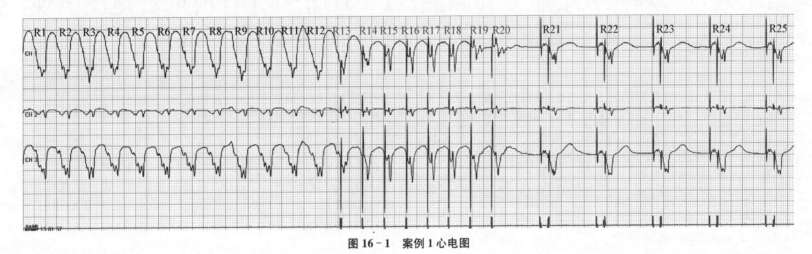

图 16-1　案例 1 心电图

心电图特征　R21～R25 起搏呈双脉冲，Ap-Vp 间期 160 ms。所有的 Ap 后均紧随 P 波，Ap-Ap 间期 1 000 ms。R13～R20 起搏呈单脉冲，Vp-Vp 间期 400 ms（150 次/min）。所有的 Vp 后均紧随宽大畸形的 QRS 波。R1～R12 呈宽 QRS 波心动过速，R-R 间期 440 ms（136 次/min）。

分析和讨论　起搏呈 DDD 工作模式且夺获心房、心室；起搏下限间期 1 000 ms，PAV 间期 160 ms。R1～R12 宽 QRS 波心动过速，起搏器判断为室性心动过速后，采用猝发式（burst，短阵快速刺激）连续发放 8 次心室起搏且夺获心室（形态不同于室性心动过速的 QRS 波群）。终止室性心动过速后，起搏呈 DDD 工作模式（R21～R25）。在 ICD 起搏器中，感知能力尤为重要。通常期望 ICD 能 100% 识别室性心动过速和心室颤动。各家品牌的 ICD 算法基本相似，其识别依赖的参数主要有以下几种。

（1）心室率标准（鉴别室上性心动过速与室性心动过速）：通常分三个区：① 室性心动过速区：150～188 次/min；② 快室性心动过速区：188～250 次/min；③ 心室颤动区：>250 次/min。

（2）突发性标准（鉴别窦性心动过速与室性心动过速和心室颤动）：窦性心动过速大多数逐渐变化，室性心动过速和颤动大多数突发。

（3）稳定性（鉴别心房颤动伴快速心室率与室性心动过速）：心房颤动的 RR 间期超过某稳定值，而室性心动过速和颤动的 RR 间期小于稳定值。

（4）模板匹配标准（鉴别室上性心动过速伴差异传导与室性心动过速）：建立窦性心律时的 QRS 波群形态且可动态更新，不匹配者为室性心动过速。

（5）其他判断标准：ICD 理想的治疗应该是在既不能延迟恶性快速室性心律失常的治疗，又尽可能使用抗心动过速起搏（ATP）。当 ATP 治疗不能终止或血流动力学不稳定的室性心动过速时，发放低能量（能量 5 J 且 R 同步）。心室颤动一旦确认，则直接予以非同步电击除颤，能量 30～35 J。ATP 或除颤后，起搏频率常设置为 60 次/min，避免快速室性心动过速终止后频率骤降。本案例，室性心动过速频率 136 次/min，ICD 起搏器采用 ATP 连续 8 次的猝发式予以治疗。显然治疗有效，室性心动过速终止。

心电图诊断　ICD 起搏呈 DDD 工作模式，室性心动过速，以 ATP 猝发式治疗。

案例2　ICD 起搏呈 DDD 工作模式,室性心动过速,以 ATP 猝发式治疗(图 16 - 2)。

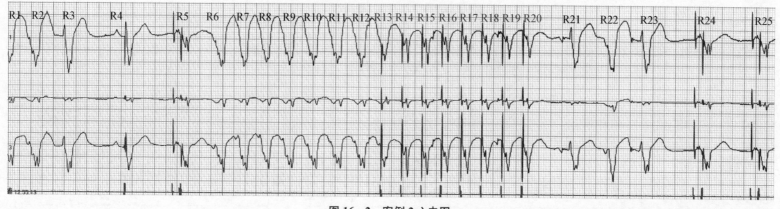

图 16 - 2　案例 2 心电图

心电图特征　R5、R24～R25 起搏呈双脉冲,Ap - Vp 间期 160 ms。R4 起搏呈单脉冲,P - Vp 间期 160 ms。R13～R20 起搏呈单脉冲,Vp - Vp 间期 400 ms(150 次/min)。所有的 Vp 后均紧随宽大畸形的 QRS 波。所有的 Ap 后均紧随 P 波,Ap - Ap 间期 1 000 ms。R1～R3、R6～R12、R22～R23 呈宽 QRS 波心动过速,R - R 间期 440 ms(136 次/min)。

分析和讨论　起搏呈 DDD 工作模式且夺获心房、心室。起搏下限间期 1 000 ms,PAV 间期 160 ms。R6～R12 宽 QRS 波心动过速,起搏器判断为室性心动过速后,采用猝发式(burst,短阵快速刺激)连续发放 8 次心室起搏

且夺获心室(形态不同于室性心动过速的 QRS 波群),室性心动过速终止。起搏以起搏间期 1 000 ms 呈 DDD 工作模式,时呈 VAT 跟踪起搏状态(R21、R23)、R22 为插入性室性期前收缩,时呈 ODO 起搏状态(R24～R25)。R1～R3 同为室性心动过速,但因其频率约 100 次/min,未达到 ICD 发放 ATP 的标准。

心电图诊断　ICD 起搏呈 DDD 工作模式,室性心动过速,以 ATP 猝发式治疗。

案例 3 ICD 起搏呈 DOO 工作状态,室性心动过速,以 ATP 猝发式治疗(图 16-3)。

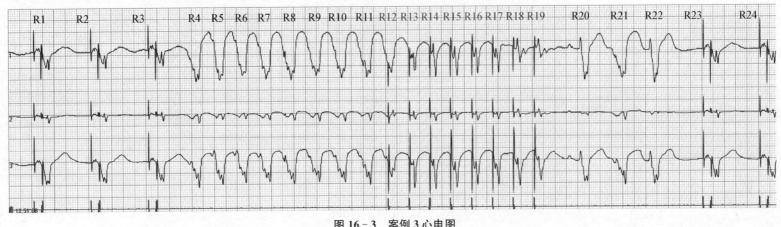

图 16-3 案例 3 心电图

心电图特征 R1~R3、R23~R24 起搏呈双脉冲,Ap-Vp 间期 160 ms。R11~R19 起搏呈单脉冲,Vp-Vp 间期 400 ms(150 次/min)。所有的 Vp 后均紧随宽大畸形的 QRS 波。所有的 Ap 后均紧随 P 波,Ap-Ap 及 R22-Ap23 间期 1 000 ms。R4~R11 呈宽 QRS 波心动过速,R-R 间期 440 ms(136 次/min),R21 与 R4~R11 QRS 波形态相同,其前无 P 波。R20、R22 窦性心搏,心室自身下传 QRS 波呈束支传导阻滞。

分析和讨论 起搏呈 DOO 工作状态且夺获心房、心室,提示 DDD 起搏模式。起搏间期 1 000 ms,PAV 间期 160 ms。R4~R11 为室性心动过速,起搏器判断为室性心动过速并达到其治疗标准,采用猝发式连续发放 8 次心室起搏(R12~R19)且夺获心室(形态不同于室性心动过速的 QRS 波群)。室性心动过速终止,起搏恢复 DDD 起搏工作模式,R23~R24 起搏呈 DOO 工作状态,R20~R22 恢复窦性心搏,其间有插入性室性期前收缩(R21)。

心电图诊断 ICD 起搏呈 DDD 工作模式,室性心动过速,以 ATP 猝发式治疗。